醫學人生

丁书文 著

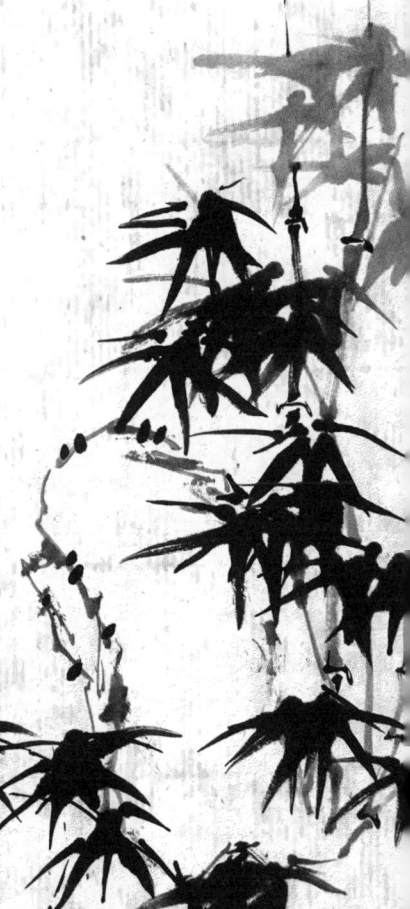

山东科学技术出版社

图书在版编目（CIP）数据

医学人生 / 丁书文著. —济南：山东科学技术出版社，2019.11（2021.1 重印）
ISBN 978-7-5331-9973-9

Ⅰ.①医… Ⅱ.①丁… Ⅲ.①心病（中医）- 研究 Ⅳ.① R256.2

中国版本图书馆 CIP 数据核字 (2019) 第 239220 号

医学人生
YIXUE RENSHENG

责任编辑：冯　悦
装帧设计：侯　宇

主管单位：山东出版传媒股份有限公司
出 版 者：山东科学技术出版社
　　　　　地址：济南市市中区英雄山路 189 号
　　　　　邮编：250002　电话：（0531）82098088
　　　　　网址：www.lkj.com.cn
　　　　　电子邮件：sdkj@sdcbcm.com
发 行 者：山东科学技术出版社
　　　　　地址：济南市市中区英雄山路 189 号
　　　　　邮编：250002　电话：（0531）82098071
印 刷 者：北京时尚印佳彩色印刷有限公司
　　　　　地址：北京市丰台区杨树庄103号乙
　　　　　邮编：100070　电话：（010）68812775

规格：小 16 开（710mm×1000mm）
印张：18　字数：207 千　彩页：12
版次：2021 年 1 月第 1 版 第 2 次印刷
定价：72.00 元

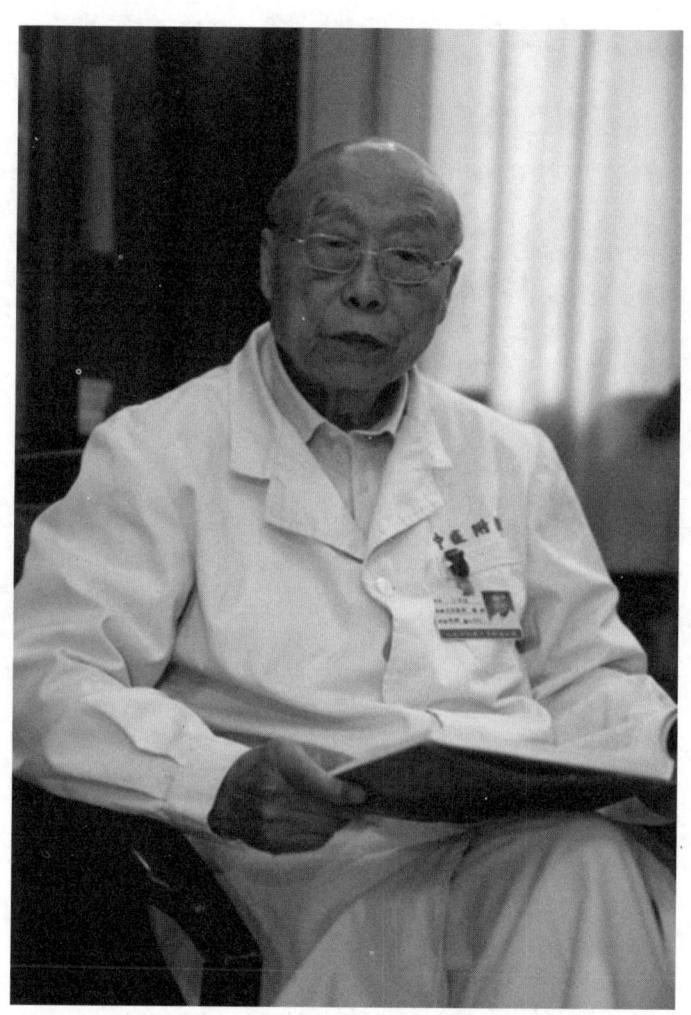

丁书文教授

陈　序

我认识好友丁书文教授约四十年。近期有幸再度应邀访问济南，得以与老友重叙旧情，甚以为快。20世纪90年代，我与书文教授曾多次一起在北京参加国家新药评审工作，且同在心血管病药物评审组，相处甚欢。丁教授为人诚挚朴实，人文与医事并重，品德高尚，中西医学均有深厚造诣，医术精湛。我们之间既是老同事，更是老朋友。丁书文教授是我国首届中医研究生，受业于山东中医药大学终身教授周次清先生，现担任中国中医科学院博士后传承合作导师，被评为全国首届名中医，传承创新发展及传授后学均广有建树，深得同业好评。

近期有幸受邀去山东讲学，得以与丁书文先生叙旧，知其著有《医学人生》一书。该书汇集其历年发表之主要学术论文，包括丁教授平生潜心研究中医药防治心血管疾病之学术思想、临床经验及研究成果，特别是在冠心病研究领域有深刻见解并提出益气活血解毒治法；对室性早搏等快速性心律失常临床治疗研究方面，重视痰热扰心病机，在应用黄连温胆汤防治经验基础上，将抗疟疾中药青蒿与常山引入抗心律失常的治疗，并研发了新药"心速宁胶囊"，取得突出业绩。书中一并收入书文教授指导的博士研究生有关论文内容等，反映了书文教授指导研究生团队从事心系疾病热毒理论与临床治疗研究成果，提出并建立了有关心系疾病热毒论，有进一步深入研究与推广意义，至为可贵。

今书文教授将其平生学术思想及临床经验汇集成《医学人生》一书，供业界后学者参考、学习、借鉴，对社会及业界无疑是一项意义重大的贡献。谨应邀乐为之序。

中国科学院院士、国医大师　陈可冀

2019年初春于北京

武 序

丁书文教授是山东中医药大学附属医院的老专家，从事心血管疾病的临床诊治及研究50余年。1978年我国恢复研究生考试制度，他是我校首届研究生，师从我校终身教授周次清先生。在50多年的医学生涯中，他敬畏生命，崇尚人文，勤于实践，学术严谨，积累了丰富的临床经验和学术思想。他感悟感知，善于科学思维，积极探索，传承创新发展中医临床实践和理论；带领研究生团队经过长期研究，创新性提出心系疾病热毒论，建立了心系疾病热毒论的理论和临床框架；总结出益气活血解毒治疗冠心病，平肝潜阳、降火解毒治疗高血压病，滋阴降火治疗心房颤动等宝贵经验；将抗疟中药融入黄连温胆汤，用清热化痰法治疗室性早搏，开发研制新药心速宁胶囊；提出以清为补，以通为补，以调为补的养生保健新理念。他爱徒重教，培养的一批研究生高徒已成栋梁之材。近来，丁教授用心将一生的经验及研究成果精心汇集在《医学人生》中成书面世，供业界后学者学习、参考、借鉴，必将对中医学术的传承发挥积极作用。本书即将付梓，乐为作序，以此为贺。

在党中央的一系列方针政策号召下，中医药事业迎来了又一个春天。我衷心祝愿中医药事业一代代薪火相传，蓬勃发展。祝老专家保重身体，健康长寿！

山东中医药大学校长 武继彪

2018 年秋于济南

前 言

幼年，我跟随父亲请老中医给家人看病时就留下了"中医先生"的印象。

1964年夏，我从菏泽医学专科学校毕业，幸运地分配到山东中医学院（山东中医药大学前身），之后到附属医院实现了当中医大夫的梦想，转眼50余年过去了。在领导的关怀培养下，从自学中医、参加山东省西医学习中医班，到1978年考取山东中医学院中医内科硕士研究生攻读中医硕士学位，一步步理论深造。一生围着患者转，与疾病抗争，经治了无数病例，有很多体会感悟及一些学术见解。譬如20世纪90年代初，我首先提出心系疾病热毒论，经过20多年研究建立了心系疾病热毒论的理论和临床框架；在黄连温胆汤基础上将青蒿、常山引入抗心律失常的治疗，研制开发心速宁胶囊等国家新药。现将50多年的医、教、研实践积淀，压缩汇集在《医学人生》中留给后学参考、借鉴，抛砖引玉。

全书内容有四部分。第一部分是学术论文，介绍我在心血管疾病临床诊治方面的学术思想和主要治疗方法，其中包括益气活血解毒治疗冠心病的基本方法，平肝潜阳、降火解毒的钩藤方治疗高血压病，滋阴降火的当归六黄汤治疗心房颤动，清热化痰的黄连温胆汤加青蒿、常山治疗室性早搏等快速性心律失常等等。第二部分是指导研究生毕业论文及相关论文的内容摘要，反映了我带领研究生团队20多年研究思路及学术成果。第三部分是我研发的新药、院内制剂、协定方。第四部分是我50余年医学人生回眸，记述的人与事至今记忆犹新，可见这些经历在我人生进步、学术发展中的作用。来到山东中医药大学附属医院55年之久，伴随着医院的发展壮大，我也从一个普通农村青年逐步成长为全国名中医，是医院这方沃土培养我成长。对于历届医院领导的关怀、恩师周次清教授及肖珙教授等老一辈专家的教导提携、同事朋友的协作支持，我终生难忘；与研究生情同父子，亲如手足，医院就是我的家，终生感恩医院，在医院60年院庆之际，我捐款在院内种植樱花美化环境，以此表达我的谢恩心意。

　　回顾50余年中医之路，我们的先辈早已谢世，同辈人也都步入老年。看今朝，中青年一代蓬勃兴起，硕果累累，中医药事业后继人兴，青出于蓝而胜于蓝。我培养的研究生已成为泰山学者、博士生导师、二级教授、中青年突出贡献专家、学科带头人等技术骨干。展望未来，中医药作为中华民族的瑰宝必将成为靓丽于世界的奇葩。

丁书文

2019年秋于济南

目 录

第一部分　医论医话 ································· 1

一、论冠心病与肾 ····································· 3

二、治疗心律失常十二法 ····························· 24

三、治疗冠心病的常法与变法 ························ 30

四、试论益气活血解毒是治疗冠心病的基本大法 ····· 37

五、老年人冠心病的特点与治疗对策 ················· 46

六、心系疾病中的热毒学说 ··························· 50

七、胸痛思辨 ··· 57

八、对冠心病（胸痹）痰浊病机的质疑 ··············· 65

九、高血压病新认知 ·································· 67

十、中医药在心血管病专业的发展与挑战 ············ 72

十一、从抗心律失常药物心速宁胶囊的研制论
　　　中医药传承创新 ······························· 81

十二、青山健心片抗心脏过早搏动的临床研究 ······· 91

十三、青蒿、常山对冠脉结扎诱发犬急性心肌
　　　缺血所致心律失常的保护作用 ················· 98

十四、青蒿、常山对大鼠急性心肌缺血所致心律
　　　失常的影响 ···································· 102

十五、抗心律失常复方中药心速宁胶囊细胞水平
　　　作用机理的研究 ······························· 106

十六、心房颤动的辨证施治 …………………………………… 113

　　十七、房性早搏症候群 …………………………………………… 118

　　十八、白酒对大鼠血栓形成影响的实验研究 ………………… 121

　　十九、白酒对角叉菜胶所致大鼠尾部血栓形成的影响 ……… 132

　　二十、592例心、脑血栓性疾病患者饮酒量对血脂、血糖、

　　　　　血压的影响 …………………………………………… 140

第二部分　桃李芬芳　硕果累累 …………………………… 147

　　一、科研综述 ……………………………………………… 149

　　二、博士研究生学位论文摘要 …………………………… 177

　　三、硕士研究生学位论文摘要 …………………………… 200

第三部分　新药研发 …………………………………………… 221

　　一、心速宁胶囊 …………………………………………… 223

　　二、人参健心胶囊 ………………………………………… 231

　　三、黄芪一号方 …………………………………………… 239

　　四、黄芪二号方 …………………………………………… 247

　　五、钩藤方 ………………………………………………… 253

第四部分　五十年回眸 ………………………………………… 261

第一部分

医 论 医 话

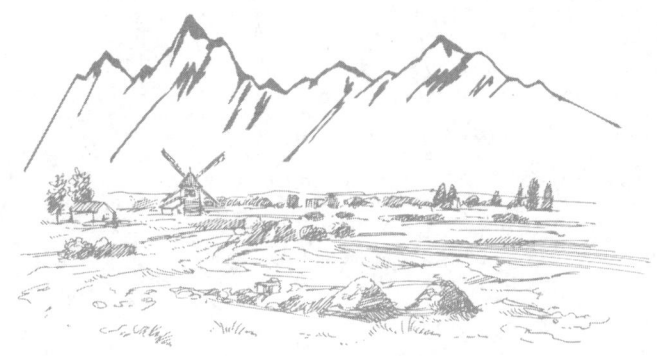

一、论冠心病与肾

（附 30 例临床分析）

关于冠心病的辨证论治，目前对其属"本虚标实"的认识基本一致，但在若干问题上也存有不同的看法。如本虚以何脏为主众说不一，有人认为以心脏虚损为主，有认为以脾脏虚损为主，有人认为以肾脏虚损为主，还有人基于五脏之气相干的理论，认为与心、肝、脾、肾均有密切关系。

我们主要根据祖国医学理论中，肾有主宰生命的作用，为五脏之本、阴阳之根；心肾相交，心本乎肾，心主阳气、主血脉、主神明的功能均需肾的资助。临床上，冠心病发病年龄正值年老肾衰期，心绞痛的重要病机多为"不荣则痛"，绝大多数冠心病患者都兼有肾虚症状，以及通过补肾固本、调整阴阳的治疗，确能提高冠心病的临床疗效，消除易患因素等，因而认为冠心病属"本虚标实"，其本在肾。即肾阴、肾阳的虚衰和失调是其发生发展变化的重要病理基础，补肾固本、调整阴阳是治疗冠心病的根本方法。

（一）心和肾的生理、病理关系与冠心病

心和肾的生理关系总的来说，是心肾相交，心本乎肾。《内经》曰："心者，生之本，神之变也，其华在面，其充在血脉，为阳中之太阳""肾者主蛰,闭藏之本,精之处一也,其华在发,其充在骨,为阴中之少阴。"心居上焦属阳主火,肾位下焦属阴主水,肾水上升而滋心阴,心火下降而温肾阳。同时,肾水之中有真阳上升而生心中之火,心火之中有真阴下降而生肾中之水。心肾两个重要生命脏器的相互交通,阴阳水火的升降,是通过三焦以及足少阴肾经和手厥阴心包经的相互连属来实现的,是维持心与肾各自的阴阳平衡,以及整体的阴阳平衡的重要生理过程。心肾相交的主要内容包括君火与相火相互资助,精与神相互依存,精与血相互化生,水火既济等。

君火与相火相互资助。心为君火,肾藏相火,"君火以明,相火以位"。张景岳说:"君道唯神,其用在虚,相道唯力,其用在实,故君之能神者以其明也,相之能力者以其位也。明者明于上,为化育之元主,位者位于下,为神明之洪基,此君相相成之大道……位即明之本,无位则光焰何从以生,故君火变化于无穷,总赖此相火之栽根于有地。"君火、相火关系反映了肾阳是心阳的基础。精与神相互依存、相互制约。肾藏精,包括先天之精及后天脏腑之精,是形成人体和维持生命活动的物质基础,故《内经》说:"夫精者,身之本也。"心神主要指人的精神意识及思维活动。神为精的主导,精是神的物质基础,沈金鳌说:"精满则气旺,气旺则神明,神明则身健,身健则不病。"因此,心得命门而神明有主。

精与血相互化生。心主血生血,肾藏精。精生髓,髓生血;而精者,血之所成也。因此,精血相生关系,也反映了心与肾之间的相互资生关系。

水火既济。《内经》曰:"水为阴,火为阳。"《中藏经》曰:"火来坎户,水到离扃,阴阳相应,方乃和平。"唐·孙思邈曰:"夫心者火也,肾者水也,水火相济。"孙氏最早将易学"水火相济"的道理应用到医学中来，因此导出心肾关系的独特原则。元·朱丹溪认为，人的生命，全靠心火与肾水相互升降，他说："人之有生，心为之火居上，肾为之水居下，水能升而火能降，一升一降无有穷已，故生意在焉。"清·周慎斋认为肾水之中有真阳，上升而生心中之火，心火之中有真阴，下降而生肾中之水。又说"心肾相交而心气之降由于肾气上升，肾气之升又因心气下降……升降者水火，其所以使之升降者，水火中之真阴真阳也。真阴真阳者，心肾中之真气也"。由此可见，真阴真阳是心肾相交的动力。

随着祖国医学理论的发展，肾的地位远远超过其他脏腑而有主宰生命的作用。《难经·三十六难》说："命门者，诸神精之所舍也，元气之所系也，男子以藏精，女子以系胞。"明·张介宾说："命门为精血之海，……为五脏六腑之本，然命门为元气之根，为水火之宅。五脏之阴气非此不能滋，五脏之阳气非此不能发。而脾胃以中州之土非火不能生。"赵养葵认为命门之火"周流于五脏六腑之间而不息，滞则病，息则死矣"，命门之真阴真水"上行夹脊，至脑中为髓海，泌其津液，注之于脉，以营四肢，内注五脏六腑……亦随相火而潜行于周身""五脏之真，唯肾为根"。对于肾中之阴阳，不少医家更偏重于元阳之气。《内经》说："阳气者，若天与日，失其所则折寿而不彰。"赵养葵认为命门之火"乃人身之至宝"。李中梓也提出："阴阳并需，而养阳在滋阴之上。"

总之，肾为五脏之本，阴阳之根，心肾相交，心本乎肾。因此前人有"欲养心阴，必滋肾阴，欲温心阳，必助肾阳"之说。

在病理情况下，肾脏阴阳的虚衰和失调，往往造成心脏阴阳的虚衰和失调。肾精亏虚不能化生气血，气血不足，心脏及其脉失于温养濡润而发生"心痛"，即所谓"不荣则痛"。肾阳虚衰，脾阳亦衰，脾肾阳虚，阴寒内盛，痰浊易生，肾阴不足，肝失所养，多致肝阳上亢、肝气郁滞而气滞血瘀。上述病理过程中，产生的气滞、血瘀、痰浊、寒凝等阻滞心脉，亦可发生"心痛"，即所谓"不通则痛"。由此看出"不荣则痛"和"不通则痛"是冠心病心绞痛的两个重要病机，但都以肾脏阴阳的虚衰和失调为其病理基础，都本源于肾。

（二）肾虚是冠心病病因学的重要基础

冠心病的病因较为复杂。目前，多数资料认为高血压病、高脂血症是冠心病的主要发病因素，饮食劳倦、情志内伤、寒冷刺激、肥胖、体力活动少、糖尿病、吸烟及家族史等亦能影响冠心病的发生，所以，冠心病是多种因素综合作用的结果。

但是，冠心病是老年心血管系统的主要疾病，临床多发于40岁以后及女性绝经以后，随着年龄增长及衰老过程，其发病率随之增多，这说明冠心病的发生与年龄增长有密切关系。而人的衰老决定于肾气的盛衰。早在两千多年前，《内经》就指出："年四十而阴气自半也。"又说："丈夫……五八肾气衰""女子……七七任脉虚，太冲脉衰少，天癸竭，地道不通，故形坏而无子。"中年以后，人体肾气逐渐衰退，既然冠心病多发于肾的衰变期，那么，它的发生必然与肾虚有密切关系。

所谓冠心病的发病因素如情志内伤、饮食劳倦、寒冷刺激等，实质上，也是促使肾虚的原因。所谓冠心病的主要致病因素高血压病、高脂血症多为肾脏阴阳虚衰和失调的表现，因此，肾虚是冠心病病因学的重要基础。

(三)"不荣则痛"是心绞痛的重要病机

"不荣则痛"是指由于阴阳气血(精)亏损,人体脏腑经络失于温养濡润而引起的疼痛症状。

"不荣则痛"作为"心痛、胸痹"(包括冠心病心绞痛)的病机,在古代医学文献中早有论述。《内经》说:"夫脉者,血之府也……涩则心痛。"又说:"脉涩则血虚,血虚则痛。"此处以涩脉说明虚痛的病机。"血和则经脉流行,营复阴阳"外而周身四体,内而五脏六腑发挥其营运濡养作用。若血液虚少,不但不足以维持脏腑组织的营养,就是血脉本身的营养也难以维持,从而产生血脉虚涩。因此,涩脉是血液过分虚少的表现。血液虚少造成心脏及其经脉失于温润濡养,因而发生"心痛"。

《内经·举痛论》谈疼痛的病机时说:"阴气竭,阳气未入,故猝然痛死不知人,气复反则生矣。"这里"阴气"主要指真阴,"阳气"主要指真阳,二者均藏于肾。真阴真阳经常保持对立统一,维持相对平衡,任何一方偏盛偏衰,都会出现不同程度的病变。如果双方病变到了衰竭的程度,便会出现剧烈的疼痛,甚至昏死程度。"真心痛"发作时,心胸剧痛、大汗淋漓、四肢厥逆、旦发夕死、夕发旦死,若不到阳衰欲脱的程度,是不会如此严重的。

汉代张仲景在《金匮要略》中,提出了类似冠心病的"胸痹心痛"证候概念,并列为专篇论述。他在论述其病机时指出:"夫脉当取太过不及,阳微阴弦,即胸痹而痛,所以然者,责其极虚也。"仲景以"阳微阴弦""责其极虚"一针见血地指出本病虚痛的实质。此处他虽然主要指虚在上焦,心阳虚微,但"心本乎肾",心阳虚微除本脏的病损外，主要是由于肾阳虚衰不能温煦上焦、资助心阳的缘故。所以"胸痹心痛"虽病位在心，而其本在肾。

明代张介宾把"心痛"的病机归为"不荣"。《景岳全书》载："凡房劳过度、肾虚羸弱之人，多有胸胁间隐隐作痛，此肝肾精虚不能化气，气虚不能生血而然。凡人之气血犹源泉也，盛则流畅，少则壅滞，故气血不虚则不滞，虚则无有不滞者。倘于此证不知培气血，而但知行滞通经，则愈行愈虚，鲜不殆也。唯宜左归饮小营煎及大补元煎之类主之。"张氏认为命门（肾）为精血之海，元气之根，五脏六腑之本，肾精亏损不能化生气血是"不荣则痛"的根源。从而加深了对冠心病心绞痛本质的认识，奠定了补肾治疗冠心病的理论基础。

清代医家也非常重视"不荣则痛"的病机。尤在泾说："病久气虚血损及平素作劳羸弱之人，患心痛者皆虚痛也。"

临床上，冠心病患者心绞痛发作期或间歇期多数都有心慌气短、乏力自汗、畏寒肢冷、动则憋气、动则痛甚的虚证表现。

综上所述，"不荣则痛"是冠心病心绞痛的重要病机，而"不荣则痛"主要是由于肾脏阴阳虚衰和失调，引起心脏及其经脉失于温养濡润导致的，正如《内经》所说："肾病者……虚则胸中痛。"

在冠心病发展过程中，可能出现气滞、血瘀、痰浊、寒凝等标实证，即所谓"不通则痛"，产生这些标实证的原因，多为肾脏阴阳虚衰和失调。

（四）冠心病的证候表现，证明其本在肾

冠心病除心绞痛症状外，还有许多其他症状，这些症状不仅是我们临床辨证的依据，而且对于认识冠心病的病因病机也具有十分重要的意义。

临床上，多数冠心病患者都兼有肾虚症状。常见的肾气虚症状有短气乏力、头晕耳鸣、记忆力减退、腰膝酸软、小便频数、听力减退、发白发落、牙齿松动脱落、性功能减退、女性绝经等。肾阳偏虚者多伴有畏寒肢冷、精神倦怠、自汗、浮肿、舌淡体胖、脉沉迟细弱或结代。肾阴偏虚者多伴有五心烦热、口干盗汗、面红升火、小便短赤、大便秘结、舌质红少苔、脉细数或促。

我们对30例冠心病患者进行辨证分析，偏肾阳虚者17例（56.67%），偏肾阴虚者6例（占20%），肾阴阳两虚者7例（占23.33%）。短气21例（占70%），乏力23例（占76.67%），头晕25例（占83.33%），耳鸣17例（占56.67%），记忆力减退18例（占60%），腰膝酸软23例（占76.67%），有发白发脱、牙齿脱落、听力减退者17例（占56.67%），畏寒肢冷16例（占53.33%），失眠多梦21例（占70%）。14例女性患者中，9例已进入绝经期（占64.28%）。这些患者肾虚症状出现率都超过50%，有的高达80%。

上海姜春华教授等1964年报道48例冠心病患者在心绞痛的缓解期有腰膝酸软、耳鸣、畏寒、浮肿、动则气喘等肾虚症状。原南京军区南京总医院报道100例冠心病，通过临床辨证分型结果，属肾阳虚者9例，肾阴阳两虚偏阳虚者49例，肾阴虚者7例，肾阴阳两虚偏阴虚者35例，都有肾虚表现。最近，广东、浙江报道142例冠心病患者的辨证分型均以肾虚为主。

至于冠心病急性心肌梗死并发休克、心力衰竭时，出现大汗淋漓、四肢厥逆、喘息不得卧、脉微欲绝等阳气欲脱的危候，更与肾有密切关系。

"有诸内必形诸外。"上述冠心病病例中，肾虚症状普遍存在，反映了肾虚的本质。而肾虚与冠心病同时出现或先后发生，说明二者一定有其病理上的共同性和必然的内在联系。因此，冠心病的外在证候表现，反映了其本在肾的实质。

冠心病发展过程中，还常见肝气郁滞、肝阳上亢、脾虚湿阻、胃气上逆等其他脏腑证候。这些肝脾胃病除原发于本脏病变外，往往是在肾虚基础上继发的兼证。

（五）免疫功能、内分泌功能减退是冠心病其本在肾的客观表现

1. 随着医学的发展，免疫学开始用于冠心病的研究。上海王氏报道34例冠心病患者的机体免疫功能，有85.3%的病例呈现细胞免疫功能减退。我们对19例冠心病患者在补肾治疗前、中、后期分别做了免疫功能的测定，包括淋巴细胞转化率、玫瑰花环形成率（Ea、Es、Et）及免疫球蛋白（IgG、IgA、IgM）。治疗前有10例免疫功能减退（占52.63%），主要表现为细胞免疫功能减退，其中肾阳虚6例，肾阴虚1例，肾阴阳两虚3例。治疗后，除1例因故未复查外，其余9例免疫功能全部恢复正常。其他所测病例的细胞免疫功能，在正常范围内也有一定提高。

免疫功能即免除疾病的能力。人体在长期进化过程中形成的复杂的免疫系统，通过防御、调控、监视三大功能，维持机体的生理平衡，抵御疾病的侵袭并延缓其发展。

祖国医学认为，人体抵抗疾病的能力在于"正气"。《内经》载："正气存内，邪不可干；邪之所凑，其气必虚。"因此，人体的正气特别是卫气和元气相当于机体的免疫功能。虽然卫气、元气与脾肺有一定关系，但二者均本源于肾。因而，肾与免疫功能有密切关系，这

已被近几年来的很多临床研究报道所证实。因此，冠心病病例中机体免疫功能减退，是其以肾虚为本的客观见证。

2. 对本组 24 例患者尿中 17- 羟皮质类固醇含量进行测定（以正常人为对照，正常 24 h 尿中 17- 羟皮质类固醇平均含量为 5.6 mg），其中肾阴虚 6 例，平均值为 7.44 mg，高于正常平均值；肾阴阳两虚 6 例，平均值为 4.03 mg，略低于正常值。值得注意的是肾阳虚 12 例，平均值为 3.82 mg，明显低于正常值。经补肾治疗后，17- 羟皮质类固醇平均值升高到 5.63 mg，达到了正常人水平。

原上海第一医学院脏象专题研究组，1960 年测定了 72 例 6 种慢性病的 24 h 尿中 17- 羟的含量（其中有部分冠心病病例在内），与上述测定结果相似。上海邝安堃教授在"虚证与冠心病"的专题报告中说，从对 15 例冠心病心绞痛患者和 25 例正常人的对比观察中发现，患者血浆雌二醇（E2）增高，雌二醇/睾酮（E2/T）比值高于正常人；而用助阳补肾治疗后，临床症状好转，阴阳失调得到纠正的同时，原来升高的血浆雌二醇与睾酮的比值下降。

近几年来，关于肾的研究证实，中医学的肾包含内分泌方面的功能，与垂体—肾上腺皮质系统、垂体—性腺系统有密切关系。因此，冠心病患者内分泌功能减退，是其以肾虚为本的另一客观表现。

（六）补肾固本是治疗冠心病的根本方法

病有标本。本即病之源，隐而难明；标即病之变，病变甚多、显而易见。《内经》反复强调："治病必求其本。"张介宾亦说："变态虽多，其本则一……一拔其本，诸证尽除矣。"

冠心病的"本虚标实"，本虚即肾脏阴阳虚衰和失调，气滞、血瘀、痰浊、寒凝等标实证是肾脏阴阳虚衰和失调产生的病理现象，因此，冠心病中基本的标本虚实关系应是：本虚为主，本虚在先，因虚致实，虚中夹实。《内经》说："本而标者，先治其本。"本证已愈，标证易除。因此，补肾固本、调整阴阳是治疗冠心病的根本方法。

事实证明，经补肾治疗后，冠心病的肾虚症状明显好转，主要表现气力增加、抗寒力增强、怕冷怕热、阴阳失调现象减轻或消失，短气乏力、头晕耳鸣、腰膝酸软、听力减退、记忆力减退等肾虚症状都有不同程度的改善。仅就本组 30 例的观察，肾虚症状有效率即达 100%，显著改善者 60%。

随着肾脏阴阳虚衰和失调得到纠正，临床疗效明显提高。本组心绞痛有效率 96%（其中显效 56%），心电图有效率 66.67%（其中显效率 16.67%），心功能 a/E-O 和 PEP/LVET 比值异常者 16 例，治疗后全部恢复正常。另有报道补肾治疗冠心病 100 例，心绞痛有效率 80%，心电图有效率 47%，长期观察 5 年以上者 81 例，疗效尚满意。动物实验亦证明，补肾治疗确能改善冠脉循环，增加冠脉流量，显著提高小白鼠对缺氧的耐受力，并能消除动脉硬化斑块。

补肾不仅能提高冠心病的临床疗效，而且具有降低高血压、高血脂的显著效果。本组通过补肾固本治疗，对冠心病合并高血压病治疗有效率为 78.5%（其中显效率 42.86%）。还有报道，补肾治疗高血压病 115 例，有效率 78.26%。用调补肾阴肾阳的二仙汤治疗高血压病 1366 例，有效率 75.64%。通过补肾治疗，本组冠心病病例中伴有高血脂的显效率为 62%。血清胆固醇平均下降 48%，甘油三酯平均下降 79%，β-脂蛋白平均下降 52%，这些治疗前后的数值差别具有统计学意义（$P<0.05$）。

高血压、高血脂是冠心病的主要危险因素。补肾固本法降低高血压、高血脂的显著疗效，无疑对冠心病的防治具有重要意义。临床分析，补肾药物降低血脂的机制在于改善血脂代谢，表现为治疗后血液中对于动脉硬化有重要关系的低密度、极低密度脂蛋白的比例降低，而与动脉硬化无重要关系的α-脂蛋白的比例反而相应增高。

此外，补肾固本治疗还可以提高和调整机体免疫功能、内分泌功能。

总之，通过补肾固本调整阴阳，肾脏阴阳虚衰和失调得到纠正，脏腑阴阳气血充盛调和，消除了冠心病发生发展的病理基础和致病因素，不仅能提高近期临床疗效，而且对于冠心病的远期疗效和预防也具有十分重要的意义。

补肾固本必须阴中求阳，阳中求阴，从肾阴、肾阳和肾气的相互化生中，来调整其偏盛偏衰。肾为阴阳之脏，水火之宅，"无阴则阳无以化，无阳则阴无以生"。同时，"肾为元气之根""肾以气为主"，肾气有赖于肾脏阴阳的化生，而肾气又可促进肾阴肾阳的充盛和协调。

临床上，冠心病患者的肾虚表现多为肾气虚衰和肾阴、肾阳的偏衰。我们组方用药原则是：肾阳偏衰时，以温补肾阳为主，同时补肾气、滋肾阴以助肾阳所化；肾阴偏衰时，以滋补肾阴为主，同时补肾气、温肾阳以助肾阴所生；肾气虚衰时，以补肾气为主，同时温肾阳、滋肾阴以助肾气的化生。在临床具体应用中，补肾基础方由三组药物组成，炮附子、肉桂、补骨脂温补肾阳，熟地、制首乌、枸杞滋补肾阴，人参（党参代）、黄芪、炙甘草补肾气。每味药物都有大、中、小三种剂量。当临床辨证偏肾阳虚时，以温阳药大量、补气药中量、滋阴药小量；偏肾阴虚时，滋阴药大量、补气药中量、温阳药小量；肾气虚为主时，补气药大量、温阳药中量、滋阴药小量。

上述补气药的应用，不仅能直接补肾气，而且还可以补脾胃之气，通过后天生化之源资助肾气。

但是，冠心病"本虚标实"，治标亦不应忽视。我们在治本补肾的基础上，针对脏腑兼证及标证做适当加减，如气滞加香附、枳壳，血瘀加丹参、元胡、红花，痰浊加陈皮、半夏、瓜蒌，寒凝加细辛、高良姜，肝阳上亢、头痛头晕加川芎、菊花、钩藤，心悸失眠加炒枣仁、炙远志、柏子仁。这种在治本基础上，针对标实证的"通"法，不仅能提高治标的疗效，缓解临床症状，而且还有"以通为补"的作用，更有利于本证的恢复。

结　语

本文通过冠心病与肾的临床研究与理论探讨，说明肾脏阴阳的虚衰和失调是冠心病发生发展变化的重要病理基础，即冠心病其本在肾。在肾虚基础上，心脏及其经脉失于温养濡润，而致"不荣则痛"是心绞痛的重要病机。补肾固本、调整阴阳，消除冠心病的内在发病基础，不仅能提高近期临床疗效，而且对于冠心病的远期疗效和预防也具有重要意义，因而是治疗冠心病的根本方法。因此，我们相信，深入研究冠心病与肾的关系，必将对冠心病的研究开辟广阔的空间。

附：补肾固本治疗冠心病 30 例临床疗效总结

为探讨冠心病其本在肾的客观规律，我们以补肾固本、调理阴阳治疗冠心病 30 例，现将临床资料分析总结如下。

(一)临床资料

1. 一般资料　30例中,男性16例,女性14例(其中9人绝经);年龄40~49岁11人(占36.67%),50~59岁14人(占46.67%),60岁以上5人(占16.66%);脑力劳动者21人,体力劳动者9人,住院病例21例,门诊病例9例。

2. 病例选择情况　30例均按1974年《全国冠心病、高血压病普查预防座谈会修订疗效判断标准》确诊为冠心病患者。临床有心绞痛25例,合并陈旧性心肌梗死6例,房颤1例,房性早搏1例,室性早搏1例,窦性心动过缓1例,心电图示左心室肥厚1例,电轴左偏5例。另外,有高血压病史者22例(占73.33%),高胆固醇血症11例,高甘油三酯血症5例,高β-脂蛋白血症10例。

3. 心绞痛情况(表1.1)

表1.1　心绞痛分级

级别	轻度	中度	重度
例数	16	8	1
百分比(%)	64	32	4

4. 证候表现(表1.2)

表1.2　冠心病证候表现

症状	气短	乏力	头晕	耳鸣	记忆力减退	肾虚证候					其他		
						腰膝酸软	小便频数	肢寒怕冷	怕热	阳痿	齿槁发堕	听力视力减退	失眠多梦	心悸	胸痹
例数	21	23	25	17	18	23	7	16	9	2	17	21	14	20

（续表）

	肾虚证候										其他		
百分比（%）	70	77	83	57	60	77	23	53	30	6.7	57	70	37	67

冠心病除心绞痛外，临床多见肾虚证候如短气乏力、头晕耳鸣、记忆力减退、腰膝酸软、肢寒怕冷等，其出现率都超过半数以上，有的高达80%以上。

5. 舌质、舌苔变化（表1.3，1.4）

表1.3 舌质变化

舌质	正常	质淡	体胖	齿印	暗红	裂纹
例数	9	14	8	10	7	8
百分比（%）	30	46.67	26.67	33.33	23.33	10

表1.4 舌苔变化

舌苔	白苔	黄苔	厚腻
例数	24	6	5
百分比（%）	80	20	16.67

6. 脉象变化（表1.5）

表1.5 脉象变化

脉象	弱脉					弦脉				滑脉	
	弱脉	沉弱	细弱	沉细弱	弱结	弦脉	弦细	沉弦	弦滑	滑脉	滑数
例数	2	7	1	6	1	1	1	1	7	1	2
合计	17					10				3	

7. 辨证诊断

（1）肾气虚　短气乏力、动则更甚，记忆力减退、腰膝酸软、头晕耳鸣、小便频数、发白发脱、牙齿松动脱落、听力视力减退、滑精早泄、绝经、舌质淡胖或有齿印、脉沉弱。

（2）肾阳虚　畏寒肢冷、夜尿频多、精神倦怠、腰膝酸软无力、自汗、小便清长或浮肿尿少、舌质淡胖、脉象沉迟或结代。

（3）肾阴虚　头晕目眩、耳鸣耳聋、腰酸腿软、五心烦热、口干、盗汗、面部潮红、小便赤短、大便秘结、舌质红少苔、脉细数或促。

辨证结果，偏肾阳虚17例（占56.67%），偏肾阴虚6例（占20%），肾阴阳两虚7例（占23.33%）。标证：气滞17例（占56.67%），痰浊15例（占50%），瘀血10例（占33.33%）。

8. 左室收缩功能（表1.6）

表1.6　左室收缩功能测定

测定项目	左室收缩波形							心音		
	a/E-O >15%	正常	收缩晚期高原	收缩晚期平顶高原	收缩晚期膨出高原	图形不标准	PEP/LVET >0.40	SM	S4	S3
治疗前例数	8	8	13	4	4	6	8	23	14	1
治疗后例数	0	8	13	4	4	6	0	23	14	1

9. 血脂增高与肾阴肾阳的关系（表1.7）

表1.7　血脂增高与肾阴肾阳的关系

项目	总例数	高血脂例数	百分比（%）
肾阳虚	17	8	47.1

（续表）

项目	总例数	高血脂例数	百分比（%）
肾阴虚	6	6	100
肾阴阳两虚	7	2	28.6

（统计学处理有显著差异，$X^2=7.24$，$P<0.05$）

10. 免疫功能的变化（表1.8）

本组19例患者于治疗前、中、后期，分别进行了免疫功能测定，包括细胞免疫的淋巴细胞转化率、玫瑰花环形成率和体液免疫IgG、IgA、IgM。测定结果，治疗前10例患者免疫功能减退（占52.63%），以细胞免疫功能减退为主。肾阴虚、肾阳虚病例中，免疫功能减退情况虽有一定差别，但无统计学意义（$P>0.05$）。

表1.8 免疫功能减退与肾阴肾阳关系

项目	总例数	免疫减退例数	百分比（%）
肾阳虚	17	6	35.3
肾阴虚	6	1	16.7
肾阴阳两虚	7	3	42.9

11. 内分泌功能变化

本组24例患者于治疗前、中、后期，分别进行24h尿中17-羟皮质类固醇的测定。结果：低于正常范围者8例，其中肾阳虚6例，阴阳两虚2例；高于正常范围者4例，均属肾阴虚型。

（二）治疗方法及疗效判定标准

1. 治疗方法

补肾基础方：

熟地9~15~30 g，制首乌9~15~30 g，枸杞9~15~30 g，制附子6~9~15 g，

肉桂 3~6~9 g，补骨脂 9~12~15 g，黄芪 9~15~30 g，党参 9~15~30 g，炙甘草 6~9~15 g。

应用与加减：

肾阳偏虚时，温阳药大量，补气药中量，滋阴药小量。

肾阴偏虚时，滋阴药大量，补气药中量，温阳药小量。

肾气偏虚时，补气药大量，温阳药中量，滋阴药小量。

兼证及标证加减：

（1）心肾兼病　心悸失眠加炒枣仁、炙远志、柏子仁；心血瘀阻胸痛加丹参、红花、元胡。

（2）肝肾兼病　阴虚阳亢头晕、头痛加菊花、川芎、钩藤；胸胁气滞胀痛加香附、枳壳。

（3）脾肾兼病　脘痞腹胀苔厚腻者，加陈皮、半夏、白豆蔻（干姜）；便稀浮肿，加泽泻、白术、茯苓。一个月为一疗程，一般治疗1~2个疗程。多数病例服用汤剂，部分病例服用一段时间汤剂再用上方配制的流膏制剂。

2.疗效判定标准

（1）心绞痛，心电图疗效判定，均按 1974 年《全国冠心病、高血压病普查预防座谈会修订疗效判断标准》。

（2）肾虚疗效判断：分显效、改善、无变化。

显效：肾虚主要症状有两项以上显著改善或消失者。改善：肾虚主要症状有两项以上好转者。无变化：肾虚主要症状基本无改变。

（三）临床疗效

1.本证肾虚疗效

30 例中，显效 18 例（占 60%），改善 12 例（占 40%）。有效率

100%（其中显效率60%）。

2. 心绞痛疗效

本组有心绞痛25例，显效14例（占56%），好转10例（占40%），无变化1例（占4%），无恶化者，有效率96%（其中显效率56%）。

3. 心电图疗效

30例中，显效5例（占16.67%），改善15例（占50%），无变化10例（占33.33%），无恶化者，总有效率66.67%（其中显效率16.67%）。

4. 左室收缩功能疗效（见表1.6）

治疗前，a/E-O比值>15%者8例，PEP/LVET比值>0.40者8例，补肾治疗后复查，全部恢复正常，心尖搏动图收缩波形及心音图，治疗前后无明显变化。

5. 高血压疗效

治疗前，血压高于正常者11例。显效6例（占12.85%），改善5例（占35.7%），无变化3例（占21.43%），总有效率78.57%。

6. 高血脂疗效（表1.9，1.10）

表1.9 高血脂疗效

项目	治疗前总例数	治疗后			
		降至正常例数	百分数(%)	无变化例数	百分数
高胆固醇	11	8	72.7	3	27.3
高甘油三酯	5	4	80	1	20
高β-脂蛋白	10	4	40	6	60
合计	26	16	61.53	10	38.47

表 1.10　高血脂平均下降值（单位：mg）

	治疗前平均值	治疗后平均值	平均下降值
高胆固醇	267	219	48
高甘油三酯	181	102	79
高 β-脂蛋白	625	573	52

治疗前后数值比较，有统计学意义（$P<0.05$）

上表看出，高血脂的显效率为 61.53%，以降低胆固醇、甘油三酯的效果较为显著。

7. 免疫功能的改善（表 1.11，1.12）

表 1.11　免疫功能改善表

项目	淋巴细胞转化率(%)	Ea	Es	ET (mg)	IgG (mg)	IgA (mg)	IgM (mg)
治疗前平均值	43	23	11	50	1056	292	121
治疗后平均值	50	25	10	60	1082	285	119
平均提高值	7	2	-1	10	26	-7	-2
备注	$t=2.66$ $P<0.05$			$t=2.34$ $P<0.05$			

治疗前 10 例机体见免疫功能减退者，补肾治疗后，除 1 例因故未查外，其余 9 例全部恢复正常。另从 19 例患者测得的治疗前后免疫功能的变化看出：多数细胞免疫项目的平均值在正常范围内有一定提高，而有些体液免疫项目的平均值反有下降的趋势，由此推测补肾治疗不仅可以提高机体细胞免疫功能，而且可以调节机体免疫的失调现象。

表1.12　免疫功能改善与肾阴肾阳关系

	肾阳虚				肾阴虚				肾阴阳两虚			
	治疗前	治疗后	提高数	百分数（%）	治疗前	治疗后	提高数	百分数（%）	治疗前	治疗后	提高数	百分数（%）
淋巴细胞转化率	43	53	10	23	44	46	2	5	42	47	5	12
活性玫瑰花环	21	24	3	14	25	32	7	28	22	25	8	14
稳定玫瑰花环	10	10	0	0	13	10	−3	23	8	12	4	50
总玫瑰花环	50	60	10	20	53	53	0	0	48	72	24	50
IgG（mg）	952	1 065	113	12	1 157	1 079	−78	7	1 169	1 118	−51	−4
IgA（mg）	291	290	−1	−0.3	294	301	7	2.3	305	251	−54	−18
IgM（mg）	138	128	−10	−7	79	86	7	8	111	122	8	7

注：上表均为平均数值

8. 内分泌功能疗效（表1.13）

表1.13　17-羟皮质类固醇变化

	治疗前	治疗后	提高数	百分数（%）
肾阳虚	3.82	5.63	1.81	47.38
肾阴虚	7.44	10.41	2.97	39.92
肾阴阳两虚	4.03	4.63	0.6	14.89

注：上表均为平均数值。单位：mg

本组24例患者于治疗前、中、后分别测定了24 h尿中17-羟皮质类固醇的变化（以正常5人为对照，正常人17-羟平均值为5.6 mg）。冠心病病例测定结果：肾阴虚6例，平均值7.44 mg，高于正常值。肾阴阳两虚6例，平均值4.03 mg，略低于正常值。值得注意的是，肾阳虚 12 例，平均值 3.82 mg，明显低于正常值，经过 1~2 个疗程治疗后，17- 羟平均值升高到 5.63 mg，达到正常人水平。

小 结

1. 本文通过补肾固本、调整阴阳为主治疗冠心病 30 例的临床分析，揭示了冠心病与肾的内在联系，初步说明了冠心病其本在肾的客观规律。

2. 通过治疗，本证肾虚有效率 100%，显效率 60%，与心绞痛有效率 96%，显效率 56% 疗效基本一致。心电图有效率 66.67% 与本证肾虚显效率 60% 也相吻合，这种标本疗效的一致性，说明通过治本可以达到治标的目的。

3. 补肾固本、调整阴阳不仅能提高心绞痛的临床疗效，而且能消除高血压、高血脂等冠心病危险因素，提高机体免疫功能和内分泌功能，消除冠心病的内在发病基础，对于冠心病的远期疗效和预防都有重要意义。因此，补肾固本、调整阴阳是治疗冠心病的根本方法。

［山东中医学院学报，1982，6（1）：7-16］

二、治疗心律失常十二法

心律失常目前已成为一种临床常见病证，其病因、临床表现及治疗比较复杂，是一个需要深入研究、亟待解决的课题。中医从整体出发，通过调整脏腑阴阳气血、寒热虚实治疗心律失常，初步显现出见效快、不良反应小及"治本"的优点。因此，深入研究中医治疗心律失常的规律，具有非常重要的意义。现根据本人的临床体会，并参考有关报道，将心律失常的中医中药治疗归纳为十二法，介绍如下。

（一）滋阴降火法

1. 适应证　心悸心烦，口干咽燥，情绪易紧张激动，失眠多梦，眼睑瞤动，手颤，大便干燥，舌红少津，苔少或薄黄苔，脉细数结代。多见于心肌炎及其后遗症、高血压、冠心病患者。心律失常的类型多为阵发性房颤、阵发性心动过速及早搏等，年轻人及女性多见。

2. 代表方剂　上述症状较著者，可用黄连阿胶汤合朱砂安神丸加减：生地 30~120 g，白芍 15~30 g，黄连 9~12 g，黄芩 9~15 g，阿胶 12~15 g（烊化），当归 15 g，朱砂 0.3 g（冲）。水煎服。加减：心烦失眠甚者加炒枣仁 30 g，百合 30 g，知母 15 g；易悲易哭者加甘麦大枣汤；津亏咽燥者加沙参 15 g，麦冬 30 g；火热甚者加苦参 15 g。若心悸失眠、口干多饮,阴虚而火不旺者可用天王补心丹改为汤剂:党参15g,玄参15g,丹参15g,天冬15g,麦冬30g,炒枣仁15~30g,柏子仁12g,五味子9g,当归15g,生地30~90g,茯苓12g,远志9g,桔梗9g,生甘草9g,大枣5枚。水煎服。

（二）清热化痰法

1. 适应证　胸闷憋气,胸痛心悸,口苦便秘,或咳嗽咯黄痰,舌苔黄厚腻,脉滑数结代,多见于冠心病、肺心病、高血压心脏病及体型肥胖之人。

2. 代表方剂　小陷胸汤加味:瓜蒌30g,清半夏9g,黄连9~12g,枳实9g,丹参15g,苦参15g,石菖蒲15g,甘松9g。水煎服。加减:热重者加黄芩9~25g,栀子9~20g;湿热互结者加茵陈15~30g,薏苡仁30g;顽痰扰心、严重失眠、躁动不安、大便秘结者加服礞石滚痰丸;咳嗽吐黄痰者加鱼腥草15~30g,草河车15~30g,浙贝母15g,炙枇杷叶12g。

（三）和中降逆法

1. 适应证　胃脘痞塞胀满,嗳气、恶心、纳差,心悸眩晕,且常因嗳气而加重,舌苔厚腻,脉滑弦结代,多见于胆心症及因胃病导致的心律失常。

2. 代表方剂　旋覆代赭汤加减:旋覆花9g（包）,代赭石15g,党参15g,半夏9g,橘皮9g,白术9g,甘松9g,砂仁6~9g,广木香9g,甘草6g,大枣5枚,生姜3片。水煎服。加减:肝胃不和、胁腹胀满者加青皮6~9g,香附15g,枳实9g,厚朴9g;口苦苔黄厚、热象重者加黄连 9 g，黄芩 15 g，瓜蒌 15~30 g；有胆囊炎、胆心症者加茵陈 30 g，栀子 9 g，郁金 9 g。上述症状基本消失后，继服香砂六君子丸巩固疗效。

（四）补中益气法

1.适应证　心悸气短，自汗乏力，纳差消瘦，心胸空虚感，或大便稀薄，舌淡苔白，脉沉弱结代。多见于冠心病，心肌炎体质虚弱者。

2.代表方剂　补中益气汤：炙黄芪 30~90 g，党参 15~30 g，白术 9~12 g，当归 15~30 g，橘皮 6 g，升麻 3~6 g，柴胡 12~15 g，炙甘草 6 g。水煎服。加减：畏寒肢冷脾阳虚者，加制附子 9~15 g，干姜 6 g；心胸胃脘有空虚感者，可用黄芪建中汤。

（五）益气养阴法

1.适应证　心悸，气短，乏力，口干欲饮，自汗怕风，易感冒，劳累及感冒后心律不齐加重，舌质淡、苔白或舌质偏红少苔，脉沉细结代。多见于冠心病、心肌炎后遗症患者。

2.代表方剂　生脉散加味：生黄芪 30~90 g，党参 15~30 g，麦冬 15~30 g，五味子 9~12 g，黄精 15~30 g，熟地 15~30 g，沙参 15 g，炒枣仁 15 g，甘草 9 g。水煎服。加减：气虚症状重者党参易西洋参 6 g；心烦失眠者加百合 30 g，炒玉竹 15 g；怕风易感冒者加玉屏风散。

（六）益气养血法

1.适应证　心悸气短，食少乏力，面白消瘦，头晕目眩，舌质淡，苔薄白，脉沉细结代。

2.代表方剂　归脾汤：炙黄芪 30~90 g，当归 15~30 g，党参 15~30 g，白术 9~12 g，茯神 9~12 g，远志 9 g，桂圆肉 9 g，炒枣仁 15~30 g，广木香 6~9 g，大枣 5 枚，生姜 5 片。水煎服。加减：气虚甚者党参改红参 9~12 g，血虚甚者加阿胶 12~15 g（烊化），制首乌 30 g，熟地 30 g。

（七）益气活血法

1.适应证　心悸气短，胸部闷痛或刺痛，劳则加重，舌质淡紫或有瘀斑瘀点，脉沉涩结代。多见于冠心病、心肌炎后遗症之心律不齐。

2.代表方剂　黄芪益心汤（自拟）：生黄芪 30~90 g，丹参 30 g，当归 15 g，桃仁 12 g，红花 12 g，延胡索 9 g，三七粉 3 g（冲），甘草 6 g。水煎服。加减：病久瘀血重者加䗪虫 9 g，全蝎 9 g，血竭 3 g（包），水蛭 3~6 g。

（八）理气活血法

1.适应证　心悸胸闷，憋气刺痛，胸胁胀满，疼痛部位固定，夜间痛甚，心律失常若发生于休息状态下，活动反而使心律失常减轻或消失，舌质紫黯或有瘀斑、瘀点，脉涩结代，多见于冠心病、心肌炎及心脏神经官能症患者。

2.代表方剂　血府逐瘀汤加减：柴胡 18~30 g，枳壳 9~12 g，香附 15~30 g，川芎 9~12 g，丹参 15~30 g，郁金 12 g，当归 15~30 g，桃仁 12 g，红花 12 g，三七粉 3 g（冲）。水煎服。加减：病久血瘀重者加血竭 3 g（包），䗪虫 9 g。

（九）温补心肾法

1.适应证　心悸、心律失常病程长，畏寒肢冷，腰膝酸软，气短乏力，动则心慌憋喘，舌淡苔白，脉沉迟结代，多见于严重的心动过缓、病态窦房结综合征、长期心房颤动等。

2.代表方剂　附姜归桂汤加味：制附子 9~15 g，当归 15~30 g，干姜 6 g，桂枝 12~30 g，细辛 3 g，生黄芪 30 g，仙灵脾 15~30 g，菟丝子 15~30 g，五味子 9 g，鹿角胶 9~15 g（烊化），甘草 6~9 g，水煎服。

（十）阴阳双补法

1.适应证　心悸、心律失常病程久，气短乏力，自汗盗汗，头晕失眠，腰膝酸软，畏寒肢冷，舌淡胖苔白，脉沉迟、细弱结代，多见于慢性风湿性瓣膜病、冠心病。

2.代表方剂　复脉汤加减：西洋参 9 g（单煎），生黄芪 30~90 g，桂枝 15~60 g，炙甘草 15~30 g，生地 30~120 g，麦冬 15~30 g，阿胶 12~15 g（烊化），火麻仁 12 g，大枣 10 枚，生姜 3 片，水、酒（米酒、清酒、黄酒均可）各半煎服。加减：病态窦房结综合征加桂圆肉 9 g，山萸肉 9 g，附子 9~15 g，五味子 9 g，山药 9~15 g。

（十一）针灸按摩法

1.适应证　适用于阵发性快速型心律失常，如阵发性室上性心动过速等。

2.穴位　内关、膻中、心俞、肺俞、虚里等针刺泻法，强刺激、留针 15 分钟。

3.按摩手法　从上述穴位或胸背部阿是穴中，选择局部反映较明显的穴位，用拇指按压转动，每个穴位 15 分钟，每次 1~2 个穴位。

（十二）外治法

1. 适应证　一般心律失常均可。

2. 穴位　膻中、心俞、心前区或背部阿是穴。

3. 药物制备及贴敷方法　将桂枝、葛根、苦参各等分，水煎浓缩取液，再将三七、冰片、甘松、丹参，按3∶1∶3∶7比例配料，研为细粉，与上药液混合搅拌，再加适量甘油、蜜调匀成膏，装瓶备用。用膏药穴位贴敷，每次1~2个穴位，保留3天更换1次，4次为一疗程，一般贴敷2~3个疗程。

[山东中医杂志，1998，9（5）：2-4]

三、治疗冠心病的常法与变法

一般认为，冠心病病机为本虚标实，实者有寒凝、血瘀、痰阻、气滞，痹阻胸阳，阻滞心脉；虚者为心脾肝肾亏虚，心脉失养。据此辨证为所谓常法。然而在临床中，丁老师除按以上辨治外，仍然详加诊察，探究新的病因病机和治疗方药，此为变法。丁老师认为，除按常规辨治外，必须高度重视患者的个体差异即患者病因病机的特殊性，以进一步提高临床疗效。

（一）常法

所谓常法，主要针对本虚标实，如祛寒、通阳、理气泄浊、化痰、活血、补气、滋阴、温阳等诸法。

1. 祛寒通阳　常规分型有寒凝心脉而施以祛寒活血、宣痹通阳。老师多年临床体会，由于目前生活水平的提高，因此这一分型在临床上较为少见。运用此法时，多见心绞痛重症患者四肢逆冷，苔白或黄，脉或迟或数，但多为沉紧，此为心脉痹阻，不能主血脉，阳气郁闭于内不得畅达四肢，虽有四肢逆冷，多不因为寒邪侵袭。此法是祛寒宣痹和通阳泄浊两法交汇而来，运用此法意在通阳，通阳须以热药为主，而不同于泄浊化痰之通阳。常以附子、肉桂、干姜、花椒大剂热药，伍活血理气药以通心脉。

2. 活血化瘀　活血化瘀是冠心病研究最为深入的领域。丁老师对此进行长期研究。气血相伍，气虚则血瘀，丁老师曾与心血管病专家周次清教授共同研制中药新药"正心泰"，方中黄芪补一身之气，重在脾肺；葛根重在补脾气，桑寄生重在补肾气，伍以川芎、丹参、山楂，疗效确切。气血瘀滞易郁而化热，丁老师运用活血化瘀药物常配伍清热药，或选择具有清热作用的活血药。芍药在四物汤中本为白芍，桃仁四物汤、血府逐瘀汤、补阳还五汤均换为赤芍。许多活血化瘀方剂中配以清热药，丁老师对此理解颇深，除常用赤芍、丹参、三七、当归、川芎等药相配外，还常用冰片辛凉开窍，配伍应用。

（二）变法

1. 清热解毒　人禀天地之气而生，形与神俱，不可分离，人的生理功能和病理变化必然受到天时、地理、社会环境的影响。天人相应，与时俱进，当今内外环境包括自然环境、社会环境、生活条件、生活状况都发生了巨大变化。气候变暖，环境污染；社会安定，物质丰富，生活水平提高，饮食肥甘厚腻，嗜食烟酒辛辣；乐享安逸，疏于运动；社会节奏加快，竞争激烈，心理负担加重，欲念丛生，相火妄动；以上作为冠心病的危险因素都可在体内蕴结化火成毒，郁热耗伤心络，从而造成冠心病本虚标实的病理基础。所有这些，导致了当今冠心病人群的体质乃至病理生理特点，疾病传变都较以前有很大不同，从而导致现代人实证多，瘀滞热毒证增多；而虚证少，尤其虚寒证少。丁老师常在冠心病治疗中配伍玄参、连翘、黄连、黄芩、冰片、豨莶草、丹参等清热解毒药物。连翘苦、辛、微寒，轻清而浮，可清热解毒、消痈散结，长于清心泻火。张景岳云："味苦微辛气微寒，气味俱厚，轻清而浮，……泻心经客热。"李杲云："散诸经血结气聚。"玄参苦甘而咸，性寒，可滋阴降火，润燥除烦，软坚解毒。冰片辛、苦、微寒，归心、脾、肺经，可开窍醒神，清热止痛，《本草衍义》云："大通利关隔热塞。"冰片芳香开窍，最常配伍运用。

2. 调和营卫　《难经·十四难》云："损其心者，调其营卫。"但对"调营卫"的理解，历代医家多从调理气血出发。《难经·三十二难》亦云："心者血，肺者气，血为营，气为卫，相随上下，谓之营卫。"《医宗金鉴》云："营即血中之精粹者也，卫即气中剽悍者也，以其定位之体而言，则曰气血，以其流行之用而言，则曰营卫。"又张景岳云："然营气、卫气无非资借于宗气，故宗气盛则营卫和，宗气衰则营卫弱矣。"《读医随笔》综合上述观点云："气一耳，以其行于脉外，则曰卫气；行于脉中，则曰营气；聚于胸中，则曰宗气，名虽三，气本无二。"《古今名医方论》云："然营卫并出中州，荣淫精于肝，而浊气归于心，卫气通于肺，而为心相，肾受心营，肺卫之归，而又升精于离，以成水火即济，是三脏者，皆心之助，而调营卫者，所必出于是也，故调荣卫，调其四脏，而心养矣。"清代薛宝田《北行日记》也云："营卫为血脉之所生，心为之主，然营卫起于中州，肝肺脾肾实助其养，养其四脏则心自安也。"

丁老师认为，《难经》之所以提出调营卫，是因为营卫概念有其特殊性。营卫与脉络有密切关系，"营行脉中，卫行脉外，营周不休"，营卫和谐才能维持血脉调畅。若脉络功能受损，则必然导致营卫失常，从而出现一系列心系症状。营血或虚而不能养心，或凝而阻滞心脉，或热而上扰心神，均可导致胸闷心痛、心悸失眠等症状，营卫不和则易有自汗冷汗，面色苍白等也可在冠心病患者中出现。在具体治法上，注重造成脉络损伤的原因，如上所述，郁热是导致脉络损伤的原因，治疗常以桂枝汤加玄参、连翘。

丁老师非常推崇柯琴在《伤寒论附翼》中称赞桂枝汤"为仲景群方之魁，乃滋阴和阳，调和营卫，解肌发汗之总方"；以及尤怡的《金匮要略心典》引徐彬所论"桂枝汤，外证得之，为解肌和营卫，内证得之，为化气和阴阳"。方中白芍能滋阴敛阴，养血和营，《本草求真》认为"有敛阴益营之力"；桂枝辛、甘、温，辛散温通，振奋气血，通达营卫，温经通脉，《本经疏证》云："其用有六，曰和营，曰通阳……曰行瘀。"二者相伍可滋阴和营，和畅血脉。连翘得桂枝温经通阳之力，可透热外出。玄参与连翘相伍可散结清热，辅白芍滋阴。若患者心下或胸中空虚，心中悸动如悬，此为中焦虚寒，气血不得养心，营卫不调，常以黄芪建中汤加减，该方即为桂枝汤化裁而来。

3. 安神定志　情志异常既是冠心病诱发和加重因素，又常常是冠心病的伴随症状。抑郁症是一种与情绪障碍有关的精神性疾病，在心脑血管疾病中伴有大量抑郁症状。抑郁作为一种与心理行为相互影响的社会适应不良性疾病，影响着心脑血管疾病的发生与发展。近年来有关一些心血管疾病患者的心理行为变化及抑郁状态越来越被人们关注和重视。如心肌梗死可以引起抑郁状态或抑郁症，抑郁症是急性心肌梗死后的常见问题，也是决定预后的重要因素。

心主血脉，主神志，"心者，五脏六腑之大主，精神之所舍"（《灵枢·邪客》），血脉的功能与神志关系密切。中医论述胸痹与情志的关系有非常丰富的内容。中医认为七情致病因素为引起胸痹心痛病的主要内因之一。《灵枢·口问》云："故悲哀愁忧则心动，心动则五脏六腑皆摇。"《杂病源流犀烛·心病源流》云："总之七情之由作心痛。"《太平圣惠方》云："夫思虑烦多则损心，心虚故邪乘之。"七情内伤，先损之心，而且必损于心。心主血脉而藏神，若情志畅达，则气血调和，营血通畅，环周不已，健康无疾；若情志过极，则心气虚损或心气郁结，血脉瘀阻而发为心痛。情志致病与肝脾最为密切，肝主疏泄而喜条达，七情怫郁恼怒，则每致肝郁气滞、胸胁疼痛。又肝志抑郁不展，木旺乘土，或思虑过度，劳伤土脏，脾失健运则痰浊内生，上犯清旷之区，痹阻心气心阳。现在认为，A型性格是造成冠心病的独立危险因素之一，A型性格的人多表现为急躁、紧张、易冲动、个性强、个人成功欲望强，为了实现愿望，常压抑强迫，思虑烦多。此A型性格，急躁易冲动，欲望强，实为肝火亢盛，而又压抑强迫，所欲不遂，则有肝气郁结，气郁易化火，火盛易煎熬营阴，耗伤心络。

  丁老师在临证中，常注意情志的调节，若肝气郁结或肝脾不调而化火，常用柴胡疏肝散、逍遥散、丹栀逍遥散配伍；若肝血不足，用酸枣仁汤；若阴虚火旺，常用黄连阿胶汤、交泰丸；若操劳过度，心血暗耗，则用归脾汤。常用药物有黄连、柴胡、郁金、牡丹皮、当归、茯苓、酸枣仁、知母、菖蒲等随证随方配伍。丁老师对失眠较为重视，认为阳交于阴则寐，睡眠能调和心经阴阳，畅通营卫，实际是一味治疗心病的良方。若睡眠差，易导致心火（实火或虚火）妄动，更加耗伤心阴，治疗时或在方中配伍，或给予安神之中成药。失眠之人脉多数或细数，从现代医学观点看，冠心病治疗常用β-受体阻滞剂，有很多关联之处，用β-受体阻滞剂容易导致乏力，而中医的安神方法，有较大优势。

  丁老师学术衷中参西，冠心病患者多有情志异常，临床有许多主诉胸痛胸闷的患者虽然有心电图异常，甚至服用抗心绞痛药物也有效，但冠状动脉造影正常，丁老师认为除了一部分为冠脉痉挛或微血管心绞痛外，大部分实际是心脏神经官能症，此时应该把安神定志等方法作为主要治疗方法。丁老师曾力主中医师学习冠心病介入诊疗技术，多次告诫要详加诊察，探究冠心病胸痹心痛与非冠心病心痛的中医辨证分型特点及规律，观察冠心病患者的情志异常特点，辨病与辨证结合，以利于提高疗效。在丁老师的指导与参与下，我们对胸痛原因待查的40~55岁中年妇女进行中医辨证分型，然后进行冠状动脉造影，确诊其是否为冠心病。发现非冠心病患者以标实为主，心神不宁及气滞证较多见，发病多与情绪有关，冠心病患者也易合并心神不宁，治疗时也需注意运用安神定志等治法。

4. 祛风通络　心绞痛时发时止，发病迅速，与"风邪"致病特点类似。祛风药多能通络，而冠心病胸痹也为心络痹阻之证。祛风药有止痉作用，从现代医学观点来看，冠脉痉挛为冠心病发病基础之一。

丁老师认为，祛风药物因其辛散，可开宣肺气，善能通行，攻逐内外，升清降浊，调理气机。观人体之气机升降出入，以肺、脾、肾三脏为要。肺主宣发肃降，通调水道主治节；脾居中焦，斡旋运化，升清降浊；肾居下焦，蒸腾气化，主水纳气，共同调理人体气机升降出入。若肺气不宣，脾不升清，则清浊相干，气机逆乱；肺气不宣，不能助心，气血不调，心脉不畅。脾气不升，或失之于虚寒，或失之于运化，则气机不通或生化无源，不能养心。肾失蒸腾，气化不行，水液痰浊由是而生，或肾阴肾阳不能上济心阴心阳，以上皆可为胸痹。祛风药功擅开宣肺气，升提清气，兼能辅助肾之蒸腾，从而三焦通畅。观今冠心病患者，多食膏粱厚味，身懒恶动，体态肥满，周身酸痛或酸软不堪，舌苔黄腻或面多膏浊之色，为清浊不分，痰瘀郁热，气机不通之证。此时直须辛散之药功彻内外上下。

祛风药辛散通行，能通络活血；还能发散风热，引热外出，发散郁火。李东垣之升阳散火汤，方中防风、升麻、葛根、独活、白芍、羌活、党参、柴胡、甘草等，多为祛风解表之药，用于火郁脾土之证。丁老师常用防风、羌活、葛根、细辛、豨莶草、青风藤等药，现对其特点简要说明。

防风辛甘微温，风药中润剂，可祛风解表，解痉胜湿。本品微温，甘温不燥，最适合冠心病形体较虚者。葛根甘、辛、凉，专攻中焦，发表解肌，升阳解热生津，擅生发清阳，鼓舞脾胃清阳上升，适用于脾气不升，或中焦有瘀热者。葛根擅能解酒毒，用于烟酒过度，或伴消渴者。葛根辛凉，《本草纲目》指出葛根具有"散郁火"作用。现代药理研究表明葛根活血化瘀之功较强。目前葛根有野葛根、粉葛根之分。粉葛根功擅升清止泄，野葛根功擅辛散通利、活血通络。丁老师在治疗冠心病时，常用野葛根。羌活，辛、苦、温，祛风除湿，解表散寒，止痛，用于治疗冠心病伴头目昏痛、项背强急、眩晕耳鸣、饮食不消、心胸痰逆等证。《本草汇言》云："羌活功能条达肢体，通畅血脉，功彻邪气，发散风寒风湿，其体轻而不重，气清而不浊，味辛而能散，性行而不止，故上行于头，下行于足，遍达肢体。"本品发散之力较重，活血作用强，常用于形体较实，项背拘紧较重者。细辛辛温，芳香气浓，常用于寒象较重者。豨莶草苦寒，通经络作用强，适用于热象较重者。

[中医杂志，2004，45（6）：7-16]

四、试论益气活血解毒是治疗冠心病的基本大法

摘要：结合多年研究结果，本文提出冠心病的气虚血瘀热毒病机。气虚不仅能导致血虚、阴虚、阳虚等本虚证，还可导致寒凝、气滞、痰浊等标实证。寒凝、气滞等往往是冠心病发作的诱因或某一阶段的病机，因此气虚血瘀是其发生的根本原因和病理基础。热毒伤络是冠心病病情复杂、凶险易变、顽固难愈的关键原因，同时也体现了其凶险难愈的发病特征。益气活血解毒是治疗冠心病的大法，调补正气是冠心病治疗的根本和关键，是从源头治本之上策；活血化瘀是治疗常规；清热排毒是冠心病既病防变的重要治法。

关键词：益气活血解毒，冠心病，治疗大法

基金资助：山东省泰山学者建设工程专项基金

中医药治疗冠心病（胸痹心痛）已有广泛而深入的研究，一般认为其病机为本虚标实，在临床实践中，主要从气血阴阳亏虚、血瘀、气滞、寒凝、痰阻等方面治疗，或者结合现代医学治疗，但仍然有部分患者病情复杂，顽固难愈，频发缺血事件而使病情凶险多变，甚者走向心力衰竭的终末期。这部分冠心病多表现为不稳定型心绞痛、急性心肌梗死、多支血管或弥漫性病变不能实施血管重置术，或者血管重置术后心绞痛等。

对于这类难治性冠心病，需要未病先防，既病防变，降低病情发作的危重程度，较快进入临床康复期。笔者认为气虚是冠心病发生、发展变化的根本，热毒伤络是冠心病病情复杂、凶险易变、顽固难愈的关键原因和发病特征，而瘀血阻滞心脉是发病的病理关键。提出益气活血解毒是治疗冠心病的大法，调补正气是根本和关键，是从源头治本之上策；活血化瘀是治疗常规；清热解毒是既病防变、降低病情危重程度的重要治法。

（一）中医药治疗胸痹心痛的发展历程

冠心病属"胸痹心痛"范畴。其主要病因病机为寒邪，如《素问·痹论》云："风寒湿三气杂至，合而为痹也……寒气胜者为痛痹。"在《灵枢·五味》篇中提及应用薤白。

汉代张仲景在《金匮要略》中对该病的概念、病因病机、脉证和治疗有了较全面的论述，主张宣痹通阳、温阳散寒证治方法，创建了瓜蒌薤白白酒汤等9张效方。明代张介宾在《景岳全书》中突出该病肝肾亏虚病机，应用左归饮、右归饮治疗。清代王清任的《医林改错》论述了该病的瘀血理论及活血化瘀治法，制定了血府逐瘀汤等理气化瘀的代表方剂。

20世纪70~80年代研究的主流是活血化瘀，以"冠心Ⅱ号"为代表。其间出版的中医院校统编教材中均将"心血瘀阻证"列为胸痹心痛辨证论治的首位。20世纪90年代初，益气化瘀治法逐渐发展，成为该病辨证施治的主流，此间报道的胸痹心痛（冠心病）文献中大约70%为益气化瘀方剂。

近10年来，随着对不稳定型心绞痛、急性心肌梗死、动脉粥样硬化的病理生理机制及炎症学说的逐渐认识，从热毒论治冠心病、动脉粥样硬化的治法理论开始出现和形成。笔者率先在国内进行了临床、实验、理论的研究。

通过分析中医药治疗冠心病的发展历程（表1.14），笔者认为热毒论有充分的临床和理论基础，是冠心病中医治疗理论的突破，非常有必要对其总结并加以深入研究。

表1.14 中医药治疗冠心病的发展历程

年代	治法方药代表
21世纪	益气活血解毒
20世纪90年代	益气活血：通心络、养心氏、正心泰、步长脑心通
20世纪70年代	活血化瘀：冠心Ⅱ号
清代	活血化瘀：血府逐瘀汤（《医林改错》）
明代	补肝肾：左归饮、右归饮（《景岳全书》）
汉代	宣痹通阳、散寒止痛：瓜蒌薤白汤、乌头汤（《金匮要略》）
春秋战国	寒邪致病为主因：薤白（《黄帝内经》）

（二）冠心病的气虚血瘀热毒病机

1. 气虚血瘀是冠心病发生发展变化的根本。血瘀证在冠心病的病理机制研究中最为深入，心脉瘀阻，不通则痛，从基础到临床研究，均证明了瘀血是胸痹心痛发作的关键病机。若心气虚弱不足，则运血无力，血液瘀滞，痹阻心脉，发为心痛，所以气虚是心脉瘀阻的主要原因。

气是构成人体的基本物质之一，心主血脉，而血液的周流不息，全赖于气的推动，只有心气充沛才能帅血贯脉于周身。冠心病多发于中老年人，人到中年后各脏腑之气渐衰，气虚不能行津，气虚不能行血，心脉失养，故见阴虚。气虚及阳，故见阳虚。胸痹心痛之本虚，多从气虚而来，或是兼夹。

"邪之所凑，其气必虚。"气虚不能固护，易致寒邪侵袭。《金匮要略》提出"阳微阴弦"病机，制定了辛温散结的薤白系列方剂；而对于病情稳定，只有"心中痞气"而无"心痛彻背"者，指出"人参汤主之"。

气虚易生气滞，加之情志失调或寒凝则更易气滞，所以寒凝、气滞常常作为胸痹心痛的诱因，二者往往是在气虚基础上产生的。

心气推动血行，环周不休，把水谷精微运往全身，同时排出代谢产物。痰浊导致胸痹心痛，多因过食膏粱厚味，运化失健，气虚不运，痰湿痰浊上犯心胸，心脉瘀阻，在这个病理演变中脾气虚是发病的根本和基础。

寒凝、气滞、痰浊等标实证，虽然可以和瘀血相互促进，导致心脉瘀阻，但这些标实证多体现在冠心病某一阶段的病机，或者是冠心病发作的诱因。从临床治疗经验看，在诱因去除后，主要的治疗方法仍是益气活血。

可见，气虚不仅导致血虚、阴虚、阳虚等本虚，还可以导致寒凝、气滞、痰浊等标实，所以气虚血瘀是冠心病发病的根本原因和病理基础。目前国内很多冠心病患者在病情平稳期，服用通心络、正心泰等益气活血的中成药，能够预防心绞痛的复发，促进病情稳定，即体现了该理论的指导和实践意义。

2. 热毒伤络是冠心病凶险易变、顽固难愈的发病特征和关键病机。临床上，不稳定型心绞痛、急性心肌梗死、多支血管或弥漫性病变不能实施血管重置术的患者，病情凶险多变，并且反复发作，缠绵难愈，对于这部分难治性冠心病，如何既病防变，降低病情危重程度，在理论和临床治疗中需要新的探索和理法方药的突破。

近10年来，国内诸多学者提出从热毒论治冠心病、动脉粥样硬化，从文献看，多是对相关炎症机制提出中医理论探讨。笔者率先在国内进行了临床、实验、理论的研究，近15年来，较早开展了清热解毒方药对不稳定型心绞痛的治疗研究，以临床疗效为基础，围绕清热解毒方药做了实验验证，于2004年在国内首先提出了心系疾病的热毒学说。

一般概念的"毒"，是指对机体生理功能有不良影响的物质。毒的原意，在许慎·《说文解字》中解释为"害人之草，往往而生"，引申为"厚也，恶也，害也"。毒是指性质险恶、胶结难愈、危害较大的病邪。外感毒邪包括直接感受外界毒邪，六淫过甚为毒或外邪内侵蕴久成毒。内生毒邪，是由脏腑功能失调，气血运行紊乱，机体代谢产物不能及时排出，蕴积体内，以致邪气亢盛，败坏形体而化生。当今，有关炎症等病理学机制与热毒的相关性论述较多。

《素问·五常政大论》曰："夫毒者，皆五行标盛暴烈之气所为也。"《金匮要略心典》载："毒，邪气蕴结不解之谓。"反映了毒邪"其性暴烈、蕴结不解而来、胶结难愈"的致病特点，毒邪虽然可以由外感六淫发展而来，但与一般的外感六淫已经有了质的不同，毒邪危害剧烈，可直接败坏形体，导致气血阴阳的急性损伤。因此，"毒邪"作为一个独立的病因病机，与外感六淫、内生五邪并列，有中医理论依据，对中医病机理论的发展有推动意义。

根据毒邪致病特点，上述难治性冠心病具有热毒的特点和病理机制。①病变复杂：胸痹多发于中老年人，平素多以胸闷、胸痛、头晕、口干口苦、舌红苔黄厚、脉滑数、沉迟无力为主症。多合并眩晕、消渴、脂浊等证，往往因虚致实、因实致虚、虚实夹杂，累及心、肝、肺、肾等脏腑相互病变；②凶险多变：毒邪伤及心络，可猝然心痛，旦发夕死，或憋闷难忍；毒邪伤心，可猝发心悸，心颤难止，致人昏迷；热毒化风，心悸时发时止，来去无常；③顽固难愈：胸痹、心悸等证缠绵难愈，皆因毒邪与热痰瘀之邪胶结壅滞。

针对冠心病的病理基础——动脉粥样硬化，笔者认为膏粱厚味、烟酒过度产生热邪；精神紧张、情志失调导致气机不畅，气滞血瘀，久郁化热。饮食劳倦，脾气虚弱，运化失司，水湿内停，湿阻成痰，痰热内蕴，湿热久蕴成毒，热毒内生，损伤脉络。脉络受损后，一遇诱因，故易反复发作、凶险多变、顽固难愈。

笔者认为，冠心病的这种"热毒"已经与一般概念的"毒"有了本质区别。热毒伤络是冠心病病情复杂、凶险易变、顽固难愈的关键病机，同时也体现了其凶险难愈的发病特征。从热毒论治冠心病是中医药治疗该病新的探索。

（三）益气活血解毒是治疗冠心病的大法

综上论述，笔者认为益气活血解毒是冠心病的治疗大法。补气是治本之法，活血化瘀是治疗常规，清热排毒是重要治法。

1. 补气是治本之法。补气方药能促进机体气血化生与平衡，提高脏腑功能，祛除血脉瘀滞，气行则血行，气血通行则可帮助祛湿化痰，清除痰浊热毒之邪，通过补气可解除热毒之源。能有效地改善、消除胸痛胸闷、气短乏力等临床症状。不仅能治疗本虚，还能治疗标实。因此，补气是胸痹心痛（冠心病）治疗的根本。

笔者在临床上使用最多的是黄芪，《本草求真》曰："黄芪……

为补气诸药之最,是以有耆之称。"黄芪益元气、补三焦,能补五脏诸虚,通调血脉而无碍于壅滞,又能托毒排脓,实为补气化瘀解毒的代表药物。

2. 活血化瘀是治疗常规。自清代以来,活血化瘀是胸痹心痛的常用治法,在当今冠心病临床中应用最为广泛和普遍,几乎每张处方都有活血化瘀的药物,活血化瘀成为胸痹心痛治疗常规。活血药不仅在汤剂中广泛应用,还用于大量的中成药、中药注射剂中。常用的活血化瘀药物有养血活血的丹参、当归、川芎、赤芍、红花等;破血通脉的三棱、莪术等;化瘀止痛效果较好的元胡、乳香、没药、三七等。

3. 清热解毒是重要治法。冠心病的热毒多为内毒,是由于脏腑虚衰、阴阳气血失调、代谢紊乱等原因产生。临床表现病情复杂、凶险易变、顽固难愈。冠心病涵盖了现代医学的难治性心绞痛、急性冠脉综合征、心肌梗死、难治性心衰等,常伴有高血压病、高脂血症、糖尿病、代谢综合征等。笔者对近10年的临床病例进行了回顾,通过电子病例收集和统计分析发现,用黄连、黄芩、玄参、冰片、蚤休、半枝莲等清热解毒中药治疗该病,可收到较好疗效。

针对热毒的治法,可分为三类:

(1) 清与解 清热解毒,苦寒直折,适用于在上、在内之热毒,方选黄连解毒汤、葛根芩连汤,药物有黄连、黄芩、栀子、冰片、蚤休、半枝莲等。

(2) 排与泻 即排毒泻热,使邪有出路,适用于在内、在下焦热毒之邪。利尿通便或清解郁热。方选凉膈散、升降散等,常用药物有大黄、芦荟、连翘、防风、蝉蜕、青风藤等。

(3) 调与补 通过理气、化瘀、化痰,可以祛除热毒滋生之源。补,即补正气,热毒与气虚关系最为密切。《脾胃论》曰:"火与元气不两立,一胜则一负。"热毒易伤人元气。因此，适当补气可以遏制热毒之势，修复热毒对气阴的耗伤。另外，气虚是产生热毒的主要病理根源。因此，益气是清热排毒的主要治法，是从源头治本之上策。而清热解毒药、清热泻火药、清热燥湿药等是热毒证的治标药物。

小 结

笔者将热毒概念引入冠心病治疗，具有较为充分的临床实践和理论基础，是冠心病中医治疗理论的发展。文章论述了气虚血瘀热毒的病机，确立了益气活血解毒的治疗大法。所谓治疗大法，实际上是冠心病治疗的基本原则，临证时仍然需要辨证论治，笔者在临床上体会，病情较重、凶险易变之时，多运用清热泻火解毒法；而在病情稳定之时，多运用补气活血法，注重解除热毒之源，既病防变。

参考文献

1. 胡世云, 范武庆. 瘀毒阻络与冠心病论治. 河南中医药学刊, 2002, 17(1): 24–27.

2. 郭艳. 毒损心络与缺血性心脏病. 中医杂志, 2002, 43(11): 805–808.

3. 于俊生, 陈兆昌. 动脉粥样硬化从痰瘀毒论治探讨. 山东中医杂志, 2002, 21(8): 451–455.

4. 许迎春, 王化良, 丁晶. 动脉粥样硬化从毒论治探讨. 中医杂志, 2004, 45(6): 405–407.

5. 王鹏, 魏陵博, 刘学法, 等. 热毒学说在急性冠脉综合征中的地位. 中西医结合心脑血管病杂志, 2005, 3(12): 1 081–1 082.

6. 吴伟, 彭锐. 冠心病热毒病机的探讨. 新中医, 2007, 39(6): 3–4.

7. 张艳, 杨关林, 于睿, 等. 动脉粥样硬化中医虚瘀痰毒病因病机实质研究探讨. 时珍国医国药, 2007, 18(6): 1 513–1 514.

8. 陈苍舒, 雷励. 冠心病炎症机理与热毒痰瘀相关性探讨. 中国中医急症, 2007, 16(3): 311–312.

9. 王辉, 郭利平, 姜民, 等. 浅析从毒论治动脉粥样硬化. 时珍国医国药, 2008, 19(9): 2 305–2 306.

10. 蔡云海. 从热毒观念论治冠心病. 光明中医, 2009, 24(5): 798–799.

11. 彭锐, 吴伟, 葛昕. 从炎症因子角度谈冠心病热毒病机. 世界中西医结合杂志, 2010, 5(8): 732–736.

12. 李国强, 胡业彬. 毒邪致动脉粥样硬化的病因病机探讨. 河南中医, 2010, 30(12): 1 155–1 156.

13. 许迎春, 王化良. 冠心病心绞痛热毒病机及证治探讨. 四川中医, 2010, 28(1): 13–14.

14. 王宏伟, 朱爱松, 张明雪. 论"毒邪"在冠心病发病中的作用. 辽宁中医药大学学报, 2010, 12(4): 26–30.

15. 郭双庚, 李娜, 张林. 痰瘀热毒与动脉粥样硬化炎性机制的关系探讨. 中医杂志, 2010, 51(6): 485–488.

16. 李晓, 丁书文, 姜萍. 心和颗粒剂保护冠心病患者血管内皮损伤的临床研究. 中医杂志, 2000, 41(11): 661–663.

17. 李晓, 李瑞峰, 丁书文, 等. 心和颗粒剂对高脂饮食大鼠血管内皮损伤及内皮表达内皮素、黏附分子的影响. 中国中西医结合杂志, 2001, 21(8): 602–604.

18. 李晓, 姜萍. 关于胸痹心痛之郁热伤络病机. 中医杂志, 2003, 44(8): 636–637.

19. 丁书文, 李晓, 李运伦, 等. 心系疾病中的热毒学说. 中华中医药杂志, 2004, 19(10): 592–594.

20. 丁书文, 李晓, 李运伦, 等. 热毒学说在心系疾病中的构建与应用. 山东中医药大学学报, 2004, 28(6): 413–416.

［中华中医药杂志, 2012, 27（12）: 3 141-3 144］

五、老年人冠心病的特点与治疗对策

摘要：老年人冠心病临床治疗的难点在于老年人体质虚弱、虚实并见，多脏腑病变，病机复杂。冠脉多支病变，多合并高血压、糖尿病、高脂血症、脑血管病、慢性支气管炎、胃肠病、精神抑郁焦虑等老年病。老年人对药物反应慢、耐受性差，易出现不良反应。核心问题是提高临床疗效，减少心绞痛反复发作，降低心脏终点事件的发生率，提高老年患者的生活质量；为此提出相应临床对策，从补气治本切入，重点研究益气化瘀解毒的治法和方药。从调补肾虚入手"治未病"，以预防冠心病的发生，减少心绞痛发作，降低心血管事件。辨证施治与单味中药重点突破相结合。加强中药制剂研究，提高有效成分。

老年人是冠心病的高发群体，冠心病死亡率随年龄增长而增高，据《中国心血管病报告2005》公布的资料，60~65岁因冠心病死亡率为71.51/10万，65~70岁、70~75岁、75~80岁、80岁以上分别为161.4/10万，305.6/10万，499.59/10万，2761.1/10万。可见冠心病是我国老年居民死亡的主要原因之一。

多年来，冠心病的基础研究和临床研究有一定突破，临床防治能力有较大提高，但仍为疑难病，仍有较多临床难点尚待深入探索攻关。

(一)老年人冠心病的特点

1. 老年冠心病患者体质虚弱,多脏腑病变,虚实并见,标本相兼,病机复杂,临床症状繁多,虚实寒热诸多,矛盾融于一体,辨证困难多、调治难度大。文献中有的责之肾,有的责之脾,有的责之肝;有的重视血瘀,有的强调痰浊;有的研究偏虚证一面,有的研究偏实证一面。认识不一致,研究方向不集中,影响研究水平的提高和难点的攻克。传统认为痰浊是胸痹心痛(冠心病)的重要病机之一,但我们临床辨证,明明是痰浊证但用瓜蒌薤白半夏汤、二陈汤之类宣痹化痰方剂治疗无效,因此对心血管病中痰浊病证当提出质疑。

2. 老年人冠心病冠脉常为多支病变,冠状动脉硬化钙化管腔狭窄较重,侧支循环形成慢。因此病程长,心绞痛多反复发作,且易发生不稳定型心绞痛造成心肌梗死等心血管事件。

3. 老年人冠心病合并疾病较多,如合并高血压、糖尿病、高脂血症、代谢综合征、脑血管病、慢性支气管炎、胃肠病、前列腺肥大、睡眠呼吸障碍、精神抑郁、焦虑症等,各种疾病相互影响使冠心病防治的难度增大。

4. 老年人冠心病多合并糖尿病,往往有弥漫性小血管病变,不适合冠脉介入治疗。长期心脏缺血造成不同程度的心肌病变,多合并心脏舒张功能减退、收缩功能减退、心脏扩张、心律失常等。

5. 老年人体质虚弱、脾胃功能差,对药物疗效反应慢,且由于耐受力弱又易出现药物不良反应。

6. 中药多为天然植物、动物、矿物类,成分复杂,其中一些有效成分尚不十分清楚。受提取技术限制,中药制剂有效成分含量低,因此制约了中医药疗效的发展和提高。核心问题是进一步发挥中医药优势提高防治冠心病的能力，提高临床疗效，减少心绞痛反复发作，降低心脏终点事件的发生率，改善老年患者的生活质量。

（二）今后研究思路及对策

1. 长期临床实践证实老年人体质特点和冠心病心绞痛的病理基础主要是气虚，是冠心病的本虚所在。因此，防治冠心病最直接最有效的方法应是从补气入手，调整脏腑阴阳气血失衡，调整机体代谢紊乱，增强整体免疫功能，稳定和改善心脏血管的内环境，行血化瘀，清热解毒，治本防变，从而提高对冠心病的临床疗效，提高对心血管疾病急危重症的防治能力。今后应加强对气虚的临床及免疫学、细胞分子学、基因蛋白学的研究。对补气方药进行临床筛选及作用机制的探讨。根据多年临床经验及文献报道，补气药当首选黄芪。《本草求真》曰："黄芪……为补气诸药之最。"《本经逢原》曰："黄芪能补五脏诸虚，通调血脉，流行经络，可无碍于壅滞者。"黄芪可补五脏周身之气，亦有行血化瘀、解毒排脓之功，且黄芪气味温和，人人均可受之。再者人参与黄芪如何恰当配合，滋阴生津养血，如何与补气药合理配伍相互化生，如何用温阳升提法给补气增强支撑等亦是需要深入探讨的课题。

2. 随着中医、中西医结合对冠心病研究深入发展，近十几年来冠心病病机已突显气虚、血瘀、热毒三大病机及其之间的有机联系，益气化瘀解毒治法已经显现出较好的疗效，与西医有比较明确的科学结合点。因而，冠心病的前瞻性研究应放在益气扶正、活血化瘀、清热解毒及三种治法联合应用上。

3. 冠心病热毒学说是冠心病研究新的进展，规范热毒证诊断标准、筛选清热解毒有效药物，研究益气、化瘀、解毒三种治法联合应用机制及药物配伍技巧。

4. 辨证施治与单味中药重点突破相结合。辨证施治是治疗冠心病的基本方法，从单味中药已知的有效成分，针对冠心病的病因、病机和临床的某一难点进行深入探索，有望在疗效上有新的突破，水蛭、冰片等就是具有很好开发应用前景的单味药物。

5. 从调补脾肾入手"治未病"。冠心病的发生与内分泌代谢紊乱有密切关系。因此，对易患人群早期调补脾肾、调理内分泌代谢紊乱，预防高血压、高血脂、糖尿病代谢综合征等冠心病危险因素和基础疾病，有望达到预防冠心病的发生、减少心绞痛发作、稳定动脉硬化斑块、降低心血管事件发生的作用。

6. 加强中药制剂研究，提高有效成分，改进剂型，服用方便。通过以上研究一定能进一步提高老年人冠心病的疗效，将中医药防治老年人冠心病提高到一个新阶段。

六、心系疾病中的热毒学说

近年来，由于人民生活水平提高，生活方式及饮食结构的改变，环境、疾病模式及疾病谱的变化，在临证实践中发现，人民的体质乃至病理生理特点、疾病传变都较以前有很大不同，导致现代人的疾病特点转变为实证多、瘀滞热毒证多，而虚证少，尤其虚寒证更少。现将心系疾病中的热毒学说及其应用探讨如下。

（一）热毒论的提出及临床研究背景

中医学治疗心血管疾病具有悠久的历史，积累了极其丰富的经验，并在八纲的基础上建立了系统的证治理论体系。如《黄帝内经》提出心病病机主要为寒邪；《金匮要略》主张治以宣痹通阳、散寒止痛；清代突出血瘀为患，建立活血化瘀的理论。20世纪70年代以来，大都认为本虚标实是其基本病机，本虚为脏腑虚衰、气血阴阳失调，标实为气滞、血瘀、痰浊、寒凝。故对冠心病、动脉粥样硬化、心律失常、高血压病等疾病的治疗，在以往的中医治法中研究较多的是调补阴阳气血治其本，理气、活血、散寒、祛痰治其标。

笔者对丁书文教授近十年诊治的15 000例心血管病例进行了回顾，发现其中高血压病4 050例，占27%；有85%的病机属热毒壅盛、心肝火旺，用黄连、黄芩、钩藤等清热解毒药物治疗，有效率在80%左右。冠心病7 104例，占47%；有80%的病例涉及热毒，用黄连、黄芩、玄参、冰片等清热解毒药治疗，有效率在90%左右。早搏等快速性心律失常2 850例，占19%；有90%的病例属痰热毒邪扰心，给予青蒿、黄连、苦参、常山治疗，有效率在85%左右。以上资料提示：热毒之邪已成为心血管疾病中的大患。

笔者在温习中医文献的基础上，结合临床经验，提出了心系疾病中的热毒学说，现论述如下。

（二）毒的概念及特征

1.毒的含义

毒在中医学中主要包括以下含义：一指药物或药性（偏性、毒性、峻烈之性），如《素问·脏气法时论篇》曰："毒药攻邪，五谷为养，五果为助。"二指病证，如丹毒；三指致病因素或病理产物，这也是最主要且论述最多的认识，如《金匮要略心典》曰："毒，邪气蕴结不解之谓。"一般来说，毒邪是指性质险恶、胶结难愈、危害较大的病邪，某些情况下，它是包含病因病机及临床特征的一种临床病理概念。

2.毒邪的来源

外感毒邪包括直接感受的外界毒邪，如《黄帝内经》中所述"五疫之毒"和温病中的温毒、疫毒，或一些特殊的毒物，如气毒、药毒、虫兽毒等；亦有六淫过甚转化为毒或外邪内侵、蕴久成毒，如王冰注《素问·五常政大论篇》："夫毒者，皆五行标盛暴烈之气所为也。"而内生毒邪多由脏腑功能失调、气血运行紊乱导致机体生理或病理代谢产物不能及时排出，蕴积体内，以致邪气亢盛，败坏形体而化生。

因而内毒常在长期七情内伤、饮食不节、劳逸失调及年老体衰或久病基础上形成。它既是疾病之因，又是疾病之果，还是病情发展变化的病理因素。外感及内生毒邪侵袭人体，导致脏腑、气血、经络的损害及失调，阴阳偏盛偏衰，正所谓"无邪不有毒，热从毒化，变从毒起，瘀从毒结"。

（三）心系疾病中的热毒论构建框架

1. 病因病机

①气候环境：空气、水源污染等导致人体热毒。②工作生活：工作竞争，关系应酬，劳逸失度，易生痰火。③饮食失调：饮食结构中肉类及植物油增加，摄取的热量过剩，易生痰湿热邪。④保健品滥用：特别是人参等药品的应用不当，导致体内化生火热之邪。⑤体质因素：由于生活水平的提高及饮食结构的变化，人们的体质发生变化，肥胖者增多，痰湿、阳盛体质增多，六高（高体重、高血压、高血糖、高血脂、高血黏度、高负荷）一低（免疫力低下）的人增多。体内脂毒、糖毒、浊毒、瘀毒蓄积蕴结，易变生热毒为患。

正如《素问·至真要大论篇》云："火热受邪，心病生焉。"《圣济总录》："大抵心属火而恶热，其受病则易以生热。"因此火热多联系于心，心病可由于火热，火热之病多扰于心。心主血脉，火热之邪伤人，最易入心，从而导致心与脉络的损伤。

综上所述，外感六淫火毒之邪内侵，热入营血或逆传心包，或瘀滞从阳化热化毒，导致心火亢盛；素体阳气过盛，功能亢奋，以致伤阴耗液，化生内火，即所谓"气有余便是火"；五志过极化火，七情内伤，气机郁结，郁久化火，心肝火旺；过食肥甘厚味，偏嗜烟酒，导致脾胃运化失司，痰浊、瘀血阻滞，瘀而化火；精亏血少，阴虚火旺，尤其肾阴亏虚，水火失济，水不上承，而致心火炽盛。

热为火之渐，火为热之极，毒为火之聚，火热之邪蕴蓄不解成为"热毒"。上述心系疾病多病势缠绵，愈演愈烈，或骤然加剧（阵发性心律失常、突发心绞痛、中风等），甚则戕人性命，体现了毒邪致病的特点。火热郁积成毒，或合并瘀毒、痰毒，胶结壅滞，是心系疾病错综复杂、突发骤变和缠绵难愈的病理关键环节。

2.毒邪致病的特点

（1）病变复杂　胸痹、眩晕等病多发于中老年人，平素以胸闷、胸痛、头晕、口干口苦、舌红、苔黄厚、脉滑数或沉迟无力为主症。但往往因虚致实、因实致虚、虚实夹杂，累及心、肝、肺、肾等脏腑。此乃毒瘀火结、胶结壅滞、败坏形体所致。毒邪最易与火相兼为病，且毒更能郁而化火。正所谓邪不结不成毒，毒邪内壅，痰火更盛，使毒邪进一步深入，邪毒胶结愈甚，病变复杂。

（2）骤发性烈、凶险多变　心血管疾病多起病急，传变迅速，病势急重，变证丛生。如冠心病之突发心绞痛，乃毒邪伤及心络，可猝然心痛或憋闷难忍；甚至真心痛，夕发旦死，旦发夕死；高血压病之中风眩冒，昏不知人，乃毒邪扰乱气血，上逆冲脑而中风偏枯。恶性心律失常乃毒邪伤心，可猝发心悸、心颤难止，致人昏迷；热毒化风，心悸时发时止，来去无常，严重者伤人性命。

（3）虚实夹杂，顽固难愈　毒邪内蕴，毒瘀痰火壅滞，使得病邪深伏，入血入络，缠绵难愈；同时火毒耗伤气血，灼伤津液，损伤脏腑。虚虚实实，顽恶难愈。胸痹、眩晕、心悸等证缠绵难愈，皆因毒邪与热、痰、瘀之邪胶结壅滞之故。

3. 热毒的治法

（1）清与解　清热解毒，多用于在上、在内之热毒，方选黄连解毒汤、葛根芩连汤、清宫汤、四妙勇安汤等。

（2）排与泻　即排毒泻热，适用于在内及下焦热毒之邪。利尿通便是毒邪的出路，方选大黄泻心汤、凉膈散等。

（3）调与补　调法包括：理气、化瘀、化痰，祛除热毒滋生之源；调理中焦，升清降浊，意在使清气上升，浊气下降，易于排出。方选舒肝散、逍遥散、桃红四物汤、血府逐瘀汤、藿朴夏苓汤等。补，即补正气。"火与元气不两立，一胜则一负。"热毒易伤人元气，因此，适当补气可以遏制热毒之势，修复热毒对气阴的耗伤，方选保元汤、生脉散等。

（四）心系疾病的病机及清热解毒治法的应用研究

近十年来，笔者在临床中运用清热解毒治法，对动脉粥样硬化、高血压、冠心病、早搏、病毒性心肌炎进行了系统科学的临床及实验研究，对心系疾病中的热毒学说进行了深入的临床及实验验证。

1. 动脉粥样硬化、冠心病（胸痹心痛）

动脉粥样硬化属痰瘀交阻，热毒内蕴，损伤脉络之证。络脉具有渗灌血气、互渗津血、贯通营卫的功能，络中气滞、血瘀、痰浊均为有形实邪，能阻碍气机，郁而化火。热毒伤及心络营阴，不通或不荣则痛，发为冠心病胸痹。具有清热燥湿、解毒通络作用的复方莶草合剂（莶草、黄连、半枝莲等）对总胆固醇（TC）、甘油三酯（TG）、丙二醛（MDA）有明显的降低作用，并能升高一氧化氮（NO）、超氧化物歧化酶（SOD）。光镜下可见动脉内膜表面基本光滑，内皮细胞形态基本完好，未见泡沫细胞，说明清热解毒中药复方莶草合剂有一定的抗动脉粥样硬化内皮细胞损伤的作用。另有研究表明，具有清热解毒通络、滋阴和营的方药心和颗粒剂（连翘、玄参、白芍、桂枝等）能防治高血脂造成的血管内皮损伤，并能抑制血管内皮中 ICAM-1、内皮素（ET）的合成与分泌。临床研究表明，心和颗粒剂治疗不稳定型心绞痛有确切疗效，并对患者静脉血中肿瘤坏死因子（TNF）、白介素-1（IL-1）、P 选择素（Ps）等炎症因子有调节作用。初步显示了炎症因子与热毒之间的相关性。

2. 高血压（眩晕、头痛）

高血压多归为"眩晕、头痛"，其病因病机可概括为"风、火、痰、瘀、虚"。笔者发现老年性高血压及伴随并发症时易出现头痛头胀、面红目赤、口干口苦、舌红、苔黄腻等热象，在辨证论治基础上配伍清热解毒药，往往收到较好效果。其病因病机演变，与热毒之邪关系密切。临床以黄连清降合剂（钩藤、黄连、黄芩、泽泻等）治疗高血压病取得良好效果，能明显改善临床症状，且安全可靠、无明显不良反应。药理研究发现其具有明显的抗氧化、抑制脂质过氧化、抗 TNF 等炎症因子损伤的作用。

3. 快速性心律失常（心悸）

痰火蕴伏体内，毒邪胶结脉络，一遇诱因则痰随火生，火随痰行，痰火挟毒上干心神，变生诸症。痰火扰心，神无所舍，则心悸心烦；痰热阻滞，邪毒胶结，经脉不利，脉气不相接续，则脉促、代。应用具有清火化痰解毒功效的青山健心片（黄花蒿、常山等）治疗早搏疗效显著，且无明显不良反应。动物实验也证实其对乌头碱、垂体后叶素及氯化钡引起的大鼠心律失常有明显的保护作用。

4. 病毒性心肌炎

病毒性心肌炎多因热毒侵心、气阴两虚所致。以具有益气补心、养阴解毒之功效的心肌康颗粒剂（黄芪、麦冬、地黄、金银花、黄连等）治疗，疗效满意。

（五）关于热毒学说的结论

心系疾病中的热毒学说是在辨证施治原则下，研究心系疾病中热毒形成的病因病机特点、证候特征及防治的有效方药。它来源于临床实践，又经过长期的临床与系列实验研究验证，深化、发展了对疾病本质的认识，成为指导心系疾病防治的一个重要应用理论。它的核心是重视热毒对人体健康的危害，积极应用清热解毒的方法，阻止疾病的发生及发展，保护人民的生命与健康。临证时要在辨证施治科学原则的指导下，与其他治法巧妙结合，方能达到最佳的临床效果。

参考文献

1. 郭来，丁书文. 复方苤草合剂抗动脉粥样硬化内皮细胞损伤实验研究. 中医药学刊, 2001, 19(2): 105.

2. 李晓，李瑞峰，丁书文，等. 心和颗粒剂对高脂饮食大鼠血管内皮损伤及内皮表达内皮素、黏附分子的影响. 中国中西医结合杂志, 2001, 21(8): 602.

3. 李晓，丁书文，姜萍，等. 心和颗粒剂保护冠心病患者血管内皮损伤的临床研究. 中医杂志, 2000, 41(11): 661.

4. 李运伦，杜琳. 清热降压合剂治疗原发性高血压病92例临床研究. 南京中医药大学学报(自然科学版), 2002, 18(5): 270.

5. 李运伦. 黄连清降合剂对自发性高血压大鼠血压及炎性介质、氧自由基的影响. 中医药学刊, 2002, 20(2): 169.

6. 郭艳，王锦海，吕芳芳. 清热化痰法治疗过早搏动的临床研究. 中医研究, 2002, 15(3): 21.

［中国医药学报，2004，19（10）：592-594］

七、胸痛思辨

"胸痛"是中医病名，胸痛在现代医学中作为一个症状，可见于多种疾病，比较常见的是心血管疾病，是冠心病诊断中一个重要的鉴别诊断。当前，冠心病发病率持续升高，且检查手段先进，很多患者冠脉CT查出冠脉狭窄，思想压力大，辗转于中医西医寻求治疗，经常会遇到医生给出不同的治疗意见，心中难以定夺。

本文通过分析中医、西医对胸痛（冠心病）的认识和治疗理念，以期中西医两种治法的正确应用及精准施治，注重发挥中医优势，选择疗效好、创伤小、痛苦少、费用低的最佳治疗方法。

冠心病（胸痛）主要指心绞痛、心肌梗死，是心肌缺血、缺氧，引起以发作性胸痛或胸部不适为主要表现的临床综合征，严重者胸痛彻背，背痛彻胸，且发夕死，夕发旦死。大部分病因是冠状动脉粥样硬化致管腔狭窄，多见于40岁以上男性或绝经后女性。有高血压、高脂血症、吸烟史以及身体肥胖者发病率更高。由于饮食结构改变，运动量少，以及生活习惯等原因，心血管疾病发病率越来越高，死亡率居首位，胸痛成为危害人民生命健康的主要疾病，因此，胸痛为世人关注，成为人们热议的话题。

（一）西医审视胸痛

西医属生物医学模式，微观医学。随着对冠状动脉粥样硬化斑块的研究逐步深入，对于冠心病之胸痛，从药物扩冠、抗凝、降脂、稳定斑块、防治血栓形成，到支架介入治疗技术广泛应用，诊治技术的快速发展提高了医者应对危重病证的能力，挽救了很多患者的生命。

西医对于冠心病的诊治越来越关注冠脉局部的处理，临床上过分依靠"指南"，甚至当成法规。对患者胸痛特点、体质特点以及心理需求重视不够。少数专家技术至上，"支架过热"，忽略患者身心需求，支架越放越多，一个心脏植入 6~7 个支架或更多，心绞痛仍难停止，生活质量没有明显改善。介入手术后长期服药造成消化道出血、胃肠刺激等不良反应时有发生；导管入路的桡动脉闭塞搏动消失，造成的血管损伤明显可见。介入治疗给患者造成精神压力、焦虑抑郁，心理上阴影长期难以消除。此外，介入治疗费用不菲。由此看来，胸痛临床诊治中，对于冠状动脉斑块狭窄急于支架介入处理并非上策。

（二）中医审视胸痛

中医认为胸痛病症的形成是在六淫、七情、劳倦等病因长期作用下，造成人体脏腑、气血、阴阳失调和虚衰，产生气滞、血瘀、痰浊、寒凝等病机产物，阻滞心脉，发生心脏脉络"不通则痛"或"不荣则痛"，基本病机是本虚标实，本虚是脏腑、阴阳、气血失调和虚衰，标实是气滞、血瘀、痰浊、寒凝，形成了系统的辨证施治理论和方法。

从"天人合一""阴阳五行"，到脏腑、经络、气血整体观念去认识胸痛的病因病机，对于胸痛的治疗注重整体调理，从整体表现辨证施治。早在2000多年前，《黄帝内经》中就有胸痛、心痛的记载。汉代《金匮要略·胸痹心痛短气篇》详细记载了胸痛的辨证施治理论与方法，应用瓜蒌薤白半夏汤、乌头赤石脂丸等宣痹通阳法治疗。明代张介宾所著《景岳全书》重视胸痛的肝肾亏虚病机，应用左归饮、右归饮治疗胸痛。清代王清任所著《医林改错》对胸痛主张活血化瘀治法，创立了补阳还五汤、血府逐瘀汤等一系列名方。

20世纪70年代初，全国开展胸痹、心痛的研究，研究历程从70年代活血化瘀、80年代益气活血，到90年代益气活血解毒治法，对胸痛的认识逐步深入，治法不断发展，疗效逐渐提高，在缓解消除胸痛、胸闷、气短症状，恢复体力，提高生活质量及维持远期疗效方面，中医具有明显优势。胸痛患者合并高血压、高脂血症、糖尿病等，往往冠脉多支病变狭窄较重，糖尿病胸痛是以冠状动脉小血管病变为主，对于这些人群坚持用中医药进行整体辨证论治有效安全，维持远期疗效也较明显，胸痛多年不发作，可维持正常工作生活，免于支架植入。

治疗胸痛的中成药新药研究开发也取得重大成果，速效救心丸、复方丹参滴丸、麝香保心丸、脑心通胶囊、通心络胶囊等中成药临床疗效好，不良反应少；其中速效救心丸、复方丹参滴丸几乎成为每位心绞痛患者的必备药。

通过整体调治去改善冠脉局部，特别是在冠脉病变程度与整体表现不一致，冠脉组织结构与功能不统一时，即使冠脉狭窄较重，但整体状态较好、体力尚可、工作生活基本不受限制、心电图缺血不明显的患者不主张急于处理局部（支架搭桥）。我从事心血管疾病临床诊治工作50多年，亲自诊治的患者不少是中年发生冠心病心绞痛，西医认为需要支架植入，他们不愿接受西医的介入治疗，坚持中医药调治，病情逐渐好转且长期稳定，几十年心平气和，一生过得很好。

冠心病胸痛是与衰老密切相关的慢性中老年疾病，有"十人九冠"之说。胸痛是心脏血氧供需矛盾，也是整体血氧供需失衡的表现，由整体和冠脉局部多种因素相互作用引发，病因病机复杂，临床表现轻重不一，对患者活动能力、生活质量的影响差异甚大，很多患者特别是老年人，查出冠状动脉狭窄相当严重，高达80%~90%，但生活工作活动基本不受限制，能登山锻炼，这类患者植入支架反而有了精神压力，失眠、抑郁、焦虑，体力下降，健康状况下滑，结果适得其反。60岁左右女性胸痛患者，往往胸闷、憋气、胸痛等全身症状很多，做冠脉CT或造影多数病变并不严重，因此，对此类患者应少做有创检查治疗。有些患者40~50岁时发生过心绞痛，坚持中医调理逐渐缓解，以后正常生活工作几十年心脏一直很好，没再发生胸痛。上述大量临床实践值得我们认真思考，对于胸痛必须辨病与辨证结合，精准个体化诊疗，以"和"为贵，调理调治在先，不能照搬国外的"指南"。人是一个有机整体，把局部放到整体中去考虑、去对待，在整体原则下恰当处理局部病变。只见树木不见森林，只重视局部不看整体，急于处理局部往往不妥。患者对医学知识了解甚少，患病后心理压力大，治病心切，心中慌乱，这时需要医生给出一个人文医学主张。

患者是医疗的主体，尊重患者需求意愿，以人为本是评价疗效的原则。立足医疗的身心效果，医疗技术服务与人们的健康需求深度融合，以祛除疾病痛苦，恢复健全功能，提高人的健康感、幸福感、生命自信为核心，最大限度地降低医疗风险和医疗过程中次生的痛苦损伤，是医生的核心价值追求。

（三）胸痛中医证治概要

胸痛作为患者主诉，是心血管门诊经常遇到的一个病证。

1. 中医辨证要点

（1）胸痛的部位　包括前胸、胸胁等部位。心前区、胸骨后痛，胸痛彻背，背痛彻胸者多为"心痛""真心痛"，即冠心病心绞痛、心肌梗死。疼痛部位固定，为血瘀；游走窜痛为气滞。

（2）胸痛性质　刺痛为血瘀；胀痛、闷痛以气滞为主；灼热痛为阴虚火旺等；阵发性痛，向左上肢反射，为"心痛"；运动劳累加重为气虚，气恼诱发为气滞，寒冷诱发为寒邪侵袭；胸痛处压痛为胸壁炎症或神经痛；疼痛处皮肤有皮疹，皮色形态有改变为带状疱疹等皮肤病。

（3）胸痛兼症　兼有咳、喘、痰、舌苔厚腻为肺疾患；兼腹胀、嗳气、吞酸应考虑食管胃肠病变、胃炎、反流性食管炎，湿热蕴结，胃气上逆。

胸痛是一个复杂病证，轻重缓急差别很大。要特别注意真心痛的鉴别诊断。真心痛是胸痛的急危重证，由于心脉闭塞，猝然大痛，濒死感，大汗淋漓，四肢逆冷，脉微欲绝，需结合心电图等检查尽快明确诊断，积极抢救治疗。

2. 证治概要

（1）胸部刺痛，部位固定，舌质暗、有瘀斑，脉细涩为血脉瘀滞，用血府逐瘀汤、丹参饮加川芎、元胡、水蛭、三七、冰片等，中成药速效救心丸、复方丹参滴丸、麝香保心丸等止痛快，效果好，为首选。

（2）胸痛伴气短乏力，劳则加重，下午多发，舌淡苔白，脉沉细为气虚血瘀，用补阳还五汤；严重者加人参、西洋参、三七；加肉桂鼓舞气血、提高疗效。中成药通心络胶囊、脑心通胶囊、正心泰胶囊均为补气活血药，疗程一般为2个月。

本人自拟黄芪一号方用于冠心病气虚血瘀证，黄芪、麦冬、五味子、丹参、川芎、元胡、三七、水蛭、冰片、野葛根、甘草，临床作为院内协定方应用20多年，疗效良好，轻、中度心绞痛服药一周即可见效。胸痛畏寒，遇冷加重，用乌头赤石脂丸。

（3）胸痛伴咳、喘、痰，属痰浊壅滞，多为肺脏疾患，用二陈汤、瓜蒌薤白半夏汤、三子养亲汤。胸部胀痛，部位游走，或胸胁胀痛，用柴胡疏肝散。胸灼热痛，加丹皮、栀子、赤芍。胸痛兼背部胀痛，怕冷不适，加羌活、防风、葛根。胸骨后疼痛伴嗳气、烧心、反酸，用半夏厚朴汤加木香、公英、连翘、白及、乌贼骨等。40岁以上，既往没有胃痛史，突发心痛、心下痛应想到心绞痛，通过理化检查尽快明确诊断，以免误诊。

20世纪80年代末，我们从临床实践中认识到热毒是心血管疾病新的重要病机，提出心系疾病热毒论，将胸痛（冠心病）的治疗提升到益气活血解毒新阶段、新领域。运用益气活血解毒基本治法减轻了脏腑损害，促进心脏功能恢复，使危重痼疾得以稳定、逆转，如顽固性心绞痛，严重快速性心律失常得到控制，扩张型心肌病心脏扩大得到逆转，慢性顽固性心衰逐渐恢复。

冠心病心绞痛，胸痛较重，发作频繁，应配合应用硝酸酯类、倍他乐克、阿司匹林等西药治疗。兼有高血压者应将血压、心率降至正常范围，否则，血压居高不下，心绞痛就难以控制。

胸痛固定在范围小的局部，或患者用一个手指明确指出痛点，这多半不是心绞痛，而是肌纤维炎、软骨炎、骨膜炎等，可以取速效救心丸20粒，放在麝香镇痛膏上，贴敷疼痛处，每两天更换一次，一周即可见效，外治简便验廉。

（四）胸痛兼背部胀痛

背部胀痛往往与胸痛合并发生。背胀、背痛、背寒冷是患者自觉背部不适的症状，大小可能是一个点、一小片或整个背部，多在肩胛骨与脊柱之间，常合并全身躯体多个症状，而局部皮肤看不出什么改变，中老年女性常见。

背胀、背痛、背寒冷病因比较复杂，多是背部经络腧穴感受风寒风湿、气滞、血瘀等原因。曾遇一老年女性患者，63岁，自述近几年每年立秋到冬至期间就感觉后背凉，我推断是受寒，患者说增加衣服后还是有凉的感觉，这与季节阴阳变化以及体质因素有关。另外，背部肌肉劳损，颈椎、胸椎病变及肩周炎，心肺肝胆疾病反射等都有可能引起背部胀痛。若伴嗳气反酸等要考虑反流性食管炎。有些焦虑症反映到躯体也表现为背胀不适。特别指出，中老年人、身体肥胖，有高血压、糖尿病病史者，突发严重背部胀痛伴胸闷憋气，应首先想到冠心病心绞痛、急性心梗，应及时通过心电图、心肌酶检查明确诊断及相应治疗。

背部是足太阳经循行部位，风寒湿乘袭，经脉涩滞不通，背胀痛板滞且常伴有项背腰臀疼痛不适，须用羌活、防风、桂枝引经祛风散寒散湿，葛根解肌止痛。胸背部肺气主之，有咳痰喘者治疗时可结合宣肺之法，用半夏厚朴汤。背胀、背痛兼背寒，伴多汗，乃营卫失调，用桂枝汤。焦虑症反映到躯体引起背胀不适颇为多见，伴有明显的烦躁、失眠、焦虑用炒枣仁、夜交藤、合欢花、百合、柴胡、栀子、丹皮、黄芩、知柏地黄汤。肝胆疾患反射引起背胀痛，位置偏肩胛下角处，兼有右胁胀痛不适及肝胆影像检查所见，宜疏肝利胆，用柴胡疏肝散，方用柴胡、香附、枳壳、川芎、元胡、郁金、败酱、茵陈。伴有恶心、嗳气、反酸，以及食管反流引起的背胀痛加半夏、白术、木香、厚朴、公英、白及、乌贼骨等。背胀痛，手指按压即嗳气者用柴胡、芍药、半夏、木香、防风、炒枣仁。

  背部外治，针灸推拿，贴敷膏药也是简便有效的方法。背部胀痛有压痛点的患者，用速效救心丸20粒，放在麝香镇痛膏上面外敷（其他胶布膏亦可），2天更换一次，效果也很明显，1~2周即可见效。

八、对冠心病（胸痹）痰浊病机的质疑

"胸痹"病名最早见于《内经》，《灵枢·本脏》云："肺大则多饮，善病胸痹、喉痹、逆气。"可以认为《内经》所言"胸痹"主要是指"肺痹"。《金匮要略》以"阳微阴弦"阐述胸痹病机，创立宣痹通阳治疗大法，创制了以瓜蒌、薤白为主药的多个名方。通阳是通达上焦被痰饮郁滞之阳气，选用薤白、白酒、桂枝。宣痹是化痰逐饮，祛除阴寒之邪，选用瓜蒌、半夏、茯苓、杏仁、枳实、橘皮。后世继承发展《金匮要略》的理论及治法方药，形成了胸痹的痰浊病机以及相对应的化痰逐饮治法。

多年来，大多数文献将冠心病归为"胸痹"范畴，因此，痰浊痹阻自然成为冠心病的病机，宣痹通阳成为治疗冠心病的重要治法。20世纪70年代初，在全国开展冠心病研究，宣痹通阳、化痰逐饮是当时的主要研究方向。到了80年代，益气活血成为治疗冠心病的主流，至今虽在临床仍有应用，但范围逐渐缩小，该方面文献也越来越少。

临床实践对冠心病胸痛痰浊病机的质疑。20世纪80年代，我在临床经治一位老年患者，他体胖腹大，胸闷、憋气、胸痛半年多，舌苔厚腻，脉象弦滑，心电图ST-T呈缺血性改变，西医诊断冠心病，中医诊断胸痹，痰浊痹阻胸阳证，施以瓜蒌薤白半夏汤为主方治疗，服14剂后复诊症状无变化。仍遵上方微调后嘱继服14剂，复诊胸痛、胸闷、憋气仍无明显改善。考虑到常法无效便改变治法，以血府逐瘀汤加减，服14剂后复诊时胸闷、胸痛见效。效不更方继服血府逐瘀汤，又服14剂后患者胸闷、胸痛、憋气明显好转，心电图缺血改善，这一病例给我留下深刻印象。在以后的临床实践中，我们就特别注意这个问题，发现类似病例不在少数，不少冠心病患者临床表现为胸闷、憋气、胸痛、体胖腹大、舌苔厚腻、脉滑，属典型痰浊证，投以瓜蒌薤白半夏汤等类方疗效不佳，而改用活血化瘀的方药就有疗效，这种多次重复经历和体验，使我们对冠心病的痰浊病机产生怀疑，认为冠心病痰浊病机的实质就是瘀血。

九、高血压病新认知

高血压病是引起全球疾病负担的第一位危险因素，已成为全球最主要的公共卫生挑战。2005年，高血压病在我国导致了约233万例心血管类疾病死亡；2012年，中国≥18岁居民的高血压患病率为25.2%，中国高血压患病人数为2.7亿，高血压病呈现上升趋势。

（一）高血压病研究现状

近年来，国内外专家学者在高血压发病机制和降压药物研究方面做了大量卓有成效的工作。

在遗传学方面，研究发现血压的遗传度为31%~68%，既往基因组和遗传研究已经鉴定出了一些血压相关基因位点，但迄今已知的200多个血压调节相关位点解释的血压变异仍不足4%。动物实验发现小鼠的血清/糖皮质激素调节激酶（SGK）家族基因与肾脏对Na^+的重吸收以及血压变化密切相关。然而，迄今仅有几项研究在人群中检测了SGK家族基因变异与血压表型的关系，且研究结果并不一致。

高血压药物治疗，西药主要包括钙拮抗剂、血管紧张素转换酶抑制剂、血管紧张素受体拮抗剂、利尿剂、β-受体阻滞剂，以及固定复方制剂，疗效确切。中成药珍菊降压片、复方罗布麻片、杞菊地黄丸、松龄血脉康、牛黄降压丸、心脑静片等在降压和改善症状方面有一定疗效。但由于大多数患者需要终生用药和联合药物治疗，故不同程度的不良反应或不合理用药在很多患者身上常有所表现，增加了治疗的难度和不满意度。

高血压病属于中医"眩晕"范畴，传统的辨证施治理论方法为，肝肾阴虚证应用左归丸、肝阳上亢证应用天麻钩藤饮、痰浊中阻证应用半夏白术天麻汤、瘀血阻络证应用通窍活血汤、气血亏虚证应用归脾汤等。我们继承前辈经验，从事高血压辨证施治临床探索近50年，在降低血压、改善症状方面取得一些进展，但疗效不够理想，存有遗憾。大多数高血压病患者还离不开西药的配合，高血压病是个硬骨头，高血压的研究思路和攻克方向亟待创新和拓展。

（二）阴虚阳亢热毒是高血压病新的病机特点

当今高血压病患者的主要症状为眩晕头痛、头胀、面红目赤、心烦易怒、体胖腹大、大便秘结、口干口苦、舌红苔黄厚、脉弦滑数，并且多合并高血脂、糖尿病、高尿酸、高血黏症、代谢综合征等。部分患者血压难以稳定，病情潜移默化，不出几年便发生心肌肥厚、心肌严重缺血、主动脉瓣膜病变、心律失常等阴虚阳亢热毒之病证表现，严重者出现脏腑损害，阴阳气血失调，患者工作能力、生活质量明显下降。

产生上述临床表现的病机有以下几点：首先，高血压患者多具有从父母遗传来的先天阴弱阳强体质。后天受到自然环境影响，多食膏粱厚味，缺乏身体锻炼，欲望过高，竞争激烈，心情压抑，或盲目进补等，造成下焦阴精亏虚，心肝火旺，或兼湿痰郁瘀，蕴结之甚，化为热毒，病位在肝、肾；老年人脏腑功能虚弱易于失调，气机郁滞则血凝为瘀，或瘀化火热，气火相搏，上冲犯脑，扰及清窍，病位在心、肝；饮食肥甘厚腻、辛辣刺激，湿痰内生，病位在脾、肾。阳亢、痰瘀、热毒等病理因素相互叠加，使病情复杂、凶险多变，易引发中风、心痛等疾病，造成心、脑、肝、肾等多脏腑器官的损害。因此，阳亢热毒是高血压病新的病机特点。

几十年来，针对高血压阳亢热毒病机，我们用以下方药进行了探索。

1."黄连清降合剂" 以黄连解毒汤为基础，由钩藤、黄连、黄芩、黄柏、泽泻、大黄组成，以平肝息风、清热解毒、通腑泻火。

2."新加钩藤片" 由钩藤、黄连、黄芩、丹皮、栀子、白蒺藜组成，平肝泻火、清热解毒。

3."八物降压冲剂" 由钩藤、泽泻、白术、茵陈、汉防己、川牛膝、豨莶草、前胡组成，以平肝潜阳、利湿清热。

4."钩藤方" 我们将新加钩藤片、黄连清降合剂、八物降压冲剂优化整合，拟定"钩藤方"作为临床协定方院内应用，其组成有钩藤、生地、黄连、黄芩、丹皮、栀子、川芎、野葛根、白蒺藜、泽泻、牛膝、水蛭等，平肝潜阳，清热解毒，化瘀利湿，临床上取得了较好的疗效。

钩藤是最常用的一味中药，20多年前，我在临床实践中遇到一位高血压患者，就诊取回6剂中草药，每剂钩藤30克，6剂180克集中装在一个纸袋以便煎煮时分别后入。但患者以为多给一剂，在煎服时将180克钩藤作一剂药煎服，服后感到头晕症状明显减轻。这次临证邂逅使我们对钩藤产生了较大兴趣和重视度，从此我们对钩藤的降压疗效进行了长期临床验证，对天麻与钩藤的疗效做了反复对比，结果是钩藤降压效果明显，有量效关系，大剂量也未发现不良反应，且资源丰富价格低廉，确实值得推荐和深入研究。

近年来，治疗高血压病的中成药心脑静片、牛黄降压丸、天丹通络胶囊等应用广泛，显示了新的降压疗效。这些中成药都是由平肝潜阳、清热通腑、化瘀通络药物组成的，这为高血压病今后的研究方向给出一个明确提示：热毒损伤脏腑，扰乱气机是高血压病新的病机。

（三）对高血压病下一步研究的思考

随着精准医疗的蓬勃发展，基因组、蛋白组等研究日新月异，医学界对疾病的诊断和治疗有了新的认识。研究者的视线从"病"转移到了"组学"，更加重视"病"的基因网络特征和"药"的高度精准性。这些个体化基因组学研究思路与有着几千年历史的中医辨证思维不谋而合。高血压的破解应寄托于中西医结合的深入研究。

中医诊疗是复杂系统，四诊合参、辨证论治等个体化思维过程都体现了中医精准医学的特点。未来医学的突破点就在西医精准医学与中医药的结合上。根据我们的实践体会：高血压研究应重新思索，调整方向，在整体辨证论治的基础上，从西医高血压发病机制中确定一个发病环节，通过中药复方、单味药、中药复合成分、单体有效成分作用靶点的筛选，精准干预高血压发病环节，也就是中西医结合选点布局攻关，才有可能解决降压的问题，提高整体治疗效果。

参考文献

1. 国家卫生计生委疾病预防控制局. 中国居民营养与慢性病状况报告 (2015 年). 北京：人民卫生出版社, 2015.

2. JI L D. Genome-wide association studies of hypertension: Achievements, difficulties and strategies. World J Hypertens, 2011, 1(1): 10.

3. FALETTI C J, PERROTTI N, TAYLOR S I, et al. sgk: an essential convergence point

for peptide and steroid hormone regulation of ENaC-mediated Na^+ transport. American Journal of Physiology Cell Physiology, 2002, 282(3): C494.

4. 谢家骏, 周广兴, 乔正东, 等. 珍菊降压片中西药配伍减毒机制. 中成药, 2015, 37(8): 1633-1641.

5. 李平, 赵洛沙, 崔淑娴. 复方罗布麻片对老年高血压患者动态血压的影响. 中国老年学杂志, 2011, 31(16): 3153-3154.

6. WANG J, XIONG X, YANG G, et al. Chinese herbal medicine qi ju di huang wan for the treatment of essential hypertension: a systematic review of randomized controlled trials. Evidencebased Complementary and Alternative Medicine, 2013 (3): 262-268.

7. 沈敏. 氨氯地平联合松龄血脉康治疗老年高血压临床观察. 实用医学杂志, 2012, 28(10): 1711-1712.

8. 陈可冀. 关于高血压病的中西医结合研究. 中国中西医结合杂志, 2010, 30(5): 453.

十、中医药在心血管病专业的发展与挑战

随着中医自身体系及现代科学的发展，中医心血管疾病专业的理论及实践均取得了较大进展，但也存在颇多挑战，主要表现在随着现代人治病的需求及西医治疗的发展，中医药治病的范围缩小。因此，当前的中医工作者、科研人员应认清形势、改变观念、着重实效。所谓认清形势，即不仅看到中医的发展与优势，更应看到不足与存在的问题，对医疗市场的缩小应该感到压力和紧迫感。所谓改变观念，即在继承与发扬两方面更应着力于发扬，只有创新才有生命力。所谓注重实效，即一切落实到疗效，千方百计提高临床疗效、改善预后。现就近几年来中医药治疗心血管疾病研究的状况及有待深入研究的问题，谈谈个人的看法。

（一）临床及理论研究

1. 缺血型心脏病

近几年来，对缺血型心脏病的研究集中在气虚血瘀及痰瘀相兼，大约有90%以上的患者属气虚血瘀证。大多数报道临床疗效较好，对轻、中度心绞痛有效率在80%以上，心电图有效率60%以上，同时能改善血脂代谢，降低血黏度，改善心脏收缩及舒张功能，改善心肌缺

血总负荷（TIB），降低血浆内皮素（ET）、丙二醛（MDA），提高超氧化物歧化酶（SOD）及血清一氧化氮（NO）水平。常用的方剂有补阳还五汤、保元汤、归脾汤、生脉散、炙甘草汤，中成药有心通颗粒、复方丹参滴丸、通心络胶囊、正心泰片、养心氏、愈心痛胶囊、心荣胶囊等。

目前的问题是药物处方大同小异，严谨设计及科学评价不够，有些报道疗效虚高，上市药物的再评价较少。今后应遵顺循证医学深入研究，采用大样本的临床试验，对目前临床应用方药进行筛选，进一步提高疗效。

2. 不稳定动脉硬化斑块

对不稳定动脉硬化斑块的研究是目前及今后较长时期医学研究的重点。国际心脏病学会提出4个不稳定，即不稳定斑块、不稳定血管、不稳定心脏、不稳定人群。有报道益气活血化瘀药物黄芪、当归、川芎、赤芍、红花、水蛭等能保护血管内皮，防止血小板聚集，使动脉硬化斑块趋于稳定。临床上复合对照试验研究，西医基本治疗加上中药益气活血药物对急性冠脉综合征、不稳定型心绞痛的疗效，优于单纯应用西药的疗效。

针对冠心病临床上的热毒表现及动脉硬化斑块存在的炎症反应，采用黄芪注射液、丹参注射液、清开灵注射液"三联疗法"治疗急性心肌梗死、不稳定型心绞痛、介入治疗后再狭窄及扩张型心肌病取得了进展。

在本实验条件下，参杏合剂对大鼠缺氧脑组织有一定的抗氧化神经保护作用，这种作用与药物提高机体自身的抗氧化能力及其直接清除自由基作用有关。本研究为参杏合剂用于抗缺氧脑损伤提供了重要的参考依据。

3. 心病热毒学说

根据现代人的体质特点与病机特点，从热毒观开展了对心血管病和高血压病、冠心病不稳定型心绞痛、心肌梗死、心脏介入治疗后再狭窄、扩张型心肌病、快速性心律失常、病毒性心肌炎等的临床和实验研究，率先提出心系疾病的热毒论，就热毒证的评价标准及治疗方药进行了研究。发现热毒证临床表现特点：①病变复杂，往往因虚致虚，因实致实，虚实夹杂，累及心、肝、肺、肾、脾胃等脏腑病变；②凶险多变，毒邪伤及心络、危及心君，可猝然心痛，旦发夕死，或憋闷难忍；毒邪伤心，可猝发心悸，心颤难止，致人昏迷；热毒化风，心悸时发时止，来去无常；气血上逆冲脑，中风偏枯；③胸痹、眩晕、心悸等证缠绵难愈，皆因毒邪与热痰瘀之邪胶结壅滞之故。辨证施治应清热解毒、排毒泻热、调理气血、升清降浊、祛瘀化痰以除化毒之源。"火与元气不两立，一胜则一负。"热毒易伤人元气。因此，适当补气可以遏制热毒之势，修复热毒对气阴的耗伤。

4. 心络病学说

络病学说是中医主要的传统理论之一，广泛应用于各个学科，指导临床。周次清教授在心血管领域较早地应用络病理论治疗冠心病。近几年来络病理论在心血管病防治中的应用更加深入广泛。2004年12月，中华中医药学会络病分会成立。提出"脉络—血管系统病"新概念，络病学说研究的理论框架——"三维立体网络系统"，从时间与功能的统一性对络脉结构特点、气血运行状况、生理结构功能及病理变化做了深入探讨，提出了"易滞易瘀""易入难行""易积成形"的病机特点，阐述了络病的8个基本病机变化，提出了"络以通为用"

的治疗原则。总结古人通络用药特点，按功能规范通络药物，同时提出络病证候及五脏络病证候辨证论治，初步建立"络病证治"系统。

目前，对心络病如何评价，诊断及疗效标准尚需统一规范，治疗心络病的药物尚需深入研究。

（二）实验研究

近几年来，国内学者主要通过整体、器官、细胞水平及细胞因子组学、基因组学、心肌血管再生、心肌细胞再生、蛋白组学等先进技术指标来研究与发掘中医中药的功效作用，取得了初步成果，证明益气活血等中药影响心脏血管内皮活性物质及诸多细胞因子，影响基因表达，促进心脏血管再生及心肌细胞再生等。对心脏疾病的防治展示了良好的前景。

但尚存在一些需要深入探索思考的问题，如基因研究的水平尚待提高，新生血管的功能及负面作用。新生心肌细胞的功能如何？与其他心肌的整合效应如何？这些实验大部分是在动物中进行的，与人的差距较大，应用到临床的效果又如何？近几年来，中医中药的研究包括新药研究正在发生一个转变，即重点从动物实验向临床研究转移。因此，在不太具备高尖实验条件下，对上述动物实验研究应慎重选择，应以临床疗效为核心，遵照循证医学做长期、细致、科学的临床研究，是中医、中西医结合同道合作努力的方向。

（三）中药研究

1. 老药新用

老药新用及功能的细化是中药临床发展的方向之一，如刺五加、红景天的补气活血作用；银杏叶的活血作用；粉葛根益气生津主要治疗糖尿病，野葛根（柴葛根）活血化瘀主要用于心脑血管疾病的治疗；荃草的降血压作用；冰片的开窍活血止痛作用等等。

中药饮片的功能逐步细化专一，如《中华人民共和国药典》2000年版已将黄芪分为黄芪、炙黄芪两个品种，人参分为人参、红参两个品种，栀子分为栀子、焦栀子两个品种，新增了银杏叶新品种。以后有可能将葛根分为粉葛与野葛两个品种。

我们对抗疟中药青蒿、常山等治疗快速性心律失常的作用进行了10多年的研究，动物实验证明抗疟中药对快速性心律失常有明显的保护和治疗作用。临床有效率80%以上，常山的不良反应也很小，再结合辨证论治，合并应用一些益气活血的药物，确实能增强快速性心律失常的治疗效果。

2. 提高中药的有效成分

中药饮片有效成分含量低，服用量大，不方便，药味苦，部分人不接受是影响中医中药发展的重要因素之一。为了解决这个问题，20多年来我国的中医中药研究人员做了大量的工作，国家在药品法规管理上做了大量的工作，企业投入了巨额资金，生产出很多新药、新制剂。如1类至5类新药分别为中药、天然药物中提取的有效成分或新的药用部位制成的制剂。其他新药亦为经过现代科学工艺的提取，使得有效成分含量提高，用量减少，服用方便，而且良药不再苦口，增加了接受的人群。有些速效药物如复方丹参滴丸，在缓解治疗冠心病心绞痛上确实发挥了很大的作用，为广大患者所接受。

中药饮片的加工水平也在提高，国内已有中药饮片的精制颗粒，服用方便，效果也不错，在丸、散、膏、丹传统加工制作的基础上，现在又有超细粉碎、超微粉碎及细胞破壁技术，甚至达到纳米水平，使药物易于吸收，提高了疗效。今后尚需进一步提高粉碎技术，评价疗效，探讨机制以及是否会出现新的不良反应。

部分中药可能的有效成分逐渐清楚，并且能大批生产化提取，如人参皂苷、三皂苷、黄芪甲苷、川芎嗪、葛根素、银杏黄酮、丹参酮、丹参素、茶多酚、多糖等。今后中药复方制剂逐渐实现有效成分的组合，疗效高，服用量小，应用方便。

3. 正确认识中药的不良反应

大部分中药为天然的植物、矿物及动物。几千年来，临床应用证明安全有效，不良反应少。但是，俗语说"是药三分毒"，近年来，在临床上及实验中发现了一些中药不良反应，如马兜铃酸的肾脏毒性反应，某些中药的肝损害、变态反应等。综合全国报道，大大小小的不良反应也不少，特别是中药针剂的变态反应，有过一些死亡的报道，所以不能笼统地说中药没有毒性。国家药监局及科研人员高度重视，譬如已将传统的龙胆泻肝丸中的木通去除，建立了药物安全评价措施，监测临床用药不良反应，保证人民的生命安全。

但是，有些对中医持否定态度的人，特别是少数外国人，抓住中药个别的不良反应，大肆攻击，否认中医中药，这也是需要警惕的。不能外国人一吹风，我们就感冒。应该科学地、实事求是地看待中药的安全问题。

个别中药来源于动物的粪便、排泄物，如五灵脂等，由于疗效不确切，药物质量指标难以控制，粪便令人不喜欢，所以逐渐被淘汰，药典上已删除，国家对此类药物不禁用也不提倡。

（四）对今后研究方向的思考

中医中药具有独特的理论体系及防治疾病的方法，在长期的防病治病实践中积累了丰富的经验，是我国伟大的医学宝库。但由于产生的历史年代及发展条件的限制，有一些问题，如疾病名称、汤剂剂型及服药方法、起效缓慢等与现代人的要求有些差距，一部分患者不乐意接受。因此，中医中药的继承与发扬，更应着重于发扬，有创新发展才有生命力。应摒弃全为我好、故步自封的陈旧观念，与现代医学等多学科联合，尽快地发展自己，疗效是硬道理，是临床核心问题。今后中医心血管专科的研究方向建议集中在以下几个方面：

1. 科研重点向临床研究转移

基础研究固然很重要，但根据我们的条件，特别是基层的条件，首先应从临床着手，采取多中心大样本的循证医学临床试验，筛选一些确实有效且高效的方药，然后再从基础上探索其机制。

加强疗效评价体系的研究。目前中西医采用一个疗效标准是不完全科学的，譬如冠心病的疗效都用心绞痛、心电图指标；实际上中药与西药的作用点及机制是不同的，除心绞痛、心电图外，中医还需要有自己的疗效判断指标。因此，建立中医药科学的疗效评价标准是非常重要的。

2. 突出中医优势领域的研究

从目前的科研发展形势看，中医比较具有优势的领域是心脏小血管病变、心肌病变、对血管内皮损伤的保护，稳定动脉硬化斑块、抗凝、预防血栓形成、降低血脂、改善慢性心功能不全、增强免疫功能、改善患者的生活质量、改善临床预后等方面，应采取比较先进而针对性强、意义比较大的技术检测指标进行研究，避免采用一些泛泛的指标，或检测指标虽先进但与该研究的目标联系不大、针对性不强。

3. 重视中医理论系统的发展

中医有独特的理论体系，如何按照中医理论体系发展中医是我们责无旁贷的任务。当前在心血管领域发展比较集中突出的理论，一是心脏络病学说，二是心脏热毒学说；研究络病及热毒症的评价标准及规范系统用药是今后一段时期的重要课题。

4. 心脏病相关边缘专科学科的研究

与心脏病比较密切相关合并发生的疾病如糖尿病、焦虑症、抑郁症、自主神经功能紊乱、失眠、多汗、内分泌疾病等，这些边缘学科疾病影响着心脏病的病情与预后，与心脏病整体辨证联合调理也是提高临床疗效的重要环节。

5. 加强对多发病、难治病的攻关研究

高血压病、冠心病、心律失常等为难治病证。其中，高血压病是心脏病中的多发病、难治病之一。全国患病人数一亿多，高血压病及其并发症严重影响着人们的生命健康，传统中医药方剂如天麻钩藤饮、镇肝息风汤等辨证论治有一定疗效。但大多数高血压病患者还离不开西药，中医中药应开辟新的治疗思路、新的方药和技术对高血压病理进行研究，达到不仅能将血压降至正常，而且能改善其临床预后，如减少并发症、降低致残率及病死率、提高生活质量、延长寿命。

结　语

中医药是一个伟大的宝库，应当努力发掘与提高，这是我们坚定不移的信念。将中医药的优势特色与现代科技相结合,适应现代社会和人们的需求是我们努力奋斗的方向。在继承与弘扬上,更应着力于弘扬。创新发展应以疗效为核心。

[中西医结合心脑血管病杂志,2005,3(10):890-892]

十一、从抗心律失常药物心速宁胶囊的研制论中医药传承创新

摘要：通过丁书文教授讲述心速宁的研制过程，论述其研制过程中蕴含的当今中医药传承创新的思路。开拓思路引进抗疟中药，以痰火立论进行中医理论创新，针对有效靶点选择药物处方，并重视有毒中药的利用；从临床中发现和解决问题，经过反复临床和试验验证确定组方，通过中药的应用创新以促进中医药传承创新。

心速宁胶囊是国内首个治疗心悸实证（快速性心律失常）的中成药，该药物1996年获得国家新药证书（国药准字 Z20050131），后来转让给陕西摩美得药物公司，2005年正式上市，取得了突出的临床效益和社会效益。

心速宁的组方思路也是经过很长的一段时间才确定的，其组方选药有三个方面内容：一是快速性心律失常从痰热论治；二是引进抗疟中药青蒿、常山；三是结合了中药抗心律失常有效成分的现代研究。

（一）心速宁的组方特点及研制过程

1. 快速性心律失常从痰热论治

20世纪80年代，我在临床开始探索心律失常的中医药治疗，当时中药治疗心律失常大部分是从气阴不足立法，"伤寒心动悸，脉结代，

炙甘草汤主之。"我在临床上发现，很多快速性心律失常患者除了心悸外，常常有舌苔黄腻。我认识到这可能与当今人们的体质有关。从《伤寒论》成书年代至1949年前后，人们的生活水平较低，虚寒性体质较多，故常用炙甘草汤。而当今随着生活水平提高，人们的体质、病理生理、疾病传变表现为瘀滞热毒实证的增多。因此，心速宁的组方初期是以黄连温胆汤为基础的。并且，临床发现黄连温胆汤加减对于心律失常有较好的治疗效果。

2. 引进抗疟中药青蒿常山

心速宁的组方中有青蒿、常山，这两位药物的引入要感谢原山东医科大学附属医院心内科的高德恩教授。高教授是山东心血管领域的开拓者，创新能力很强，当时我们经常一起讨论学术问题。一次高德恩教授提到一个顽固性心律失常患者，常用的抗心律失常西药都用了效果均不好，就想尝试中药是否有治疗作用。在交谈中高教授提到，有些抗疟疾药物具有抗心律失常的作用。我那时也在进行抗心律失常中药方面的研究，于是查阅大量资料，发现奎尼丁就是从金鸡纳树皮中提取的，同时，金鸡纳素又具有抗疟作用。进一步查阅文献，发现了关于青蒿和常山治疗心律失常的研究。

王德文等曾用青蒿素油悬剂肌注观察青蒿素对猴心肌的影响，证明青蒿素有减缓心率的作用。中医研究院中药研究所也在实验中以青蒿素给小鼠、猫灌胃，发现给药后可降低心率，且随着剂量增大效果逐渐明显。不仅如此，李锐等通过实验发现青蒿素在 20 mg/kg 的剂量时有抗心律失常作用，而且由于对心肌的抑制作用，青蒿素还有一定的降血压效果。有关常山的研究，有少量文献提到以常山提取物合成的常咯啉可明显减慢心肌内的传导速度，具有一定的抗房性和室性心律失常的作用，尤其对于室性心律失常的作用更明显。

在这些研究启发下，我以黄连温胆汤为基础，把抗疟中药引进来，这个时候还没有研制新药的想法，只是在临床上摸索处方，发现青蒿和常山有很好的抗心脏早搏的疗效，并为此进一步开展临床和实验研究。

临床研究以青蒿、常山、苦参、黄连为组成成分制作青山健心流膏，并以口服心律平为对照组，研究发现青山健心流膏抑制房性和室性早搏及对症状改善的疗效非常好，尤其是改善心悸、口干苦等症的作用显著且优于心律平。动态心电图也显示治疗前后早搏数明显减少，以轻、中度早搏疗效最好。同时动物实验中以青山健心流膏给予心律失常大鼠，发现能显著延长大鼠心律失常的潜伏期，并明显缩短大鼠心律失常的持续时间，且随药物剂量增加大鼠的死亡率也逐渐降低。对心律失常的实验豚鼠灌胃，发现青山健心流膏能明显延长豚鼠心肌细胞动作电位时程和有效不应期，降低 0 相最大上升速率，逆转缺血缺氧引起的动作电位时程缩短。由此，临床研究和动物实验均证明了组成青山健心流膏的几味药物可以发挥很好的抑制早搏的作用。

为了更进一步深入发掘和证明青蒿、常山两味药的抗早搏作用，丁教授申请了国家中医药管理局基金项目和国家自然科学基金项目。在此资助下，采用青山健心片（黄花蒿、常山）进行临床及实验研究。结果表明，青山健心片组动态心电图疗效及早搏控制的临床疗效优于作为对照的心律宁组。在改善症状方面也明显优于心律宁组，尤其是改善心悸、失眠多梦等症状效果更佳。动物实验也证实其对乌头碱引起的 Na^+ 内流增加及氯化钡引起的 Ca^{2+} 内流增加所致大鼠心律失常有明显的保护作用，对垂体后叶素所致大鼠急性心肌缺血有一定的抗心肌缺血及减少心律失常作用。对豚鼠心肌细胞动作电位的影响实验表明，该药能降低豚鼠离体心肌细胞在正常状态及缺血低氧状态下的静息膜电位（MAP）、0相最大上升速率（Vmax）、延长有效不应期（ERP）、动作电位时程（APD）等，从而降低细胞膜反应性，减少折返，从微观局部揭示了其抗早搏的作用机制。这些研究表明以青蒿和常山为主要药物的清热化痰法是治疗早搏的重要治法。

经过查阅古代本草文献，发现青蒿、常山也属于清热化痰药物。如《滇南本草》云："青蒿去湿热，消痰，治痰火嘈杂眩晕，利小便，凉血，止大肠风热下血，退五种劳热，发烧怕冷。"《医林纂要》曰："清血中湿热，治黄疸及郁火不舒之证。"《本草新编》云："青蒿专解骨蒸劳热，尤能泄暑热之火，愈风瘙痒，止虚烦盗汗，开胃，安心痛，明目辟邪，养脾气，此药最佳。"常山为除痰截疟之药，《神农本草经》云："主伤寒寒热，温疟，胸中痰结吐逆。"《药性论》云："治诸疟，吐痰涎，去寒热，项下瘤瘿。"《医学入门》云："治疟母及腹中积聚，邪气痞结坚症。"《药品化义》谓之"宣可去壅，善开痰结"。由此可见，青蒿可清热化湿祛痰，止心痛；常山可清热化痰散结，截疟，均具有清热化痰的功效。

经过多年的临床实践验证和理论思考，我认为，心律失常特别是早搏多由热壅痰结、气滞血瘀等病机引起，故治疗应以清热化痰解毒为法。王肯堂在《证治准绳》中说："若痰饮停于中焦，碍其经络，不得疏通，而郁火与痰相击于心下，以为怔忡者，必导去其痰，经脉行，则病自已。"经过以上实验研究及临床效果的验证，丁教授决定将青蒿、常山纳入心速宁处方中。

3. 选择具有抗心律失常有效成分的中药

在以上思路引导下，我开始考虑组方，那时已经看到西药奎尼丁等不良反应比较大，中药抗心律失常效果确切有优势。而且，当时治疗心律失常痰热实证的中成药还是空白。那么，如何将中医传统经典理论、中药有效成分抗心律失常的药理机制和心律失常的现代病理机制三者融合在一起，是当时组方的主要思路。

通过查阅一些抗心律失常的中药报道，参考了中药的有效成分研究和主治疾病的研究，发现人参、莲子心及苦参均有抗心律失常的作用，所以最后心速宁处方由三部分组成，黄连温胆汤为底，加抗疟中药青蒿、常山，以及抗心律失常中药莲子心、苦参、人参。经过临床长期反复验证摸索，确定处方组成药物后，便开始按照中药新药研发步骤进行。

2013年，在北京召开的心速宁胶囊研讨会上，张伯礼院士评价道："这个组方由11味药物组成，其中有6味中药含生物碱，这6味中药对心律失常均有作用，这个药是治病的药，是治大病的药，是虎狼之药，是可与西药相媲美的中药。"2014~2017年，天津中医药大学循证医学中心对心速宁开展了多中心随机双盲双模拟临床试验（注册号：ChiCTR-TRC-14004180）。该研究共纳入861例室性早搏的患者，随机分为心速宁组（n=343）、美西律组（n=345）和安慰剂组（n=173）。结果证明，心速宁和美西律的治疗有效率均高于安慰剂组，而且心速宁与美西律的治疗效果比较无统计学差异。2015年5月，在香港国际药理学大会（ASCEPT-BPS-2015）上，英国牛津大学生理、解剖、遗传系的研究人员报道了他们关于心速宁的研究结论。他们采用膜片钳技术观察心速宁对离体心肌细胞动作电位的影响，证明该药可通过延长动作电位，增加有效不应期来抑制折返性心律失常的发生，且不影响静息电位。心速宁的这种作用类似于胺碘酮等Ⅲ类抗心律失常药物，但无明显不良反应。

（二）从心速宁处方谈中医药传承创新

1. 中医理论的创新

传统治疗心律失常的方药多是从补气养血、养心安神论治。心速宁处方却是以痰火立论来治疗心律失常，这首先是中医理论的创新。

人禀天地之气而生，天人相应，当今内外环境包括自然环境、社会环境、生活条件等均发生了巨大变化。人的生理机能和病理变化必然受到天时、地理、社会环境的影响。当今人民的生活水平提高，饮食肥甘厚味，嗜食烟酒辛辣，享乐安逸，疏于运动；且社会节奏加快，竞争激烈，心理负担加重，欲念丛生，相火妄动；所有这些因素，导致当今人们的体质乃至病理生理特点、疾病传变都较之前有很大不同，表现为瘀滞热毒实证多，而虚证少，尤其虚寒证更少。

快速性心律失常属中医"心悸、怔忡"范畴，除了常规考虑的气虚血虚不能养心安神之外，还应考虑"痰浊"这个病理因素。痰易阻碍心气，则脉气不相顺接，脉律不调，同时火主动，痰热扰心，使神无所舍，则心神不安、心悸怔忡。

《素问·至真要大论》提出："诸病胕肿，疼酸惊骇，皆属于火。"孙思邈《千金翼方》也认为："心时跳时止，是痰因火动。"李梴提出："怔忡因惊悸久而成，痰在下，火在上故也。"而唐容川在《血证论》中言："心中有痰者，痰入心中，阻其心气，是以心跳不安。"痰火既可相兼为病，又可互为因果，心痰郁久可化心火；心火亢盛，又能炼液成痰，或使已生痰浊更加胶固黏稠，不利化逐。《杂病源流犀烛》云："由素有热，热生痰，痰流毒，痰毒灌注经络。""毒"作为心悸发病及病势缠绵、愈演愈烈的一个重要的中医病理环节不应被忽视。若痰火蕴伏体内，毒邪胶结脉络，一遇外感、劳累、忧怒、饮食不节，痰随火生，火随痰行，痰火挟毒，上干心神，变生诸症，痰火扰心，神无所舍，心神不宁，则心悸心烦、失眠多梦；痰热蕴阻胸中，气机不利，故胸闷；痰热毒壅盛于内，清气不升，浊气不降，可见口干口苦、头晕心烦、舌红苔黄腻；痰热阻滞，邪毒胶结，经脉不利，脉气不相接续，则脉促。

根据以上中医经典理论，并结合当今病患特点，我在心律失常治疗中提出创新观点：心速宁处方以清热化痰、泻火宁心定悸为主要治法，方中君药是黄连、半夏，清热化痰；青蒿、常山、苦参、莲子心为臣，助君药清热化痰解毒，清心安神；茯苓、枳实为佐药，理气渗湿祛痰；人参、麦冬养心复脉，也为佐药；甘草是使药。在此治法指导下，心速宁处方符合中医理论和方剂君臣佐使组方规律。

2.针对具体疾病，选择有效靶点。

心速宁处方除了符合中医理论和方剂君臣佐使组方规律外，其有效成分也均有明确的抗心律失常的作用。

我认为，中药疗效的创新应该是针对一个疾病的病理环节和关键点，寻找筛选一个中药方剂或者有效成分，去攻克这个病理环节和关键点。正如某些降压西药针对血管紧张素、醛固酮等疾病的一个病理环节，中医药研究中也要寻找这样一个中药或中药成分，看看能否针对关键靶点发挥作用。而目前所谓的中药多靶点研究，反而没有取得很好的效果，很难有突破。因此，将来中医的创新，很可能首先是中药的创新。中药是很丰富的资源，一味中药就是一个复方，有很复杂的成分，这些复杂成分将来都有可能成为创新的源泉。如黄连这味药中的小檗碱，对冠心病、心律失常、高血压、糖尿病都有一定效果，应用广泛。中医的创新，最有可能首先在中药上突破，屠呦呦教授获得诺贝尔奖就是一个很好的证明。

3. 重视有毒中药的研究

中医药传承创新研究中，需要重视有毒中药的研究。心速宁处方中，常山、半夏即有"小毒"，青蒿在《神农本草经》归为"下品"，也是一般意义上攻邪峻猛的药物。丁教授认为，有一些所谓"有毒药物"实际是作用较为迅速峻猛的药物，反而可能是中药发挥疗效的机制，因此不能避而远之。很多地方的方言"药死人"，这个"药"其实就是"毒"的意思，就是"毒死人"的意思。

其实在我国，中药一开始就被称作"毒药"。《周礼·天官》记载："医师掌医之政，聚毒药以供医事。"《类经·卷十四》指出："凡可避邪安正者，皆可称之为毒药。"古代毒药的概念也反映出当时人们对于药物的治疗功效和毒副作用区分不清。如果现在还这样看，就无疑扩大了"有毒中药"的概念。中药的发展过程，在某种情况下就是"毒药"的发展过程，"神农尝百草，一日而遇七十毒"。中药毒性发生的原因是多方面的，主要有品种混乱、服用过量、忽视炮制或炮制不当、配伍不当。《神农本草经》曰："当用相须相使者良，勿用相恶相反者。若有毒宜制，可用相畏相杀者，不尔，勿合用也。"既说明了临床用药之宜忌，也指出了有毒中药的配伍原则。

心速宁处方中，常山即有"小毒"。常山性味辛、苦、寒，有小毒，功效除痰、行水、截疟，主治胸胁胀满、痰饮、疟疾。常山的毒性主要由常山碱引起，体现在服用后出现恶心、呕吐。生用、重用呕吐效果更加明显。动物实验研究显示过量常山碱不仅会引起呕吐症状，还会对体内脏器造成损害。但是由常山碱改造而成的常咯啉却是治疗心律失常的有效药物，而且作用迅速。

处方中的有"毒"药物还有半夏，半夏性味辛、苦、有毒，主要有燥湿化痰，降逆止呕，消痞散结的作用。半夏的毒性成分主要为半夏蛋白及半夏碱，毒性作用主要体现在对机体黏膜的强烈刺激作用。但是现代药理学研究发现，半夏中的半夏宁心碱具有奎尼丁样抗心律失常作用，可降低离体猪心室肌细胞的动作电位 0 相上升幅度，并延长有效不应期。因此，我们在临床上，不能视毒药为"洪水猛兽"，而应该恰当配伍，合理使用。心速宁处方中半夏与黄连并为君药，发挥清热化痰之功效，青蒿、常山配伍发挥清热化痰散结的功效。

如果我们现在总是用黄芪、党参这一类药，就成了养生，不能发挥中药治病疗效，所以很温和的中药很难突破。近年来，现代医学对砒霜（三氧化二砷）的研究，使我们很受启发。三氧化二砷用于急性粒细胞性白血病缓解率很好，现在在脑瘤的治疗上也开始探索使用三氧化二砷。西医敢研究砒霜，中医反而不敢介入这些有毒的药物，如果不介入，如何能够创新？所以，不敢用毒药，整天党参、黄芪这类药，很难有突破。

我认为，长期以来人们对"有毒中药"的界定一直模糊不清，这种状况已严重阻碍了中医药的发展，影响了大众对中药的认识。因此，我们在认识有毒中药的同时，也要充分意识到有毒中药的毒性成分往往又是其有效成分，其实是利用它的毒性来纠偏扶正，治疗疾病。因此，不能对有毒中药弃之不用，反而更应该加强其研究和论证，需要充分认识毒药能治大病这个观念。

参考文献

1. 王德文,刘雪桐.青蒿素对猴心肌超微结构的影响.中国人民解放军军事医学科学院院刊,1982(4): 459–463.

2. 中医研究院中药研究所药理研究室.青蒿的药理研究.新医药学杂志,1979(1): 23–33.

3. 李锐,李秀挺,龙达翔,等.青蒿素药理初步研究.新中医,1979(1): 51–54.

4. 黄永麟.中药常咯啉治疗室性、房性节律失常的疗效观察.黑龙江医药,1978(1): 5–7.

5. 黄永麟.常咯啉治疗心律失常的体会.哈尔滨医科大学学报,1979(1): 47–49.

6. 丁书文,郭艳.传统抗疟疾中药抗过早搏动的临床及实验研究.中华中医药学会学术年会—创新优秀论文集.北京:人民卫生出版社,2002: 79–82.

7. 丁书文,苏延峰,马景德,等.青山健心片抗过早搏动的临床研究.临床军医杂志,2004, 32(2): 3–5.

8. 丁书文,焦华琛,尹柱汉,等.青蒿、常山对大鼠急性心肌缺血所致心律失常的影响.山东中医杂志,2003, 22(12): 742–743.

9. 郭艳,丁书文.传统抗疟疾中药对豚鼠心肌细胞电生理影响的研究.中西医结合心脑血管病杂志,2004, 2(2): 90–92.

10. ZHAI J B, YIN X D, YANG X C, et al. Xinsuning capsule for the treatment of premature ventricualr contraction: a multicenter randomised clinical trial. 2017, The lacet (Special issue), 390, S61.

11. MA Y L, BATE S, GURNAY A M. The effects of paeonol on the electrophysiological properties of cardiac ventricular myocytes. Eur J Pharmacol, 2006, 545(2–3): 87–92.

12. 李思迪,李春,代宝强,等.常山碱盐急性毒性及其与青蒿素类药物联合用药增效减毒作用.中国药理学与毒理学杂志,2016, 30(8): 808–812.

13. 苑嗣文,周次清.心速宁胶囊治疗快速性心律失常60例观察.山东中医药大学学报,2000, 24(4): 290–293.

[中成药杂志,2018,8]

十二、青山健心片抗心脏过早搏动的临床研究

摘要： 观察由抗疟中药青蒿、常山制成的青山健心片对心脏过早搏动的临床疗效。治疗组 200 例早搏患者服用青山健心片 4 周，观察早搏疗效、综合疗效、动态心电图疗效及中医证候疗效，并与心律宁对照组进行比较。结果：青山健心片组疗效明显优于对照组。结论：青山健心片对心脏过早搏动有较好的治疗作用。

过早搏动是常见病，发病率高，严重影响患者的生活质量，甚至危及生命。笔者根据多年临床经验及文献资料，认为过早搏动的病机为痰热扰心，提出清热化痰治法。在传统抗疟植物金鸡纳树中提取出抗心律失常药奎尼丁的启发下，我们对抗疟中药中清热化痰药物的抗心律失常作用进行了 10 多年的探索。初步实验证实，由青蒿、常山制成的青山健心片具有确切的抗动物心律失常作用。为探讨其临床效果，进行了临床观察。

（一）病例选择

参照《中药新药临床研究指导原则》中"中药新药治疗过早搏动的临床研究指导原则"和《中医症状鉴别诊断学》，心脏过早搏动患者的中医辨证符合痰火扰心型，基础病因限定在冠心病、心肌炎及原

因不明所致的过早搏动。从我院门诊及住院患者中观察早搏 280 例，采用随机对照原则，分为治疗组 200 例和对照组 80 例。两组在性别、年龄、病程、早搏类型、病因等组成上，经卡方检验均无显著性差异（$P>0.05$），具有可比性。

（二）治疗方法

治疗组：青山健心片，4 片/次，一日 3 次，疗程为 1 个月。青蒿、常山由济南宏济堂制药有限公司提取并制成青山健心片（浸膏片，0.3 g/片，1 片相当于生药 2.17 g），批号 20040202。对照组：心律宁片（中药提取物苦参碱），3 片/次，一日 3 次，疗程为 1 个月，由黑龙江恒久制药厂生产，100 mg/片，批号 300300。预先制备两种药物，使两组药物在外观、剂量上一致，分为青山健心片 1 号（即青山健心片）、青山健心片 2 号（即心律宁片），单盲给药。治疗期间停服其他抗心律失常药物，入选前服用抗心律失常药物者应停药 1 周（洗脱期）。

（三）观察指标

1. 疗效指标

临床疗效：相关症状、体征、舌脉的变化记分，每周 1 次。心律的变化，每周 1 次。常规心电图、动态心电图的变化，治疗前、后各 1 次。

2. 安全性指标

一般体格检查，血、尿、便常规，肝、肾功能检查。治疗前、后各 1 次。

（四）症状分级量化标准

按照《中药新药临床研究指导原则》制定量化标准。

1. 主症

心悸：轻度，3分，偶尔发生或一般体力活动时感心慌，不适感较轻；中度，6分，经常发生，或稍活动即感心慌，持续时间较长，不适感较重；重度，9分，持续发生，或不活动而经常发生，惕惕而动，难以平静，甚至影响生活。

2. 次症

①胸闷：轻度，1分，轻微胸闷；中度，2分，胸闷明显，有时叹息样呼吸；重度，3分，胸闷如窒，叹息不止。②心烦：轻度，1分，轻微心烦；中度，2分，时时心烦，能控制；重度，3分，心烦易激，不能自控。③口干口苦：轻度，1分，偶尔口干口苦；中度，2分，经常口干口苦；重度，3分，经常明显口干口苦。④易惊：轻度，1分，偶尔发生；中度，2分，稍有刺激则发生；重度，3分，无外来刺激亦经常发生。⑤头晕：轻度，1分，轻微，不影响工作生活；中度，2分，较重，对工作略有影响；重度，3分，头晕不止，影响工作生活，难以坚持。⑥失眠多梦：轻度，1分，睡眠时易醒或睡而不实，晨醒过早，偶伴噩梦，但不影响工作及生活；中度，2分，每日睡眠不足4 h，噩梦多，但尚能坚持工作；重度，3分，彻夜不眠，难以坚持工作。⑦大便干：轻度，1分，偶尔干燥；中度，2分，经常干燥难解；重度，3分，持续干燥难以解出。⑧舌质、脉象：舌质红1分，苔黄腻2分，脉促结代3分。

（五）临床疗效评定

按照《中药新药临床研究指导原则》及有关规定制定疗效评定标准。

1. 综合疗效评定标准

临床控制：症状消失，动态心电图早搏消失或为偶发（小于30次/

24 h）；显效：症状记分减少超过 2/3，动态心电图或心电示波 10 min 早搏减少 80%；有效：症状记分减少超过 1/3、少于 2/3，动态心电图或心电示波 10 min 早搏减少 30%~80%；无效：症状无改善或记分减少少于 1/3，动态心电图或心电示波 10 min 早搏基本与治疗前相同或减少小于 30%；加重：症状记分增加超过 1/3，动态心电图或心电示波 10 min 早搏较治疗前增加超过 30%。

2. 早搏疗效评定标准

临床控制：早搏消失或基本消失，动态心电图无早搏或为偶发（小于 30 次 /24 h）；显效：早搏较前减少 80% 以上；有效：早搏较前减少 30%~80% 或减轻一级；无效：用药后早搏无变化或减少 <30%；加重：用药后早搏较前增加超过 30%。

3. 中医症状评定标准

临床控制：中医症状记分为 0 分；显效：中医症状记分减少超过 2/3；有效：中医症状记分减少超过 1/3、少于 2/3；无效：中医症状记分减少少于 1/3；加重：中医症状记分增加超过 1/3。

（六）统计学分析

计数资料用 χ^2 分析，计量资料用 t 检验，等级资料用 Ridit 分析，用 SPSS 软件处理。

（七）结果

1. 综合疗效比较，见表 12.1。

表 12.1　两组综合疗效比较

	临床控制（例）	显效（例）	有效（例）	无效（例）	加重（例）	显效率（%）	总有效率(%)	加重率（%）
治疗组（$n=200$）	26	53	80	41	0	39.50	79.50	0
对照组（$n=80$）	7	15	27	30	1	27.50	61.25	1.25

组间比较：$P<0.05$，有显著差异，治疗组综合疗效优于对照组

2. 早搏疗效比较，见表12.2。

表 12.2　两组早搏疗效

	临床控制（例）	显效（例）	有效（例）	无效（例）	加重（例）	显效率（%）	总有效率(%)	加重率（%）
治疗组（$n=200$）	26	56	80	38	0	41.00	81.00	0
对照组（$n=80$）	7	15	29	28	1	27.50	63.75	1.25

组间比较：$P<0.05$，有显著性差异，治疗组早搏疗效优于对照组

3. 早搏类型疗效比较，室性早搏的疗效治疗组优于对照组（$P<0.05$），房性早搏的疗效两组无显著性差异（$P>0.05$）。

4. 证候疗效分析，对早搏临床证候的疗效改善，治疗组明显优于心律宁组（$P<0.05$）。

5. 单项症状疗效，治疗组的症状疗效明显优于对照组，尤其对心悸、失眠多梦的疗效与对照组比较差异更加显著（$P<0.01$）。

6. 舌象、脉象疗效分析，治疗组舌象的改善优于对照组（$P<0.01$），脉象的改善也优于对照组（$P<0.05$）。

7. 治疗前后24 h动态心电图疗效比较，见表12.3。

表12.3　动态心电图疗效比较（$\bar{X} \pm S$, n=156）

	记录时间（t/h）			早搏数（次/24h）		
	治疗前	治疗后	P	治疗前	治疗后	P
治疗组	23.31±0.37	23.30±0.44	>0.05	328.62±334.76	201.07±290.83*	<0.001
对照组	23.17±0.63	23.27±0.55	>0.05	337.05±371.33	241.27±256.13	<0.05

* 与对照组比较，$P>0.05$

8. 疗效与原发病的关系，经统计学处理，疗效与原发病无显著关系（$P>0.05$）。

9. 疗效与轻重程度的关系，经统计学处理，治疗组对轻、中度早搏的治疗效果优于重度早搏（$P<0.05$）。

10. 不良反应：治疗组200例中，5例出现恶心不适等轻度胃肠道反应，减量服用，上述症状未再出现。200例患者治疗前后安全性指标、肝肾功能检测未见异常改变。安全性分级：195例为1级，5例为2级。说明本药安全可靠。

（八）讨论

临床表明，青山健心片组200例，显效率39.50%，总有效率79.50%，优于心律宁组27.50%、61.25%（$P<0.05$）；对证候改善的显效率为46.25%，总有效率87.50%；明显优于心律宁组35.00%和73.75%（$P<0.05$），尤其改善心悸、失眠多梦等症状更加明显（$P<0.01$）。动态心电图疗效，青山健心片组与苦参片组无显著性差异，但治疗组治疗前后自身对照，早搏数减少有统计学意义（$P<0.001$）。而且本药安全可靠，安全性分级200例中，75例为1级，仅5例为2级，无明

显不良反应。

本研究从临床方面说明青山健心片对过早搏动的临床疗效。证实清热化痰法是治疗过早搏动的有效方法，青山健心片是治疗早搏的有效药物。

［山东中医杂志，2008，27（3）：154-156］

十三、青蒿、常山对冠脉结扎诱发犬急性心肌缺血所致心律失常的保护作用

摘要：观察抗疟中药青蒿、常山对冠脉结扎诱发犬急性心肌缺血所致心律失常的药理效应。方法：结扎犬冠状动脉，造成急性心肌缺血模型，观察犬心律失常出现时间，心律失常发生次数，以及青蒿、常山对犬的作用。结果：青蒿常山组给药后 30 min 室性早搏次数开始减少，给药后 60~240 min 室性早搏次数显著减少。240 min 时室早百分率为 -77.56 ± 21.84，与对照组相比有明显差异。其他时间点有减少趋势。给药后 240 min 对室性心动过速有明显的治疗意义。结论：青蒿、常山对冠脉结扎诱发犬急性心肌缺血所致心律失常有较好的保护作用。

传统抗疟疾中药青蒿、常山，经现代药理研究结果证实二者具有确切的抗心律失常作用，为了研究两药配伍协同时对心律失常的作用，笔者观察了其对冠脉结扎诱发犬急性心肌缺血所致心律失常的作用。

（一）实验材料

1. 实验动物：犬 15 只，12~16 kg，雌雄兼用，由山东省医学科学院提供。

2. 实验用药：青山合剂由山东正大福瑞达制药有限公司加工制备

（每毫升含生药3 g），制备工艺如下：青蒿：常山 =3：1，饮片混合后共同提取。取青蒿饮片1 500 g，常山饮片500 g，混合后置电提取锅中加12倍重水提取2 h。滤过，药渣加10倍重水提取1 h。滤过，合并滤液浓缩至 d=1.17（t=60 e）650 g，超热加入60%乙醇（1 111 g），使醇重达60%，醇沉24 h。醇沉液滤板抽滤，滤液回收乙醇至尽，继续挥至无醇味，加水至680 mL，水沉48h。水沉液滤板+滤纸抽滤，量体积667 mL，置盐水瓶中，煮沸40 min，灭菌。药液：3 g原药材/毫升药液。动物实验备用。心律宁片由黑龙江恒久制药厂生产，100 mg/片，批号300300。

3.实验仪器：心电图机，由美国Burdick公司生产。

（二）实验方法

12~16 kg犬，15只，雌雄兼用，随机分为3组，分别为青蒿、常山组（分别相当于体重60 kg人每千克日服用量的5倍）、心律宁片组、实验对照组。静脉注射甲己炔巴比妥钠（10 mg/kg）麻醉，气管插管，氟烷吸入维持麻醉。将金属针电极插入犬四肢末端皮下，并连接心电图机记录。于第4或第5肋间处切开暴露心脏。在左冠脉第二分支下分离前降支，行二期结扎。绕前降支放第一条结扎线和一支21号针头。一条绕动脉和针头结扎，然后抽去针头。30 min后第二条线绕动脉扎紧。缝合心包膜，逐层缝合胸壁，让其恢复自然呼吸。根据预实验和文献资料，犬冠脉结扎后7~10 h开始出现心律失常。此时开始十二指肠给药。观察标准十二导联心电图的变化。

（三）实验结果

动物一般在结扎冠脉7~10 h后开始出现室性早搏，部分出现室性心动过速。青蒿常山组 3.37 g/kg 给药后 30 min 开始减少室性早搏次数，给药后 60~240 min 皆显著减少室性早搏次数。个别动物可以恢复窦性心律，提示青蒿、常山对室性早搏有明显的治疗作用。240 min 时室早百分率为 −77.56 ± 21.84，与对照组 88.81 ± 119.80 相比有明显差异；其他时间点有减少趋势，结果见表 13.1。心律宁 25 mg/kg 给药后 30 min 明显减少室性早搏次数，室早百分率为 −59.23 ± 24.9，实验对照组为 77.25 ± 82.09，其他时间点有减少趋势，结果见表 13.1。青蒿常山组在给药后 240 min 对室性心动过速有明显的治疗作用，室速百分率为 −48.14 ± 50.22，对照组 179.68 ± 123.08，两组间有明显差异。其他时间点有减少趋势。提示对室性心动过速有明显的治疗作用。结果见表 13.2。

表 13.1 青山合剂对犬室性早搏的治疗作用（n=5，室早百分率 $\bar{X} \pm S$）

给药后不同时间	对照组	青蒿常山组（3.37 g/kg）	心律宁组（25 mg/kg）
30 min	77.25 ± 82.09	−11.78 ± 37.35[①]	−59.23 ± 24.95[④]
60 min	53.48 ± 33.56	−27.41 ± 35.291	41.24 ± 198.55
90 min	43.36 ± 45.74	−55.45 ± 14.60[④]	−4.43 ± 70.69[①]
120 min	81.32 ± 78.09	−61.59 ± 44.22[④]	−2.30 ± 126.64
180 min	59.79 ± 51.01	−66.36 ± 21.80[④]	−16.74 ± 67.51
240 min	88.81 ± 119.80	−77.56 ± 21.841	11.26 ± 99.58

注：①与空白对照组比较，$P<0.05$；④与空白对照组比较，$P<0.01$

表 13.2 青山合剂对犬室性心动过速的治疗作用（n=5，室早百分率 $\bar{X} \pm S$）

给药后不同时间	对照组	青蒿常山组（3.37 g/kg）	心律宁组（25 mg/kg）
30 min	210.71 ± 267.31	−11.34 ± 42.78	−52.65 ± 39.75
60 min	147.52 ± 213.69	−21.94 ± 52.38	−53.80 ± 30.44

（续表）

给药后不同时间	对照组	青蒿常山组（3.37 g/kg）	心律宁组（25 mg/kg）
90 min	239.46 ± 323.48	−55.57 ± 24.69①	−43.97 ± 37.22
120 min	253.12 ± 334.51	−39.31 ± 59.88	−61.52 ± 28.04①
180 min	105.40 ± 120.67	−29.60 ± 59.94	−39.65 ± 32.601
240 min	179.68 ± 123.08	−48.14 ± 50.22④	−14.57 ± 95.231

注：①与空白对照组比较，$P<0.05$；④与空白对照组比较，$P<0.01$

（四）讨论

以上实验创建犬结扎冠脉诱发心肌缺血所致心律失常模型后，观察青蒿、常山对心律失常的治疗作用，并与心律宁片进行对照。结果显示：传统抗疟中药青蒿、常山对冠脉结扎所致犬心律失常有良好的治疗效果，提示两药对基础病因是心肌缺血的心律失常疗效佳。两药共用，能够减少室性早搏及室性心动过速的发生次数，与心律宁片对照，明显优于对照组，说明青蒿、常山制剂与同类中成药相比对心肌缺血所致心律失常有更好的疗效。

[中华中医药学刊，2008，26（8）：1 613-1 614]

十四、青蒿、常山对大鼠急性心肌缺血所致心律失常的影响

摘要：观察抗疟中药青蒿、常山制成的青山健心片及加用益气养血药物的青山健心合剂对心肌缺血所致心律失常及心肌缺血的药理效应。方法：用垂体后叶素造成大鼠急性心肌缺血模型，观察片剂及合剂对大鼠急性心肌缺血引起心律失常的作用，以及对大鼠心电图ST段和T波的影响。结果：片剂和合剂组均能明显降低心律失常发生率，延长心律失常出现时间，缩短心律失常持续时间，并有明显的抗心肌缺血功效。结论：青山健心片及青山健心合剂可有效改善心肌缺血后心律失常，并有明显抗心肌缺血的作用。

根据现代药理研究的结果，传统的抗疟药物青蒿、常山具有抗心律失常的作用，但对其抗心肌缺血的作用研究不多。我们将以上两药制成青山健心片，并在此基础上加用益气养血药物制成青山健心合剂，观察了它们对实验性急性心肌缺血大鼠心电图的影响，现报告如下。

（一）实验材料

1. 实验动物　Wistar大鼠60只，雌雄各半，体重（240±20）g，由山东大学医学院动物中心提供。

2. 实验用药青山健心片由济南宏济堂制药有限公司提供，复方青

山健心合剂由本院制剂室提供，心律平由山东鲁抗辰欣药业有限公司生产（批号020320），垂体后叶素由上海第一生化药业公司及上海生物化学制药厂联合生产（批号020618），戊巴比妥钠由上海化学试剂厂进口分装。

3. 实验仪器心电图机，美国Burdick公司产品。

（二）实验方法及结果

将动物随机分成6组：空白对照组，心律平组，青山健心片高、低剂量组，青山健心合剂高、低剂量组。各组动物每天灌胃1次，连续15天。空白对照组每天灌双蒸水；心律平组每天每只大鼠给药相当于成人每日剂量的12倍（30 mg/kg）；青山健心片及合剂低剂量组每日每只大鼠给药相当于成人每日量的12倍（片剂1.34 g/kg，合剂22.2 g/kg），青山健心片及合剂高剂量组每日每只大鼠用药量相当于成人每日用量的25倍（片剂2.79 g/kg，汤剂46.5 g/kg）；上述各药均溶于10 mL/kg的双蒸水中灌胃。末次灌50 min后，以2%戊巴比妥钠腹腔注射麻醉后固定，将针电极插入大鼠皮下，并接于心电图机上，调节其灵敏度，1 mV=20 mm，纸速25 mm/s，记录心电图。后从舌下静脉注射垂体后叶素（0.5 U/kg），记录心律失常发生时间、持续时间、T波及ST段的变化。实验结果以均数 ± 标准差（$\bar{X} \pm S$）表示，组间以 t 检验比较，样本率以 χ^2 检验比较。结果见表14.1、表14.2。

（三）讨论

垂体后叶素是一种多肽物质，内含缩宫素及加压素，能造成冠状动脉、小动脉的明显收缩。静脉注射大剂量垂体后叶素后会出现ST段及T波增高,但由于不易测量,给实验结果统计造成困难;小剂量注射后,ST段(通常以R波降支与T波升支交点来表示)及T波出现明显降低,即心肌缺血性改变。心肌急性缺血易引发各种心律失常。

青山健心片是由抗疟中药青蒿、常山经现代提取工艺制成。合剂是在此基础上加用黄芪、丹参等益气养血成分制成。本实验中,片剂高、低剂量组与合剂高、低剂量组均能明显减少急性心肌缺血引起的心律失常的发生率,片剂高、低剂量组和合剂低剂量组能延缓心律失常的发生时间,片剂高剂量组、合剂低剂量组能够缩短心律失常时间,片、合剂的四组均能减少实验动物死亡率。在抗心肌缺血方面,片剂高剂量与合剂低剂量组能够降低ST段及T波的下降程度,以上结果与空白模型组相比有显著差异,其疗效与抗心律失常药物心律平疗效接近($P>0.05$)。可见,加用益气养血药物可以在保持疗效不变的情况下减少青蒿、常山的用量。

表14.1 青山健心片及合剂对大鼠急性心肌缺血后心律失常的影响

	空白组	心律平组	片剂		合剂	
			低剂量组	高剂量组	低剂量组	高剂量组
发生率(%)	60.00±30.00	11.11±11.11①	22.22±22.22②③	20.00±0②	16.67±11.55	11.11±11.11①③
发生时间(t/min)	2.91±1.65	6.88±2.60①	6.43±3.44①③	4.64±1.86①③	7.50±4.83②③	4.55±1.35
持续时间(t/min)	4.44±2.74	1.31±1.34②	1.75±0.91	1.21±1.50①③	0.95±1.02①③	2.35±1.22
死亡率(%)	90	11.11①	33.33②③	20.00①③	20.00①③	33.33②③

注:①与空白组比较,$P<0.05$;②与空白组比较,$P<0.05$;③与空白组比较,$P<0.01$

表14.2　青山健心片及合剂对急性心肌缺血大鼠心电图的影响

	空白组	心律平组	片剂		合剂	
			低剂量组	高剂量组	低剂量组	高剂量组
T波（U/mV）	2.08±0.84	1.08±0.65①	1.98±0.62	1.26±0.68①③	1.19±0.83①③	2.18±1.04
ST段（U/mV）	1.13±0.71	0.30±0.34①	0.89±0.97	0.39±0.24①③	0.26±0.19①③	0.75±0.44

注：①与空白组比较，$P<0.05$；③与空白组比较，$P<0.01$

（四）结论

实验证明青山健心片低剂量组与青山健心合剂高剂量组对大鼠垂体后叶素所致急性心肌缺血有明显对抗作用。对缺血引发的心律失常能延缓发生时间；汤剂高剂量组能减少心律失常发生率。我们还对青山健心片与青山健心合剂的疗效进行了比较，未发现有显著性差异。也就是说，仅用青蒿、常山两味药即可达到加用益气养血药的青山健心合剂的疗效。

［山东中医杂志，2003，22（12）；742-743］

十五、抗心律失常复方中药心速宁胶囊细胞水平作用机理的研究

摘要：心速宁是临床常用抗心律失常中成药。本研究旨在揭示心速宁抗心律失常的细胞水平的作用机制。方法：使用乌头碱、氯化钡、垂体后叶素、结扎犬冠状动脉造模，运用心速宁进行干预，观察心速宁对心律失常的保护作用。同时分离心肌细胞，观察其对心肌细胞动作电位间期的影响。临床试验采用多中心、随机、双盲的方法，与心律宁进行对照，进行440例临床观察。结果：心速宁对乌头碱、氯化钡、垂体后叶素所致心律失常具有治疗作用，对冠脉结扎诱发犬急性心肌缺血所致心律失常具有抑制及治疗作用。临床实验中4家研究中心入组病例数共440例，其中试验组300例，心律宁对照组140例。在早搏总疗效、早搏次数疗效、中医证候疗效方面均优于对照组。电生理实验显示心速宁延长动作电位间期的作用可增加心脏电传导的有效不应期，进而抑制折返诱发的心律失常。结论：心速宁具有良好的抗心律失常作用。

心速宁是2005年投产上市的抗心律失常复方中药，主要用于治疗心律失常，经过十年的临床应用，疗效可靠，本文主要从细胞水平探讨了心速宁抗心律失常的机制。

（一）药理研究

1996~2006年，我们对心速宁进行拆方研究，选取其中的青蒿、常山两味药进行抗心律失常机制研究。

1. 对乌头碱所致大鼠心律失常的保护作用

72只大鼠随机分为6组：青山高、中、低剂量组，苦参片组，心律平组，实验对照组。灌胃给药15天后麻醉大鼠，舌下静脉给予乌头碱50 ug/kg，观察记录大鼠心律失常潜伏期、持续期及心律失常类型。实验结果，本药高、中剂量能延长心律失常潜伏期，缩短持续期，与心律平组无显著性差异，尤以高剂量效果为优。提示本药对乌头碱所致 Na^+ 内流增加引起的心律失常有一定保护作用。

2. 对氯化钡所致大鼠心律失常的保护作用

大鼠72只，雌雄兼用，随机分为6组，分别为青山高、中、低剂量组，苦参片组，心律平组，实验对照组，连续给药15天，末次给药后1小时称重麻醉，舌下静脉给予3.5%$BaCl_2$ 140 mg/kg，心电图机记录心律失常潜伏期、持续期及类型。实验结果表明本药高剂量组能显著延长心律失常潜伏期，缩短心律失常持续期，与心律平组无显著差异，优于苦参组。提示本药对氯化钡所致 Ca^{2+} 内流增加引起的心律失常有一定保护作用。

3. 对垂体后叶素所致大鼠急性心肌缺血及心律失常的保护作用

大鼠60只，雌雄兼用，随机分为6组，分别为青山片高、低剂量组，复方青山健心合剂高、低剂量组，心律平组，实验对照组，连续灌胃给药15天，末次给药后1小时称重，麻醉大鼠后连接心电图机，舌下静脉注射垂体后叶素0.5 ug/kg，心电图机记录心律失常发生时间、持续时间、T 波及 ST 段变化。实验结果，片剂高、低剂量组与合剂高、低剂量组均能减少急性心肌缺血所致心律失常的发生率；片剂高剂量组和合剂低剂量组能延缓心律失常发生时间，缩短心律失常持续时间，与心律平组无显著性差异，且均能降低动物死亡率。抗心肌缺血方面，片剂高剂量组、合剂低剂量组能减少 ST 段、T 波的下降程度，明显优于实验对照组（$P<0.01$）。片剂高剂量组与合剂低剂量组作用接近，不仅能改善实验性急性心肌缺血程度，还具有抗快速性心律失常的作用。

4. 对冠脉结扎（二期结扎）诱发犬急性心肌缺血所致心律失常的保护及治疗作用

动物一般在结扎冠脉 7~10 h 后开始出现室性早搏，部分出现室性心动过速。青蒿常山组 3.37 g/kg 给药后，自 30 min 开始减少室性早搏次数，给药后 60~240 min 室性早搏次数显著减少。个别动物可以恢复窦性心律，提示青蒿、常山对室性早搏有明显的治疗作用。240 min 时室早百分率为 -77.56 ± 21.84，与对照组 88.81 ± 119.80 相比有明显差异。其他时间点有减少趋势。提示青蒿、常山对于室性早搏有治疗作用。对于室性心动过速，青蒿、常山组在给药后 240 min 对室性心动过速有明显的治疗意义，室速百分率为 -48.14 ± 50.22，对照组为 179.68 ± 123.08，两组间有明显差异。其他时间点有减少趋势。提示对室性心动过速有明显的治疗作用。

（二）临床实验

2000 年 8 月至 2003 年 1 月，由安徽中医学院第一附属医院等四家临床单位联合进行了多中心、随机、双盲的临床试验工作。第一阶段

A组为试验组，服用心速宁胶囊+安慰剂片剂；B组为对照组，服用心律宁片+安慰剂胶囊。第二阶段A、C、D组为试验组，服用心速宁胶囊；B组为对照组，服用心律宁片。4家研究中心入组病例数共440例，其中试验组完成300例，对照组完成140例。受试者依从性较好，无脱落病例。

治疗前，在性别、年龄、病程、病种、24 h动态心电图检查、心电示波、心电图分析、室早及心功能分级、主要中医症状、血常规、肝肾功能检查和尿粪常规检查等方面，组间差异无统计学意义，提示可比性合格。

疗效分析：①早搏总疗效，试验组总显效率53.7%，优于对照组42.9%（$P=0.044$）。②早搏次数疗效，试验组总显效率57.0%、对照组总显效率50.7%（$P>0.05$）。③中医证候疗效，试验组总显效率66.0%，优于对照组54.3%（$P=0.024$）。试验组在改善心悸症状方面疗效优于对照组（$P<0.05$），试验组的胸闷起效时间、失眠多梦起效时间、失眠多梦消失时间均短于对照组（$P<0.05$）。试验组与对照组在室性早搏分级疗效及心功能分级疗效方面均较治疗前好转，早搏总次数均较治疗前减少（$P<0.05$）。

安全性分析：440例患者中，试验组有1例出现腹泻、1例出现便秘、1例出现恶心；对照组有1例出现腹胀，均与试验药物无关。经血、尿、便常规及肝、肾功能检测说明心速宁胶囊对心、肝、肾功能均无不良反应。

（三）电生理实验

单个心肌细胞是利用酶解法由成年大鼠心室肌分离得到。利用快速断颈方法将动物处死，心脏快速取出并连接于 Langendorff 心脏灌流系统，细胞分离酶被依次加入灌流液以达到分离细胞的作用。细胞分离酶包括：① protease（Sigma type XXIV）；② collagenase（Worthington class 2，接近 0.3 mg/mL）；③ hyaluronidase（Sigma，0.6 mg/mL）。灌流后取下心脏并切除心房，然后将心室放入高钾溶液并剪碎，之后经四层纱布过滤，滤液在 1 500 rpm 下离心 1~2 分钟，去除上清液，稀释的细胞液放置在 4℃待用。

1. 电生理记录及数据分析

将心肌细胞置入放在倒置显微镜上的细胞灌流槽，并持续灌流。利用全细胞膜片钳电生理技术记录心肌细胞动作电位，所用电生理记录仪及相应的电脑软件如 Axon 200B 膜片钳放大器、PClamp V9（美国 Axon Instrument）及 Origin 软件用来记录和分析实验数据。记录微电极是用 DMZ-Universal 微电极拉制仪（德国产）由 borosilicate 玻璃管拉制而成。电极电阻当灌入拟细胞内液后为 1.5~3.0 Ω。不同浓度的心速宁制剂经灌流液输送到细胞；电极和细胞的连接建立后至少需 3 分钟的稳定期。对照、给药及停药后恢复的数据收集在同一细胞上完成。每组实验重复的数据用 mean ± SD 表达，对照和给药的差别用 t 检验统计学方法处理，作为对心速宁作用显著性的判断。

2. 研究结果

（1）心速宁对心肌细胞动作电位间期的影响

心速宁延长心肌细胞动作电位间期，且作用强度与剂量成正比。图 15-1A 显示实验记录的给药前动作电位，心速宁 2 mg/mL 及停药恢复后的动作电位；图 15-1B 显示实验记录的给药前动作电位，心速宁 4 mg/mL 及停药恢复后的动作电位。

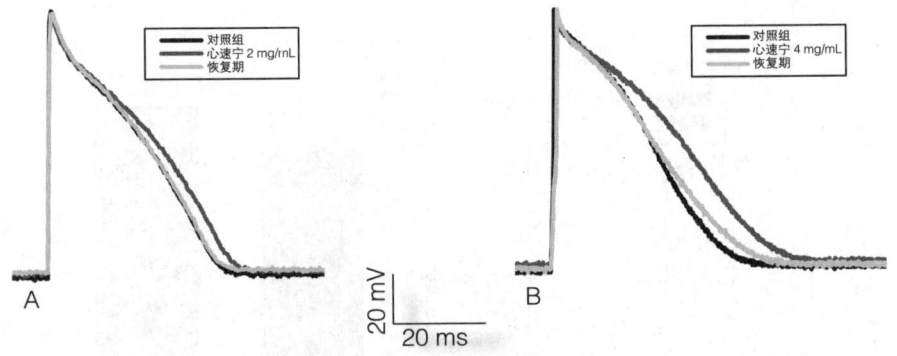

图 15-1 心速宁对心肌细胞动作电位间期的影响
A. 心速宁 2 mg/mL；B. 心速宁 4 mg/mL

（2）心速宁对心肌细胞动作电位的可恢复性作用

图 15-2 显示一个单细胞实验记录的全过程：给药前动作电位间期在 48 ms 左右，当 2 mg/mL 心速宁灌流到细胞后，动作电位间期快速延长至 53 ms 左右，停药 3 分钟后恢复至给药前水平。

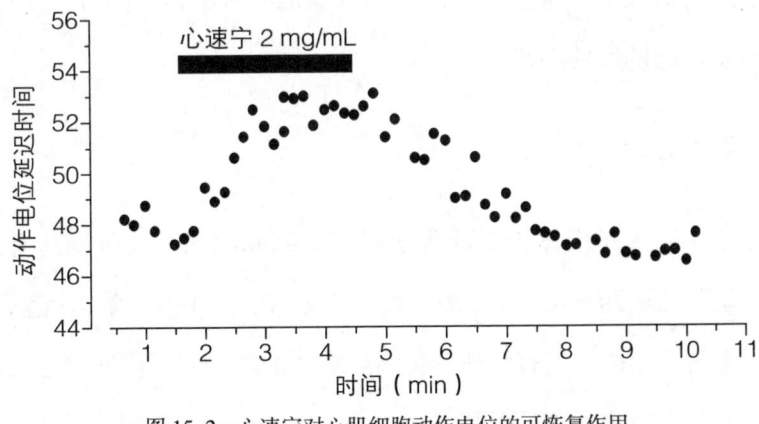

图 15-2 心速宁对心肌细胞动作电位的可恢复作用

（3）心速宁作用强度与剂量相关

图 15-3 显示 3 组不同浓度心速宁的实验结果的比较。给药前对照作为 1，心速宁诱发的动作电位间期的变化是相对于对照为 1 计算的。

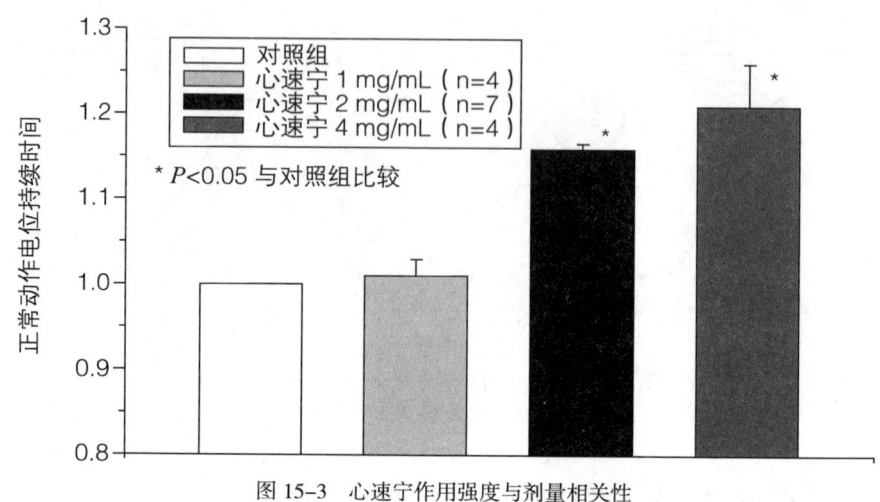

图 15–3　心速宁作用强度与剂量相关性

心速宁 1 mg/mL 对动作电位间期没有明显影响，2 mg/mL 及 4 mg/mL 明显延长动作电位间期，与对照组比较 $P<0.05$。

3. 结论

心速宁延长动作电位间期的作用可增加心脏电传导的有效不应期，进而抑制折返诱发的心律失常。

（四）讨论

心速宁胶囊是山东中医药大学附属医院和陕西摩美得制药有限公司共同研制的中药三类新药，由黄连、半夏、茯苓、枳实、常山、莲子心、苦参、青蒿等组成，具有清热、化痰、定悸的功能，适应证为冠心病、病毒性心肌炎所致的室性早搏。

通过上述实验证明，心速宁延长动作电位间期的作用可增加心脏电传导的有效不应期，进而抑制折返诱发的心律失常。动物实验证明，心速宁对乌头碱、垂体后叶素及犬结扎冠脉造成的心律失常有保护作用。临床实验证明，心速宁胶囊对心律失常有良好的治疗作用。

十六、心房颤动的辨证施治

近年来心房颤动发病率逐渐升高，已逐渐发展为临床常见病、多发病。虽房颤患者可带病生存，在避免血栓并发症的前提下，对患者的生活影响不大。但是，持续房颤患者需要长期服用抗凝药物，造成一定的精神压力及经济负担，所以大部分患者迫切希望转复正常窦性心律。中医药治疗心房颤动有较好疗效，特别是阵发性房颤，通过调理，大多数患者能以房颤发作间隔时间越来越长，持续时间越来越短，发作次数逐渐减少以至病情长期稳定而不发作房颤。对于持续性房颤，中医药也能改善其不适症状，减少并发症发生。现将多年来临床治疗房颤的体会总结如下。

（一）心房颤动概述

心房颤动分为阵发性房颤和持续性房颤。大多数患者先有房性早搏、阵发性房速，后逐渐发展成为房颤。而阵发性房颤反复发生，病久不愈则可能发展为持续性房颤。心房颤动持续 6 个月以上称持续性房颤。

阵发性房颤的持续时间短，一般数小时或一两天，大部分患者能自行恢复，或稍用药物即可恢复。有的阵发性房颤发生似有规律，几天、十几天发生一次，或者间隔时间更长，没有明显诱发原因即发生房颤，患者无痛苦不适，持续一段时间，一般一小时至数小时不等，也无需服药即可自行恢复窦性心律。一般认为，此类阵发性房颤患者自身具有维持正常脉律的基本条件和能力，通过调理饮食生活起居，再适当以药物辅助房颤即可消除。

（二）发病机制

1. 现代医学关于房颤病因的认识

（1）原发性房颤原因不明，亦称特发性或良性心房颤动，多见于高龄老人，精神不稳、易于激动以及失眠、多汗的人群。部分患者几乎每周定时发作，持续数小时后自行转复，找不到确定的发生原因和诱发因素。该类患者女性多于男性。

（2）继发于各种心血管疾病：二十世纪五六十年代，房颤的常见病因是慢性风湿性心脏瓣膜病——二尖瓣狭窄闭锁不全左房扩大，然而这种情况现今已不多见。目前，房颤发生的主要原因是原发性高血压、冠心病、心肌炎、心肌病、肺心病、心衰以及胸腔心脏手术、急性感染、洋地黄中毒、低血钾等。但是，临床观察发现房颤的发生与心脏供血不足、高血压的联系并非十分密切，相当多的患者房颤病因及诱发机制还不甚清楚。

（3）诱发因素：房颤诱因繁多，常见有身心疲劳、恶心呕吐、夜间睡眠体位改变、失眠、情绪激动等。如逢年过节，来往人多，多说多笑引发房颤；部分房颤由胃胀、恶心、呕吐诱发，有患者病情稳定多年，在某次饮食不节造成剧烈嗳气、恶心、呕吐时引发房颤；部分患者多在夜间睡眠时发生房颤，由立位变卧位或翻身等体位改变时发作；多汗之人易发生房早、阵发性室上性心动过速、房颤等房性心律失常；精神焦虑也是因素之一，房颤患者常常合并失眠、情绪激动紧张、精神焦虑等。

2. 中医病因病机

常因阴阳失调，阴虚火旺，扰及心脉所致；气阴两虚，气血不足，心失濡养以及痰湿中阻，痰热上扰，气机失调，亦可致心脉失于正常搏动。总之，整体阴阳气血虚衰失调，特别是心脏自身阴阳气血虚衰失调，是造成心房颤动的基础病因。在阴阳气血亏虚基础上产生火旺、阳亢、痰湿、痰热等是扰及心脉的重要病理因素。身心劳累、夜间睡眠、体位改变、情绪激动、胃气上逆、便秘等都是房颤的诱发因素。

（三）辨证施治

1. 阴虚火旺证

主症：心悸怔忡、胸闷气短、阵发性房颤多在夜间发生，口干口苦，夜间或白天多汗阵发，汗出多发生在头颈项部，烦躁失眠，背胀灼热，便秘，舌红苔少，脉三五不调、细数。治则：滋阴降火。方药：当归六黄汤和酸枣仁汤加减。生地黄15 g，当归12 g，黄连12 g，黄芩12 g，黄柏15 g，黄芪15 g，炒酸枣仁30 g，知母12 g，紫石英15 g，生牡蛎15 g，麦冬15 g，五味子9 g，丹参15 g，甘草6 g。水煎服，日1剂。若合并血压升高、头晕头痛等阴虚阳亢者，加钩藤30 g，白芍15 g，白蒺藜15 g，菊花15 g。

2. 气阴两虚证

主症：心悸怔忡、胸闷气短、乏力、口干、便秘或大便不爽、活动劳累时多汗，易感冒，舌淡苔白，脉三五不调、沉弱。治则：益气养阴复脉。方药：炙甘草汤和黄芪生脉散加减。炙甘草15g，黄芪30g，生地黄15g，黄连9g，麦冬15g，五味子9g，玄参15g，浮小麦15g，生牡蛎15g，丹参15g，白术15g，防风12g，野葛根15g。水煎服，日1剂。气虚较重者加大黄芪用量，严重者加西洋参或人参10~15g。临床表现心悸怔忡、胸闷气短、乏力、面白或萎黄、面色无华，化验红细胞、血红蛋白降低，舌淡白，脉三五不调、沉细无力者为气血两虚证，多有饮食不佳、月经量多、慢性衰弱性疾病等病史，加阿胶11g，当归15g，白芍15g，气血双补。

3.痰热扰心证

主症：心悸怔忡、胸闷气短、肥胖腹大、口干苦、便秘或大便不爽、舌红苔黄腻，脉三五不调、弦滑数。或伴有高血压、高脂血症、糖尿病、肥胖等。治则：清热化痰，宁心定悸。方药：黄连温胆汤加减。半夏9g，茯苓15g，陈皮9g，枳实12g，槟榔15g，黄连9g，青蒿15g，苦参9g，大黄9g，丹参15g，甘草6g。水煎服，日1剂。

（四）针对诱因调理

1.夜间睡眠时发生房颤

其原因有二，其一是在入眠或睡醒过程中自主神经系统不稳定；其二是平卧后回心血量增加，左房压力增大，有的患者平卧后短时间感到憋气也是心脏功能差的表现。夜间特别是后半夜阴气较重，血流缓慢血栓形成概率增高，是心脑血管病易发时间段，称魔鬼时段，这也是房颤因素之一。针对上述病症，可用葶苈子15~30g强心利水，减轻左房压力；睡前服用活血化瘀药物以及抗血小板功能药物预防血栓发生；对睡眠较差患者适当应用炒酸枣仁、夜交藤、合欢花、五味子、紫石英等煎服以安神定悸。

2. 胃胀、胃气上逆发生房颤

饮食不节、暴饮暴食造成中焦气机壅滞，胃气上逆，食管反流，刺激心脏发生房颤。对此，首先要告之患者养成良好的饮食习惯，食量不宜过饱，避免过量饮酒及刺激食物。对体胖腹大、胃脘胀闷不适、食管反流者给予木香、枳实、厚朴、莱菔子、槟榔、干姜、蒲公英、白及等煎服以理气消导。

3. 多汗者发生心房颤动

多汗有些是先天的，而多数患者是由于平素生活饮食起居失于调理，过食膏粱厚味煎炸上火食物，造成阴虚火旺，自主神经功能紊乱。中老年女性多汗者心律失常发生率较高。该类患者应少食辣椒、羊肉等辛辣易上火之品，适当服用谷维素、维生素B_1、钙剂等；少用参茸、阿胶等滋补之品，中药调理可选用当归六黄汤、甘麦大枣汤等。便秘者要多食蔬菜水果等粗纤维食物，多饮水，多运动，必要时配合服用润肠通便药物。

临床体会，通过以上调理治疗，除非左房扩大严重、心肌状况很差者，绝大多数阵发性房颤都可以逐渐减轻，甚至恢复正常窦性心律，稳定数年不再发生。对于持续性房颤也能减轻症状，提高生活质量。

［山东中医杂志，2017，36（1）：54-55］

十七、房性早搏症候群

近年来，临床发现以房性早搏为主的心律失常患者临床症状表现较多，除心慌、心悸、胸闷、气短症状外，大多伴有全身症状如失眠多梦、出汗、心烦焦虑、头晕乏力、背胀、肢体麻木酸痛，或伴有胃胀嗳气、大便秘结或不爽等，患者多为年龄在60岁左右的女性。为了提高对这一病症的认识，特提出房性早搏症候群新的疾病名称，并对其辨证论治加以讨论。

（一）房性早搏症候群临床主要表现

总结该症候群主要有以下临床表现：①心电图表现以房性早搏为主，亦可见阵发性房速、阵发性房颤、轻度窦房阻滞或房室阻滞、偶发室性早搏等。②心慌、心悸、胸闷气短等。③阵发性自汗、盗汗、肢体麻木、背胀、寒热不均等肢体不适表现。④失眠多梦，心烦焦虑，头晕乏力，便秘。⑤多见于60岁左右的中老年女性患者。⑥舌淡红，苔薄白或薄黄，脉象多沉细弱、结或数。

（二）对房性早搏症候群的辨证分析

该病虽然症状表现较多而复杂，但最能反映机体阴阳失调病机的为出汗，阵发性汗出不论是自汗还是盗汗，均为阴虚火旺、营卫失调的突出表现。结合发病者多为60岁左右的女性患者，其基本生理特点为肾阴亏虚、阴精不足，因此，该病症核心病机应为阴虚火旺，病位在肾。其复杂的全身表现均为虚火内扰、营卫失调所致。

（三）房性早搏症候群治疗策略与方法路径

本病症的治疗，首先应针对整体调理，滋阴降火，滋肾宁心安神。基本方选用当归六黄汤合二仙汤加减。处方：生地黄15 g，当归12 g，黄芩15 g，黄连12 g，黄柏12 g，黄芪30 g，淫羊藿15 g，知母15 g，紫石英15 g，炙甘草15 g。水煎服，日1剂。临证加减：失眠多梦，加炒酸枣仁30 g、夜交藤30 g、五味子9 g；胃胀嗳气，加木香12 g、厚朴12 g；大便秘结或不爽，加槟榔12 g、大黄9 g。

经过2周左右整体调理，心悸、汗出、失眠以及胃肠不适等全身症状明显改善或好转后，可改用炙甘草汤合黄芪生脉散加减。

处方：炙甘草15 g，黄芪30 g，党参15 g，麦冬15 g，五味子9 g，生地黄15 g，黄连12 g，紫石英15 g，丹参15 g。水煎服，日1剂。

此处方之拟定，对炙甘草汤的加减有二。其一，减去桂枝加黄芪。桂枝虽然能温阳祛寒调营卫，但因其能够提高心率，对消除心脏早搏不利。其二，减去阿胶加黄连。阿胶滋腻易上火，不适合现代人多湿热内盛的体质状况。

以炙甘草汤合黄芪生脉散治疗2~4周，房性早搏基本消失。在此基础上可以改服中药丸散剂加以巩固治疗。

（四）配合调养

适当身体锻炼以提高免疫力。注意季节及天气变化，尽量避免感冒。劳逸结合，保证充足睡眠。多吃蔬菜水果，避免老年人易出现的大便秘结状况。注意饮食调和，少吃寒热刺激食物，防止胃肠胀气、嗳气等。

［山东中医杂志，2015，34（1）：64］

十八、白酒对大鼠血栓形成影响的实验研究

摘要： 通过观察长期白酒灌胃对实验性大鼠纤溶、凝血因子、抗凝、内皮功能、血脂水平等方面的影响，研究饮酒与实验性大鼠血栓形成的关系及作用机制。方法：本实验以 SD 大鼠为实验动物，分为空白对照组，白酒高、中、低剂量组，白酒合并中药/高脂饲料组，乙醇对照组共 7 组。给大鼠白酒灌胃 4 个月时处死动物取血检测。结果：长期白酒灌胃对大鼠 t-PA、PAI、vWF 影响不明显（$P>0.05$）；高、中剂量大鼠 PT、APTT、rT、AT-Ⅲ水平较空白对照组均有明显缩短（$P<0.05$）。结论：长期白酒灌胃对大鼠纤溶活性及内皮功能影响不明显，但可能会造成体内高凝血状态，增加血栓形成发生的危险。

饮酒对健康的影响正越来越多地受到医学界的关注。现代流行病学及实验研究表明，适当饮酒能降低心肌梗死、中风及冠心病等心血管疾病的发病率，抗动脉粥样硬化，预防动静脉血栓形成。然而，长期过量饮酒是心肌梗死、缺血性脑梗死、肺栓塞和深静脉血栓形成等疾病的危险因素。但同时也有相反的报道，认为酒精的摄入量与心血管疾病及缺血性脑卒中的发生率没有直接关系。

动脉粥样硬化（以下简称 AS）是导致心脑血管病最重要的病理过程。就目前的理解和认识水平来看，AS 发生的机制，可以归纳为三种

学说，即脂质浸润说、血栓形成说以及损伤反应说。血栓形成像脂质浸润的作用一样是 AS 发生发展过程中的重要一环，这一点在国际上也日渐重视。在血栓形成的机制中，血管因素、血小板、凝血因子、白细胞和红细胞、抗凝因子、纤溶系统、血液流变学改变等都起到重要的作用。笔者拟通过对大鼠长期白酒灌胃，观察大鼠在纤溶、凝血因子、抗凝、内皮功能、血脂水平等方面的变化，研究饮酒与实验性大鼠血栓形成关系及作用机制。

（一）材料和方法

1. 材料

（1）动物来源　SD 大鼠，4~5 月龄，体重 180~220 g，雌雄各半。购于山东大学医学院实验动物中心（合格证号：20001003）。

（2）实验试剂及仪器　灌胃白酒选用北京产 56（V/V）红星二锅头；解酒中药合剂为山东中医药大学附属医院药剂室配制，含生药 0.35 g/mL；其他试剂及仪器见 3 项。

2. 实验分组

SD 大鼠共 216 只，雌雄各半，随机分为 7 组：

（1）高剂量白酒组　本组动物 30 只。白酒以蒸馏水按 1：1 比例稀释，相当于 28（V/V）白酒。每只大鼠按 0.01 mL/（g·d）灌胃。每日灌胃 1 次，6 次/周。

（2）中剂量白酒组　本组动物 30 只。白酒以蒸馏水按 1：3 比例稀释，相当于 14（V/V）白酒。每只大鼠按 0.01 mL/（g·d）灌胃。每日灌胃 1 次，6 次/周。

（3）低剂量白酒组　本组动物 30 只。白酒以蒸馏水按 1：5.7 比例稀释，相当于 8.4（V/V）白酒。每只大鼠按 0.01 mL/（g·d）灌胃。每日灌胃 1 次，6 次/周。

（4）乙醇对照组　本组动物共 30 只。用 95% 酒精以蒸馏水按 28∶67 稀释，浓度相当于 28（V/V）白酒的酒精浓度。每只大鼠按 0.01 mL/（g·d）灌胃。每日灌胃 1 次，6 次/周。

（5）中剂量白酒加高脂饲料组　本组动物共 40 只。用高脂饲料喂养，同时给予中剂量白酒灌胃。每日灌胃 1 次，6 次/周。

（6）中剂量白酒加药物组　本组动物共 30 只。按中剂量白酒灌胃，每日白酒灌胃后 2~3 h 再予以解酒中药汤剂 0.01 mL/（g·d）灌胃。每日白酒及解酒汤剂分别灌胃 1 次，6 次/周。

（7）空白对照组　本组动物共 26 只。每只大鼠用 0.9% 生理盐水按 0.01 mL/（g·d）灌胃。每日灌胃 1 次，6 次/周。

除第 5 组外，大鼠均用普通饲料喂养。本实验，动物灌胃共 120 d。相当于 60 岁寿命的人饮酒 7 年。

3. 检测指标

（1）反映抗凝功能的指标　抗凝血酶Ⅲ活性测定（AT-Ⅲ）。试剂盒购自上海太阳生物技术公司，采用发色底物法检测。主要仪器：美国 Bio-TEK 公司产全自动酶标仪等。

（2）反映纤溶状态的指标　组织纤溶酶原激活剂活性测定（t-PA）、纤溶酶原激活剂抑制物活性测定（PAI）。试剂盒购自上海太阳生物技术公司，采用发色底物法检测。主要仪器：美国 Bio-TEK 公司产全自动酶标仪等。

（3）反映内皮功能的指标　血管性血友病因子（vWF）含量测定。试剂盒购自上海太阳生物技术公司，采用免疫浊度法检测。主要仪器：

上海第三分析仪器厂产756紫外可见光分光光度计。

（4）反映凝血功能的指标　凝血三项（PT、APTT、TT）。试剂购自山东硕尔生物技术公司，采用比色法检测。主要仪器：美国产40℃血栓仪。

（5）反映血脂水平的指标　甘油三酯（TG）、胆固醇（TC）、高密度脂蛋白（HDL）。主要仪器：美国贝克曼公司产CX-4型全自动生化分析仪等。指标检测完毕后，做统计学处理。

（二）结果

1. 长期白酒灌胃对大鼠纤溶系统的影响（表18.1，18.2）　t-PA由血管内皮细胞合成，它可将PIg转变为纤溶酶而使血栓溶解。因此，它是纤溶系统的重要成分。缺氧、酸中毒、凝血酶、组胺、缓激肽、肾上腺素、血小板活化因子、内皮素1或3、前列环素、激活的蛋白C、6-酮前列腺素EI、血管升压素、应急状态、精神紧张等因素都可以使t-PA从内皮细胞释放。另外，治疗糖尿病的有些药物及同类化固醇，都可较为长期地使纤溶活性增高；当动脉粥样硬化等损伤血管内皮细胞时，尤其是在高甘油三酯血症、肥胖、口服避孕药等情况下，t-PA的合成和释放减少，以致纤溶活性降低，是血栓病的发病机制之一。

表18.1　白酒灌胃4个月大鼠组织纤溶酶原激活剂（t-PA）检测结果

组别	动物数（只）	$\overline{X} \pm S$（Iμ/mL）	P值
空白组	16	0.62±0.26	
高剂量白酒组	17	0.37±0.23	>0.05
中剂量白酒组	10	0.35±0.32	>0.05
低剂量白酒组	12	0.46±0.24	>0.05

（续表）

组别	动物数（只）	$\bar{X} \pm S$（Iμ/mL）	P值
中剂量白酒加高脂饲料组	17	0.41±0.20	>0.05
乙醇组	17	0.39±0.21	>0.05
中剂量白酒加中药组	19	0.39±0.31	>0.05

注：在实验中，有的血样发生凝血或溶血，故有样本数减少

笔者在实验中，各实验组与空白对照组相比，t-PA 虽有降低的趋势，但差异无显著性。长期白酒灌胃对大鼠纤溶活性无明显影响。

表 18.2　白酒灌胃 4 个月大鼠的纤溶酶原激活剂抑制物（PAI）检测结果

组别	动物数（只）	$\bar{X} \pm S$（Aμ/mL）	P值
空白组	15	0.99±0.04	
高剂量白酒组	22	1.00±0.06	>0.05
中剂量白酒组	10	0.99±0.02	>0.05
低剂量白酒组	12	0.96±0.07	>0.05
中剂量白酒加高脂饲料组	17	1.02±0.07	>0.05
乙醇组	17	1.01±0.03	>0.05
中剂量白酒加中药组	17	1.01±0.05	>0.05

一般认为，PAI 是 t-PA 的特异性抑制物。它主要由血管内皮细胞合成并释放入血，少量来自血小板。血浆中的 PAI-a 能快速地以 1∶1 分子比例与 t-PA 形成复合物而使 t-PA 失活，故在血栓前状态和血栓状态时 PAI-a 增多；原发性和继发性纤溶症时，PAI-a 减低。故有研究者提出以血浆 PAI-a 作为早期栓塞症的预测指标。

本实验中各实验组与空白对照组相比，PAI 差异无显著性，说明长期灌胃大鼠不存在因纤溶活性增强或降低而出现的 PAI 变化。

由表 18.1、18.2 可知，实验剂量的白酒灌胃对于大鼠纤溶活性影

响不明显。白酒灌胃组 t-PA 水平虽有降低的趋势,其结果尚未表现出显著性差异。

2. 长期白酒灌胃对大鼠凝血功能的影响(表 18.3) 本实验中,除中药组外,各实验组 PT 均较对照组有明显缩短,高剂量白酒组、中剂量白酒加高脂饲料组动物有显著缩短 APTT 的作用。其余各组较对照组也有缩短的倾向,但尚未表现出差异有显著性。高、中、低剂量白酒组较对照组均有明显缩短 TT 的作用,而乙醇组与中剂量白酒加中药组未表现出差异有显著性,其中,高剂量白酒组与乙醇组灌胃浓度相同,但实验结果有差异。

表 18.3 长期白酒灌胃大鼠凝血三项时间的变化 [$\bar{X} \pm S$(单位:s)]

组别	动物数(只)	PT	APTT	TT
空白对照组	13	13.15±1.87	25.50±5.61	20.82±4.70
高剂量白酒组	21	11.61±2.19*	22.01±5.15*	14.51±4.51**
中剂量白酒组	11	11.10±1.09**	22.28±3.55	14.43±3.46**
低剂量白酒组	12	11.81±1.37	22.40±4.20	15.87±2.25**
中剂量白酒加高脂饲料组	29	11.40±1.40**	21.11±4.13*	16.93±4.02**
乙醇组	22	11.79±2.05*	22.83±4.89	17.35±4.35
中剂量白酒加中药组	26	12.59±1.99	23.00±4.39	18.69±5.68

注:各实验组与空白对照组相比,*$P<0.05$,**$P<0.01$;本实验采用手工检测的方法;个别血样凝血,故样本有脱漏

总之,采用白酒灌胃的大鼠凝血三项时间有普遍缩短,说明动物体内存在凝血因子激活的高凝血状态。

3. 长期白酒灌胃对抗凝功能的影响(表 18.4) 抗凝血酶Ⅲ(AT-Ⅲ)是血浆生理性抑制物中最重要的一种抗凝物质,对凝血酶的灭活

70%~80%由它完成,具有持久的灭活凝血酶的能力。AT-Ⅲ缺乏是发生静脉血栓与肺栓塞的常见原因之一,但与动脉血栓形成关系不大;AT-Ⅲ升高一般见于有出血倾向的低凝状态。可因高凝状态引起反馈性AT-Ⅲ升高,通过形成1:1共价复合物而灭活凝血酶、凝血因子Ⅸa、Ⅹa、Ⅺa、Ⅻa及纤溶酶、胰蛋白酶等活性因子或蛋白酶,而起到抗凝的作用。

高、中剂量白酒组AT-Ⅲ水平较空白对照组显著升高;其余各白酒组与空白对照组相比未表现出差异有显著性。由本实验可见,增加白酒灌胃量有增强抗凝活性的作用。

4. 长期白酒灌胃对内皮功能的影响(表18.5) 当血管内皮细胞受到损伤时,vWF大量释放入血,因此vWF是判断血管内皮细胞功能的指标。本实验中,各白酒灌胃组大鼠vWF水平较空白对照组差异无显著性,表明实验剂量的白酒灌胃不会造成血管内皮的损伤。

乙醇组动物vWF水平有显著性提高,说明乙醇稀释溶液灌胃较相同浓度的白酒更易明显损伤血管内皮,增加血栓形成的危险。

表18.4 白酒灌胃4个月大鼠的抗凝血酶Ⅲ(AT-Ⅲ)的变化

	动物数(只)	$\bar{X} \pm S$(%)	P值
空白对照组	10	75.23 ± 52.88	
高剂量白酒组	22	105.77 ± 44.80*	<0.05
中剂量白酒组	12	116.50 ± 49.44**	<0.01
低剂量白酒组	12	103.95 ± 31.44	>0.05
中剂量白酒加高脂饲料组	32	89.43 ± 32.01	>0.05
乙醇组	24	84.80 ± 27.01	>0.05
中剂量白酒加中药组	29	75.12 ± 23.81	>0.05

注:各实验组与空白对照组相比,*$P<0.05$,**$P<0.01$;在实验中,有的血样发生凝血或溶血,故有样本数减少

表 18.5　白酒灌胃 4 个月大鼠血管性血友病因子（vWF）的变化

组别	动物数（只）	$\overline{X} \pm S$（%）
空白对照组	12	10.49 ± 5.54
高剂量白酒组	14	12.71 ± 3.18
中剂量白酒组	12	12.79 ± 5.63
低剂量白酒组	12	11.69 ± 4.74
中剂量白酒加高脂饲料组	14	10.48 ± 4.33
乙醇组	14	14.59 ± 1.80*
中剂量白酒加中药组	16	10.04 ± 3.97

注：各实验组与空白对照组相比，*$P<0.05$，**$P<0.01$；在实验中，有的血样发生凝血或溶血，故有样本数减少

5. 长期白酒灌胃对大鼠血脂水平的影响（表 18.6）　各实验组与对照组相比 TG 差异无显著性；中剂量白酒加高脂饲料组动物 TC 显著升高，中剂量白酒组、乙醇组及中药干预组 TC 水平均显著降低；中剂量白酒加高脂饲料组血清 HDL 升高显著，而中药干预组的此种作用更为明显。其余各实验组与对照组相比亦有升高 HDL 的倾向，但尚未表现出差异有显著性。

表 18.6　长期白酒灌胃大鼠血脂水平（$\overline{X} \pm S$，mmol/L）

组别	动物（只）	TC	TCH	HDL
空白对照组	10	1.33 ± 0.20	1.50 ± 0.20	1.39 ± 0.15
高剂量白酒组	22	1.14 ± 1.17	1.50 ± 0.95	1.53 ± 0.21
中剂量白酒组	12	1.26 ± 0.27	1.05 ± 0.16**	1.37 ± 0.17
低剂量白酒组	13	1.14 ± 0.31	1.43 ± 0.25	1.61 ± 0.37
中剂量白酒加高脂饲料组	32	1.18 ± 0.18	1.85 ± 0.20**	1.86 ± 0.73**
乙醇组	24	1.17 ± 0.29	0.99 ± 0.33**	1.57 ± 0.36

（续表）

组别	动物（只）	TC	TCH	HDL
中剂量白酒加中药组	29	1.38±0.35	0.89±0.30**	2.74±0.27**

注：与空白对照组相比，*$P<0.05$，**$P<0.01$；在实验中，有的血样发生凝血或溶血故有样本数减少

  酒精在体内可转变为乙酸，乙酸使得游离脂肪酸的氧化减慢（竞争氧化），脂肪酸在肝内合成 TG，而且极低密度脂蛋白的分泌也增多。因此，酒精能增加血浆 TG 水平。对原有高 TG 血症者，饮酒能明显提高 TG 浓度。但对血脂正常的个体，并不会引起 TG 升高，这可能是由于代偿性脂蛋白脂酶活性增加所致；适量饮酒可以使 HDL-C 升高，减少体内 TC 的沉积，从而起到保护血管内皮的作用。但若继续加大酒量，则 HDL-C 也不再升高，且随着饮酒量增加使血清总胆固醇水平升高。由此可知，白酒对机体血脂水平的影响是与饮酒量的大小密切相关的。

  本实验各饮酒组 TG 水平与空白对照组相比差异无显著性，与文献报道相符。高脂饲料组动物血清 HDL 显著升高，其原因尚无法解释，估计存在实验误差，其余各实验组与对照组相比虽有升高 HDL 的倾向，但尚未表现出显著影响，其原因估计与样本量较少有关。由于 HDL 水平的增加，体内胆固醇沉积的减少也会相应地表现出来。也就是本实验得出的中剂量白酒组、中剂量白酒加药物组及乙醇组动物胆固醇水平降低的原因。

  各实验组中，中药干预组动物血清胆固醇水平明显降低，而 HDL 水平显著升高。说明解酒中药对于血脂水平可起到良性的保护作用。

(三)讨论

有报道认为酒精在保护心血管系统、抗 AS 方面存在着一种"U"形曲线关系。也就是适量饮酒能起到降低心血管疾病、抗 AS、预防动静脉血栓形成的作用。而长期过量饮酒反而会增加上述疾病的发生率。有关饮酒与健康的实验与临床研究有待进一步深入探讨。

参考文献

1. 任骏. 酒精对心血管系统的双向调节作用. 心血管病学进展, 1998, 19: 73-76.

2. 任雷鸣. 吴葆杰. 饮酒对血栓形成及血小板功能的作用. 河北医学院学报, 1986, 119-122.

3. 伍建中. 简述饮酒与健康. 国外医学社会医学分册, 1994, 11: 161-163.

4. 崔华. 何作云. 红葡萄酒抗动脉粥样硬化的效应及机理. 中国微循环, 2000, 4: 190-191.

5. DEMROW H S, SLANE P R, FOLTS J D, et al. Adminstration of wine and grape juice inhibits in vivo platelet activity and thrombosis in stenosed canine coronary arteries. Circulation, 1995, 91(4): 1 182-1 188.

6. 杨左廉. 酒精与缺血性脑梗塞. 国外医学神经病学神经外科学分册, 1990, (3): 185-188.

7. PAHOR M, GURALNIK J M, HAVLIK R J, et al. Alcohol consumption and risk of deep venous thrombosis and pulmonary emboliam in older persons. J Am Geriatr Soc, 1996, 44(9): 1 030-1 037.

8. CAMACHO T C, KAPLAN G A, COHEN R D. Alcohol consumption and mortality in Alameda county J Chronic Dis, 1987, 40: 229.

9. 王振义, 李家增. 血栓与止血基础理论与临床. 上海: 上海科学技术出版社, 1996, 103.

10. RIFO J, PARAMO J A, PANIZO C, et al. The incrense of plasminogen activator inhibitor activity is associated with graft occlusion in patients undergoing aorto-coronary bypass surgery. Br J Haematol, 1997, 99(2): 262–267.

11. 汪钟, 郑植荃. 现代血栓病学. 北京: 北京医科大学中国协和医科大学联合出版社, 1997, 1.

12. HILLBOM M. Oxidants, alcohol and stroke. Front Biosci, 1999, 4(8): 67–71.

13. RUF J C. Wine and polyphenols related to platelet aggregation and atherothrombosis. Drugs Exp Clin Res, 1999, 25(2-3): 125–131.

14. ARMSTRONG M A, FRIEDMAN G D. Alcohol and mortality. Ann Intem Med, 1992, 117: 646.

15. DOLDBERG D M, HAHN S E E. PARKES J G, et al. Beyond alcohol: beverge consunption and cardiovascular mortality. Clin Chim Acta, 1995, 237: 155.

［中国预防医学杂志，2003，4（4）：249-252］

十九、白酒对角叉菜胶所致大鼠尾部血栓形成的影响

摘要：观察白酒对角叉菜胶所致大鼠尾部血栓长度及其对凝血功能、纤溶功能的影响。方法：将大鼠随机分为6组，即模型对照组，正常对照组，阿司匹林组，白酒低、中、高剂量组，每组各10只。灌胃时间4个月，除正常对照组外，其他5组均用角叉菜胶构建尾部血栓模型，观察不同时间的黑尾长度，抽静脉血查 PT、FB、TT、PAI、t-PA。结果：24 h 及 48 h 后，白酒中、高剂量与模型对照组、阿司匹林组、白酒低剂量组相比黑尾长度延长，$P<0.05$；模型对照组、白酒高剂量组与正常对照组相比 PT 值显著延长，$P<0.01$；白酒中剂量组与正常对照组相比 PT 值延长，$P<0.05$；白酒低剂量组与模型对照组相比 PT 值缩短，$P<0.05$；白酒中剂量组与正常对照组相比 FB 值显著升高，$P<0.01$；其余各组与正常对照组相比 FB 值升高，$P<0.05$；白酒高、中剂量组与正常对照组相比 PAI 值升高，$P<0.05$。结论：本实验说明中剂量及大剂量白酒能增强角叉菜胶所致大鼠血栓形成的作用，少量白酒与口服阿司匹林对角叉菜胶所致大鼠尾部血栓形成无明显影响。

据以往的认识，少量饮酒能舒筋活血，对心脑血管疾病有预防作用，大量饮酒则促进心脑血管疾病的发作。本课题为探讨饮白酒量对机体血栓形成的影响，以大鼠为实验对象，应用角叉菜胶构建尾部血栓模型，

研究了饮白酒量对血栓形成的影响及机制。

（一）材料和方法

1. 动物

Wistar大鼠60只，雌雄各半，6周龄体重（200±20）g，由山东大学动物饲养中心提供，合格证号：200001003。

2. 药物与仪器

角叉莱胶（c1013Type Ⅰ Sigma）；白酒为北京红星二锅头酒，酒精度体积分数为56%，北京红星股份有限公司出品；肠溶阿司匹林片，25 mg/片，济南永宁制药股份有限公司；PAI及t-PA活性测定试剂盒，上海太阳生物技术公司；CA-500血凝仪，北京威士达医疗有限公司。

3. 方法

（1）分组与灌胃：将60只大鼠随机分为6组，即正常对照组、模型对照组、阿司匹林组、白酒低、中、高剂量组，各10只。各组均采用灌胃途径给药。灌胃量的计算：根据以往的文献，每人每日饮白酒不超过50 mL（30 g酒精）为宜，规定每人50 mL/d为少量饮酒，一般药理实验规定，大鼠的服药量为人的6~12倍，如以60 kg的人折算，人少量饮白酒的剂量为0.8 mL/（kg·d），则大鼠的白酒低剂量应为（4.8~9.6）mL/（kg·d），高、中剂量组应分别为低剂量的3倍和2倍。但是，大鼠不能耐受如此大容量的灌胃，况且白酒又不能像其他药物一样可以浓缩，而高浓度的白酒还会造成大鼠消化道的损伤。我们通过预实验摸索，发现将白酒用蒸馏水按一定比例稀释，将高剂量定为5 mL/（kg·d）比较安全，高于此标准则易造成大鼠死亡，中、低剂量组分别为2.5 mL/（kg·d）、1.5 mL/（kg·d），动物灌胃容积为 10 mL/kg，阿司匹林组为 5 mg/kg（以蒸馏水配成 0.5 mg/mL 浓度，摇匀使用），对照组给予等容量生理盐水灌胃。灌胃时间 4 个月，以大鼠寿命为 2.5~3 年计算，相当于 60 岁的人饮白酒 8 年。

（2）造模：于最后一次灌胃后开始造模，精密称取角叉菜胶，以生理盐水配成 4% 浓度；给大鼠称重，除正常对照组外，其他各组均于后足跖部皮下注射角叉菜胶，剂量为 20 mg/kg 体重。造模后将大鼠置于（18±1）℃室内饲养，测量大鼠尾长及造模 24 h、48 h、72 h 后黑尾长度。在最后一次测量黑尾长度后，各组大鼠以戊巴比妥钠麻醉，下腔静脉取全血，分装于 2 个试管，以枸橼酸钠抗凝，取全血 3 mL 即查血浆凝血酶原时间（PT）、血浆纤维蛋白原（FB）、凝血酶时间（TT），另取全血 2 mL 分离血浆，备查组织型纤溶酶原激活物（t-PA）、组织型纤溶酶原激活物的抑制物（PAI）。凝血功能由山东中医药大学附属医院化验室检测，t-PA、PAI 由齐鲁医院血栓与止血研究室检测。

4. 统计学方法：实验结果用方差分析及 q 检验做统计学分析。

（二）结果

（1）白酒对实验大鼠黑尾长度的影响：结果见表 19.1，19.2。

表 19.1　造模大鼠各组鼠尾长度测量结果

组别	动物数（只）	$\overline{X} \pm S$（cm）
模型对照组	10	17.55 ± 0.81
阿司匹林组	10	18.16 ± 1.28
白酒低剂量组	10	17.56 ± 2.31
白酒中剂量组	10	18.13 ± 1.20
白酒高剂量组	10	17.58 ± 0.79

注：经 F 检验，造模大鼠各组间尾长差异无显著性，$P>0.05$。

表 19.2　实验大鼠造模 24 h、48 h、72 h 黑尾长度（$\overline{X} \pm S$, cm）

组别	动物数(只)	24 h	48 h	72 h
模型对照组	10	1.30 ± 1.18	2.05 ± 1.33	2.80 ± 1.45
阿司匹林组	10	2.33 ± 2.35	2.76 ± 2.35	3.34 ± 2.16
白酒低剂量组	10	1.36 ± 1.90	2.01 ± 2.01	4.07 ± 4.95
白酒中剂量组	10	7.14 ± 6.23	8.07 ± 6.47	8.55 ± 6.66
白酒高剂量组	10	6.37 ± 6.98	7.15 ± 7.47	7.42 ± 7.49

经 q 检验，造模 24 h 和 48 h，白酒中剂量组黑尾长度与模型对照组、阿司匹林组、白酒低剂量组相比差异有显著性；造模 24 h 后，白酒高剂量组黑尾长度与阿司匹林组、白酒低剂量组相比差异有显著性，48 h 后与模型对照组、阿司匹林组相比差异有显著性；但白酒低剂量组与模型对照组和阿司匹林组三组之间差异无显著性；造模 72 h 后，各组动物之间黑尾长度相比差异无显著性。

以上结果表明：中、高剂量白酒有加重角叉菜胶所致的大鼠尾部血栓形成的作用；但是，未发现少量白酒和口服阿司匹林对角叉菜胶所致的大鼠尾部血栓形成有预防或减轻作用。

（2）白酒对实验大鼠凝血功能的影响：结果见表 19.3。

表 19.3　实验大鼠 PT、FB、TT 测定结果

组别	PT (s) 动物数（只）	PT (s) ($\bar{x} \pm s$)	FB (g/L) 动物数（只）	FB (g/L) ($\bar{x} \pm s$)	TT (s) 动物数（只）	TT (s) ($\bar{x} \pm s$)
正常对照组	7	8.46 ± 1.56	7	2.00 ± 0.77	7	30.99 ± 8.54
模型对照组	10	13.12 ± 2.40	10	4.28 ± 2.06	10	38.26 ± 5.87
阿司匹林组	10	10.78 ± 2.22	9	4.75 ± 1.61	10	44.0 ± 11.99
白酒低剂量组	10	10.28 ± 1.65*	10	4.51 ± 1.67*	10	39.88 ± 6.13
白酒中剂量组	9	11.37 ± 2.13^Δ	7	6.63 ± 2.55^Δ	10	42.36 ± 13.08
白酒高剂量组	10	12.07 ± 2.05^ΔΔ	10	4.60 ± 2.19^ΔΔ	10	41.47 ± 5.94

注：与正常对照组相比，Δ$P<0.05$，ΔΔ$P<0.01$；与模型对照组相比，*$P<0.05$。$n<10$ 的原因为抽血失败或仪器原因未出结果

表 19.3 结果表明：①角叉菜胶可以使大鼠 PT 值延长、FB 值升高，对 TT 值有使之升高的趋势，但无统计学意义。②少量白酒能预防角叉菜胶所致 PT 延长，中剂量与大剂量白酒则无此作用，阿司匹林也有使延长的 PT 缩短的趋势，但无统计学意义。③未发现白酒和阿司匹林能使升高的 FB 值下降。

（3）白酒对实验大鼠纤溶功能的影响：结果见表 19.4。

表 19.4　实验大鼠 PAI、t-PA 的比较（$\bar{X} \pm S$）

组别	动物数（只）	PAI (AU/mL)	t-PA (IU/mL)
正常对照组	8	0.1576 ± 0.0396	0.0385 ± 0.0333

（续表）

组别	动物数（只）	PAI（AU/mL）	t-PA（IU/mL）
模型对照组	10	0.1920 ± 0.0404	0.0365 ± 0.0373
阿司匹林组	10	0.1998 ± 0.0400	0.0336 ± 0.0212
白酒低剂量组	9	0.1964 ± 0.0249$^\Delta$	0.0391 ± 0.0250
白酒中剂量组	10	0.2241 ± 0.0270$^\Delta$	0.0465 ± 0.0460
白酒高剂量组	10	0.2134 ± 0.0449$^\Delta$	0.0260 ± 0.0234

注：与正常对照组相比，$\Delta P<0.05$

由表19.4可见，大量和中量白酒使尾部血栓形成大鼠PAI升高，通过PAI活性的升高可以影响纤溶系统。从而对纤溶系统有抑制作用。

（三）讨论

角叉菜胶是从海藻中提取的含硫酸多糖物质，可用于制备多种组织炎症模型。胡三觉等人发现可以用它造成大鼠尾部血栓形成模型，并发现大鼠注射角叉菜胶后血小板聚集性、血小板数及血黏度都未出现明显改变，提示角叉菜胶并非通过全身血液流变学的变化引起尾部血栓形成，可能是通过局部炎症与内皮细胞的损坏。有证据证明，适度饮酒可减少冠心病的发病率，其机制50%左右系通过升高HDL而实现，其余50%中的一部分，可由抑制血小板聚集来解释。但是另有研究证明急性酒精中毒及大量饮酒可使血栓栓塞性疾病的发病率显著增加，Hillbom发现大量饮酒者可以由于心脏及大动脉血栓的形成导致缺血性中风的发生。

本实验发现中剂量、大剂量白酒可使角叉菜胶所致尾部血栓长度明显增加，推测其机制为多量白酒可加强角叉菜胶的内皮细胞损伤，实验还说明少量白酒及口服阿司匹林对这种致血栓作用没有预防功能，因为少量白酒主要依靠影响脂蛋白和抗血小板而抑制血栓形成。

注射角叉菜胶形成尾部血栓后，必须消耗大量的凝血因子，类似DIC的机制，故导致PT的延长。有资料报道，家兔静脉注射角叉菜胶后凝血时间延长。本实验验证了上述观点。由于凝血因子缺乏，体内的纤维蛋白原不能变成纤维蛋白，故FB均较正常组增高，但对TT无影响，说明这种致血栓作用主要通过影响外源性凝血系统来实现。少量白酒及口服阿司匹林可使PT值趋于正常，中剂量、大剂量白酒则无此作用。比较合理的解释是少量白酒及口服阿司匹林能减少凝血因子的消耗，由于它们二者有抗血小板作用，可抑制血小板合成、释放凝血因子，减弱其致凝活性。

血栓形成也影响纤溶系统，血栓形成或血管堵塞后PAI活性均增高。本实验发现，造模各组的PAI活性均高于正常对照组，与文献报道一致，其中白酒中、高剂量组血栓形成大鼠PAI活性与正常对照组比较差异有显著性。血浆PAI活性的这种改变可能由于血栓形成时组织缺氧而刺激PAI mRNA产生增多，从而促使机体PAI表达及释放增多。本实验中t-PA水平各组之间差异无显著性，t-PA是体内天然存在的纤溶酶原激活剂，对维持血管内血流的通畅起重要作用；PAI-I与t-PA结合成1∶1复合物，使之灭活。实验结果说明中量、大量白酒可使角叉菜胶所致尾部血栓长度明显增加，其机制可能与血浆PAI活性升高有关。

总之，本试验说明少量白酒与口服阿司匹林对角叉菜胶所致大鼠尾部血栓无预防或减轻作用，说明它们的抗凝作用不是通过保护血管内皮，而是通过抗血小板作用实现的；中剂量及大剂量白酒有增强角叉菜胶所致尾部血栓形成的作用，其机制为PAI活性增高，抑制了纤溶系统。因此，建议不要把白酒作为预防血栓形成的方法。

参考文献

1. 刘同想，廖忠友，卢斯科，等饮酒量对中老年人体质、血脂及高血压、冠心病的影响. 解放军预防医学杂志，1994, 12: 489-490.

2. 胡三觉，田巧莲，顾建文，等一种新的体内血栓形成动物模型。中华血液学杂志，1993, 14: 541-542.

3. Ruf JC. Wine and polyphenols related to platelet aggregation and athe -rothrombosis. Drugs Exp Clin Res, 1999, 25 (2-3): 125-131.

4. Hillbom M, Numminen H, Juvela S. Recent heavy drinking of alcohol and embolic stroke. Stroke, 1999, 30: 2 307-2 312.

5. Anderson W, Duncan JGC. The anti coagulant activity of carrageenan. J Pharm Pharmac, 1965, 17: 647.

6. 刘国勋，吴铁，陈志东，等. 抗栓中药对小白鼠体内血栓形成及血浆 t-PA 及 PAI 的影响. 白求恩医科大学学报，1999, 25: 496-497.

7. Pinsky DJ, Liao H, Lawson CA, et al. Coordinated induction of plasminogen activator inhibitor -1 (PAI -1)and inhibition of plasminogen activator gene expression by hypoxia promotes pulmonary vascular fibrin deposition. J Clin Invest, 1998, 102: 919-928.

［中国预防医学杂志，2004，5（3）：161-163］

二十、592例心、脑血栓性疾病患者饮酒量对血脂、血糖、血压的影响

摘要： 选取592例心肌梗死或（和）脑梗死（腔隙性脑梗死除外）的男性患者为研究对象，按照饮酒量的不同进行分组，观察了饮酒量对心脑血栓病患者血脂、血糖、血压的影响。结果：未发现单纯少量饮酒的降TC、TG作用及升HDL作用。大量饮酒者TC有下降的趋势；单纯中大剂量饮酒可能使血糖降低，而合并吸烟则使这种作用消失；在有吸烟习惯的人中少量饮酒也升高血压，饮酒与吸烟结合起来的致高血压作用比较强。

心、脑血栓性疾病在疾病所致的死因中占首位，预防该病的发生有重要意义。近年研究饮酒对血脂、血小板聚集率、血管腔形态均有影响，饮酒不当与血栓性事件的发生有着密切的关系；相反，适当饮酒可降低血栓性事件的发生率。本研究探讨了饮酒对血栓形成的影响。

（一）研究对象与分组

观察对象为592例初次发病的心脑血栓（心肌梗死或脑梗死）男性患者。为了消除吸烟因素的影响，将所选病例按照是否吸烟分为不吸烟组和吸烟组，一组为无吸烟习惯者，共计288例；另一组为有吸烟习惯者，共计304例。在这两组中按照月饮酒量的不同分别将其分

为四组：①不饮酒组：无饮酒习惯；②少量饮酒组：月摄入乙醇量为 0~0.5 kg；③中量饮酒组：月摄入乙醇量为 0.5~1.5 kg；④大量饮酒组：月摄入乙醇量 >1.5 kg。经卡方检验，各组患者在居住环境、职业分布、饮食习惯、患病情况、家族史、遗传史情况构成比方面无显著性差异（$P>0.05$），具有可比性。

（二）统计方法

采用 SAS（6.12 版）数理统计软件分析。计数资料用卡方检验，计量资料用方差分析及 q 检验。

（三）临床资料分析

体重指数、血脂、血糖、血压的影响结果见表 20.1~20.3。

1. 饮酒量对无吸烟习惯的心、脑血栓病患者各指标的影响

表 20.1 不同饮酒量患者年龄、BMI 的比较（$\overline{X} \pm S$）

	n	年龄（岁）	体重指数
不饮酒组	123	64.20 ± 10.52	23.92 ± 3.20
大量饮酒组	37	56.78 ± 10.61△△	25.02 ± 2.85
中量饮酒组	49	58.00 ± 11.99△△	24.28 ± 2.68
少量饮酒组	79	59.36 ± 10.64△△	24.91 ± 2.12△

与不饮酒组比较，$\triangle P<0.05$，$\triangle \triangle P<0.01$

表 20.2 不同饮酒量患者血糖、血压的比较（$\overline{X} \pm S$）

	n	BS（c/mmol/L）	SBP（p/kPa）	DBP（p/kPa）
不饮酒组	123	5.93 ± 2.45	19.52 ± 2.80	11.71 ± 2.14
大量饮酒组	37	5.97 ± 1.69	19.51 ± 3.39	11.84 ± 1.88
中量饮酒组	49	6.28 ± 1.81	19.56 ± 2.81	11.50 ± 1.79

（续表）

	n	BS (c/mmol/L)	SBP (p/kPa)	DBP (p/kPa)
少量饮酒组	79	6.49 ± 2.19	18.88 ± 2.51	11.60 ± 1.43

表20.3　不同饮酒量患者血脂的比较（$\bar{X} \pm S$）c/mmol/L

	n	TG	TC	HDL-C	LDL-C
不饮酒组	123	1.58 ± 0.91	5.50 ± 1.36	1.34 ± 0.42	2.73 ± 1.29
大量饮酒组	37	1.59 ± 0.86	5.52 ± 1.47	1.26 ± 0.66	2.63 ± 1.59
中量饮酒组	49	1.47 ± 0.87	5.75 ± 1.31	1.25 ± 0.43	2.84 ± 1.20
少量饮酒组	79	1.83 ± 0.96	6.02 ± 1.39	1.21 ± 0.41	3.18 ± 1.16

结果表明：饮酒组患者的平均年龄较低，少量饮酒组患者的BMI较不饮酒组患者的BMI高，统计学均有显著性差异。中、少量饮酒的血糖值、TC值高于正常，随饮酒量的增加平均TC、LDL-C有下降的趋势，少量饮酒组的TG和LDL-C的水平高于正常值。

2.饮酒量对伴吸烟习惯的心、脑血栓患者体重指数、血脂、血糖、血压的影响。结果见表20.4~20.6。

表20.4　不同饮酒量对伴吸烟习惯患者年龄、BMI的影响（$\bar{X} \pm S$）

	n	年龄（岁）	体重指数
不吸烟、不饮酒组	123	64.20 ± 10.52	23.92 ± 3.20
吸烟、不饮酒组	67	64.65 ± 9.99	24.08 ± 2.75
吸烟、大量饮酒组	80	58.09 ± 10.72++△△	24.17 ± 3.27
吸烟、中量饮酒组	81	56.68 ± 11.81++△△	24.76 ± 2.59
吸烟、少量饮酒组	76	64.33 ± 9.21##**	23.71 ± 2.77

与不吸烟、不饮酒组比较，+$P<0.05$，++$P<0.01$；与吸烟、不饮酒组比较，△△$P<0.01$；与吸烟大量饮酒组比较，##$P<0.01$；与吸烟、中量饮酒组比较，**$P<0.01$

表 20.5　不同饮酒量对有吸烟习惯患者血糖、血压的影响（$\overline{X}\pm S$）

	n	BS（c/mmol/L）	SBP（p/kPa）	DBP（p/kPa）
不吸烟、不饮酒组	123	5.93 ± 2.45	19.52 ± 2.80	11.71 ± 2.14
吸烟、不饮酒组	67	6.76 ± 2.93	18.39 ± 2.75+	11.12 ± 1.77+
吸烟、大量饮酒组	80	6.03 ± 2.51	19.61 ± 3.18	11.87 ± 2.05
吸烟、中量饮酒组	81	6.59 ± 2.44	19.29 ± 3.05	11.90 ± 1.79
吸烟、少量饮酒组	76	5.83 ± 1.91	20.03 ± 2.88△△	12.39 ± 1.61△△

表 20.6　不同饮酒量对有吸烟习惯患者血脂的影响（$\overline{X}\pm S$，c/mmol/L）

	n	TG	TC	HDL-C	LDL-C
不吸烟、不饮酒组	123	1.58 ± 0.91	5.50 ± 1.36	1.34 ± 0.42	2.73 ± 1.29
吸烟、不饮酒组	67	1.57 ± 1.09	5.58 ± 1.81	1.31 ± 0.51	2.81 ± 1.40
吸烟、大量饮酒组	80	1.70 ± 0.71	5.64 ± 1.23	1.29 ± 0.51	2.46 ± 1.46
吸烟、中量饮酒组	81	1.76 ± 0.87	5.84 ± 1.30	1.29 ± 0.50	2.85 ± 1.05
吸烟、少量饮酒组	76	1.59 ± 0.73	5.73 ± 1.42	1.30 ± 0.34	2.90 ± 1.43

结果表明：在有吸烟习惯的患者中，大量饮酒及中量饮酒的平均年龄较低，少量饮酒及不饮酒组、不吸烟不饮酒组的平均年龄较高。少量饮酒的舒张压、收缩压与吸烟不饮酒组相比升高，统计发现单纯

吸烟组血压最低，难以解释，有待进一步研究，可能与未对吸烟量分级有关。中量饮酒的心、脑血栓病患者的 TG、TC 高于正常，少量饮酒的心、脑血栓病患者的 TC 略高于正常。

（四）讨论

1. 饮酒量对心、脑血栓疾病患者血脂的影响

熊和义等发现每月饮白酒 0.5 kg 以上各组 HDL-C、APOA$_1$ 和 APOA$_1$/B 显著高于非饮酒组，每月饮白酒 >0.50~1.5 kg 使 HDL-C、APOA$_1$ 水平和 APOA$_1$/B 比值升高，继续增加饮酒量则使 TC 水平显著增高。本研究认为，单纯少量饮酒组 TG、TC、LDL-C 的数值在各组中最高，HDL-C 的数值在各组中最低，因此，少量饮酒对血脂代谢并无益处。中量饮酒组患者 TG 值最低，随着饮酒量的增加 TC 有下降的趋势，大量饮酒组患者的 TC 值在饮酒组患者中最低，但其数值仍高于不饮酒者。因此，只有饮酒达到一定的量才能使 TC 和 TG 下降，这与上述报道不同。如合并吸烟，大、中量饮酒者的 TC、TG 与不吸烟不饮酒者、吸烟不饮酒者相比有增高的趋势，提示饮酒并吸烟能升高血脂，有人发现吸烟者 APO-B 高于非吸烟者，HDL-C 明显低于非吸烟者。

2. 饮酒量对心、脑血栓疾病患者血糖的影响

广东省糖尿病流行病学调查协作组的结论是：大量吸烟、饮酒是糖尿病可变的、非独立的危险因素，与年龄、少运动和家族史等主要危险因素有明显的相乘交互作用，即使每日吸烟 >25 支或每周饮酒 >7 次，也未见显著性。本研究发现，无吸烟习惯的患者中，以不饮酒组血糖最低，少量饮酒组最高，可见少量饮酒对降低血糖并无益处，随着饮酒量的增加，血糖有降低的趋势，可能与适量饮酒增加胰岛素敏

感性有关。少量饮酒血糖控制不佳的原因为饮酒导致饮食控制难以执行。在有吸烟习惯的患者中，发现吸烟不饮酒组（单纯吸烟）的血糖最高，少量饮酒并吸烟组血糖最低，推测吸烟可能使血糖升高，在此基础上如合并饮酒，则有使血糖下降的作用。

3. 饮酒量对心、脑血栓疾病患者血压的影响

据1991年全国高血压调查显示，饮酒能提高高血压的患病率，饮酒导致高血压的机制为：交感神经系统活性增强，压力感受器反射性调节失灵；通过乙醇抑制 11β-羟化固醇脱氢酶2型的催化活性，致使血浆皮质醇水平升高诱导高血压；促进了肾素—血管紧张素—醛固酮的作用。本研究发现，无吸烟习惯患者各组SBP、DBP均高于正常，组间无显著性差异，提示单纯饮酒这一因素对有心、脑血栓疾病患者的血压无明显影响，原因为心、脑血栓疾病对血压的影响较大，许多患者在住院期间进行的治疗掩盖了饮酒量对高血压的影响。在有吸烟习惯的病例中，少量饮酒组的SBP、DBP高于不饮酒组，提示饮酒与吸烟结合起来的致高血压作用较强。

总之，研究发现少量饮酒并无降脂、降糖效应，中大量饮酒者患病年龄较低，所以未发现少量饮酒对血栓形成有保护作用，大量饮酒肯定有害。

参考文献

1. 熊和义，赵瑞祥. 长期饮酒对老年人血脂脂蛋白及载脂蛋白A1、B水平的影响[J]. 中国疗养医学, 2002, 11(1): 30~31.

2. 马温良，王艳，陈荣杰. 吸烟与动脉硬化性脑梗死关系的研究［J］. 中国慢性病预防与控制, 1999, 7(3): 100~101.

3. 广东省糖尿病流行病学调查协作组. 吸烟、饮酒的糖尿病危险性分析［J］. 广东

医学, 2001, 22(6): 459~462.

4. 全国血压抽样调查协作组. 饮酒与血压：1991年抽样调查结果［J］. 高血压杂志, 1995, 3(增刊): 50~54.

［山东中医药大学学报，2004，28（4）：269-271］

第二部分

桃李芬芳　硕果累累

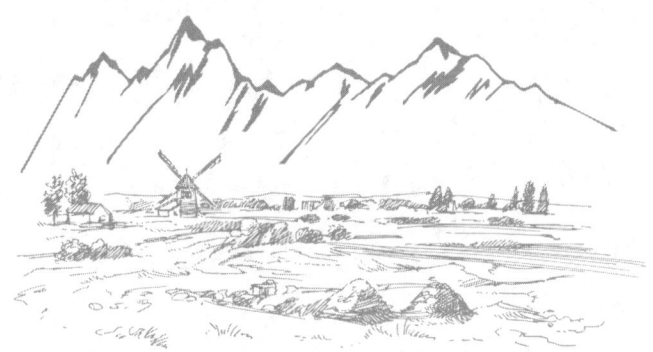

一、科研综述

在医教研工作中,我将指导研究生完成的毕业论文,以及与研究生合作撰写的文章作为摘要录入。这些论文中除了体现我的学术思想外,还包含着研究生通过临床研究和动物实验,进行的验证和阐发,展现与研究生一起走过的科研历程。文后附有参考文献,可供读者进一步深入研究。

(一)高血压病研究

高血压是常见的心血管疾病,当前认为原发性高血压多与遗传因素有关。主要累及心脏、肾脏及脑,引起心室肥厚、肾功能不全、心肌梗死、脑卒中等疾病。高血压病属于中医"眩晕"的范畴,多责之于肝,可累及心、肾、脑,本病前期多见心肝火旺、痰瘀阻络等实证,后期多见阴虚阳亢、阴阳两虚、肾精亏虚等虚证。我们主要从中医药治疗老年性高血压及中青年高血压两方面进行研究。

1. 老年性高血压病研究

老年性高血压病多表现为本虚标实,以虚为本,虚实夹杂。气血两虚、肾精亏虚为本,痰浊、瘀血为标。临床上大体可分为气血两虚、痰瘀阻络或肾精亏虚、阴阳失和两型。

（1）气血亏虚，脏腑精血不足是老年性高血压病发生发展的基础，痰浊瘀血是重要的病理机制。脾胃为后天之本，气血生化之源，脾虚气血生化不足，气血两虚，无力推动血液运行，血运瘀滞；脾虚运化无力，痰湿内生，痰瘀互结，瘀阻脉络，上犯清窍，清窍失养，发为眩晕。临床常见头晕，神疲乏力，气短懒言，面色无华，纳差等气血亏虚之象。治疗上应以益气养血，升清降浊，化瘀祛痰为主。孙英新在临床研究及毕业课题中均深入观察定眩降压合剂治疗老年高血压病的影响，研究表明定眩降压合剂不仅能有效降低血压、改善症状，还对血脂、血流变、血浆内皮素、降钙素基因相关肽、血管紧张素Ⅱ含量有良性调节作用。动物实验表明定眩降压合剂不仅使自发性高血压大鼠的血压显著降低，同时可降低其血浆ET、AT-Ⅱ、血栓素A2（TXA2）含量及ET/CGRP比值，升高血浆CGRP水平。还能降低其血清超氧化物歧化酶（SOD）及丙二醛（MDA）含量，具有抗氧化能力。赵西敏在毕业课题研究中同样认为气虚血瘀、络脉不畅是老年高血压病的重要病机，益气活血通络法是治疗该病的重要治法。以养脏通络降压合剂治疗气虚血瘀型老年高血压疗效显著，降至理想血压水平后，能保持相对稳定，波动幅度小，并能有效地改善头晕、头痛、气短、乏力、耳鸣等症状，还可降低血糖、血脂、血黏度、改善微循环。

（2）肾精亏虚为中老年人高血压辨证的第一要素，阴阳失和是病理演变的关键。肾精亏虚，其实质就是肾阴、肾阳双方低水平的相对平衡，而阴阳互根互用，可以相互转化，所以治疗时在补肾益精基础上，注重调和肾阴肾阳，即"阴中求阳，阳中求阴"。临床常见眩晕、头痛、耳鸣或耳聋、腰膝酸软、足跟痛、健忘失眠、小便不利、夜尿频多、性功能减退、神疲乏力、少气懒言、心悸、畏寒肢冷、面足水肿等症。

如蔚永运研究固本降压流膏对老年高血压及左室肥厚的影响，发现高血压左心室肥厚与 Ang Ⅱ 血清前胶原 P Ⅲ P、P Ⅳ P 的增加相关，固本降压流膏能有效降低 Ang Ⅱ 含量，降低血清中 Ⅲ、Ⅳ 型前胶原肽含量，逆转左室肥厚，并调节血脂，改善血液流变学等的作用。

孔祥英发现具有滋阴潜阳、活血通络功效的滋肾活血合剂能较好地降低偶测血压、脉压及 24 h 动态血压，改善临床症状，调节血管活性物质，降低血液黏稠度，改善高血压病左室舒张功能障碍。鲍霞的论文提出由于现代生存环境的变化和生活方式的改变，老年人体质发生了很大变化，虚损之候逐渐减少，邪实表现日益突出，导致老年高血压患者实证日益增多，热毒内盛、瘀血阻络是其重要病机，清热解毒、活血化瘀是其重要治法。临床研究证实了具有清热活血作用的黄连清降合剂不仅具有显著的降压疗效，而且能明显改善临床症状及相关生化指标。

2. 中青年高血压研究

中青年人体质特点为"阳常有余，阴常不足"。阴不敛阳，情志过激，引动肝火；素体阳盛，嗜食烟酒、肥甘、辛辣等不良刺激，使脾胃运化失司积滞生痰。所以，中青年高血压多表现为心肝火旺、肝阳上亢、痰湿壅盛证。

（1）阳盛体质是高血压心肝火旺证形成的内在基础。情志失调是主要的诱发或加重因素。现在的中青年人，饮食结构改变，过食肥甘，热量过剩日趋严重，过剩的热量以"火"的形式悄悄改变人的体质；同时，嗜烟酗酒严重，烟酒性偏燥热，过度吸烟酗酒，体内"火热"渐增，导致阳盛体质增多。情志过极，肝气暴张，肝气冲逆，极速化火；情志不遂，忧思疑虑，肝失疏泄，气机不畅，郁而化火。七情怫郁，肝火引动心火，心火暴张，扰动心神，出现心神不宁的表现。肝为心之母，心为肝之子，心气通于肝气，心火、肝火可相激相助，形成心肝火旺证。临床常见头胀痛、晕眩、面红潮热、心烦易怒、焦躁不安、心悸、失眠、多梦、气短乏力、汗出、溲赤、便秘等症，严重时引起肝风内动，出现手足震颤、筋惕肉瞤、眩晕欲仆。治疗上应清肝火、泻心火，以正本清源；辅以通大便、利小便，釜底抽薪。袁成民等人研究黄连清降合剂对高血压的影响，表明黄连清降合剂能显著降低自发性高血压大鼠的血压及血浆肾素、Ang Ⅱ、ET-1、肾动脉中膜厚度/管腔半径、中膜面积/管腔面积，预防血管重构。临床研究表明，黄连清降合剂能够降低血压，改善动态血压，疗效平稳，从而减少靶器官损伤，降低心脑血管意外的发生。田相同等人观察新加钩藤片治疗高血压病，逆转心室肥厚的疗效，结果显示新加钩藤片在降压的同时，能够逆转左室肥厚，预防心室重构。仇玉平等人研究安神降压合剂对伴有焦虑的原发性高血压的影响，研究显示安神降压合剂能够降低交感神经活性，抑制血浆去甲肾上腺素、肾上腺素、Ang Ⅱ表达，从而改善焦虑症状及降压疗效。而且其不仅降压效果显著，还能够降低血脂和血黏度，降低内皮素水平。李运伦的论文提出了心肝火盛、热毒内生是导致高血压病的病机理论，证实具有泻肝宁心、清热解毒功效的黄连清降合剂不仅具有显著的临床疗效，而且能降低血脂，改善血液流变学，改善心肌缺血及心律失常，提高心脏的舒张功能。黄连清降合剂能降低SHR的血压，呈明显的时效、量效关系；能降低血浆内皮素、升高血清一氧化氮并调节二者的平衡，具有明显的抗氧化、抑制脂质过氧化、抗炎症因子损伤的作用，降低血浆血管紧张素Ⅱ的水平，抑制RAS系统的活性，抑制主动脉壁bFGF和KI-67等生长促进因子的表达，减轻血管损害，从而保护血管，逆转心脑损伤，从整体、细胞和分子层次上揭示了黄连清降合剂抗高血压的作用机制。

（2）痰湿壅盛是中青年高血压的重要病机。40岁后机体各脏腑功能减退，在外感、内伤七情、饮食、劳倦等因素的作用下，导致气血运行不畅，水液代谢、输布失常，津液不归正化，而生痰浊、瘀血。痰浊和瘀血形成以后又进一步影响脏腑，导致脏腑的功能活动失调，气机的升降出入失常，气机逆乱，清阳不升，浊阴不降，痰瘀上蒙清窍而发为眩晕、头痛。治疗应以化痰通络，活血化瘀为主。袁成民等人研究八物降压冲剂治疗原发性高血压的临床及实验研究发现，八物降压冲剂能够改善高血压患者的动态血压，减慢心率，降低血脂，改善血液流变学指标；八物降压冲剂可明显降低肾性高血压大鼠的收缩压，抑制水钠潴留导致的体重增加，减轻左心室壁厚度，降低左肾萎缩程度，降低 Ang Ⅱ 水平。

对于高血压性肾损害，郭兆安通过研究指出湿浊内蕴证是其主要临床表现。由清热解毒药和祛湿药组成的连黄降浊颗粒是治疗高血压性肾损害尤其是肾功能衰竭期的有效药物，其具有有效降压作用，并在此基础上改善肾功能、减轻肾脏病理损害、调节内源性血管活性物质的代谢、纠正甲状旁腺功能亢进、改善临床症状。米加通过研究总结出老年高血压的四种证型及对应的治疗方药：①阴虚阳亢、血瘀热毒型——新加天麻钩藤饮；②脾肾亏虚、痰湿内盛型——新加半夏白术天麻汤；③肾精亏虚、阴阳失调型——新加二仙汤；④脾肾两虚、气血不足型——归脾汤加减。这为将来进一步的试验研究提供了临床依据，寻找出了老年高血压病新的辨证施治规律。

（3）热毒已经成为高血压病的重要病理因素。我们通过对

1989~1999年10年间我院292例高血压人群回顾性分析发现,肝阳上亢、痰湿壅盛多见于中青年高血压患者,阴虚阳亢、肝肾阴虚、阴阳两虚多见于中老年高血压患者,高血压Ⅰ、Ⅱ期以阴虚、阳亢、痰湿为主,Ⅱ、Ⅲ期以气阴(阴阳)两虚、血瘀为主。高血压患者热证表现突出,红舌占40.07%、暗紫舌占36.30%,黄苔占62.67%,其中黄腻苔占22.26%,应用清热解毒中药占50.3%,热毒已经成为高血压病的重要病理因素。我们认为热毒的发生与当前社会生活方式的改变,阳盛体质逐渐增多,精神压力增加,饮食不节等因素关系密切。热毒的形成与痰浊、瘀血、火热三者密切相关。痰浊、瘀血内生,加上阳盛体质,日久从热化火,火热痰瘀交结不去,伏于体内,侵于脉络,蕴积不解,终酿热毒。所以热毒已经成为高血压病重要的病理因素,清热解毒是治疗高血压病的重要治法。鲍霞的论文提出由于现代生存环境的变化和生活方式的改变,老年人体质发生了很大变化,虚损之候逐渐减少,邪实表现日益突出,导致老年高血压患者实证日益增多,热毒内盛、瘀血阻络是其重要病机,清热解毒、活血化瘀是其重要治法,临床研究证实了具有清热活血作用的黄连清降合剂不仅具有显著的降压疗效,而且明显改善临床症状及相关生化指标。彭敏则研究了热毒对血栓形成的影响,提出热毒是血栓形成的始动因素,热毒导致血栓形成的靶部位是络脉的论点,并立清热解毒通络法,通过实验及临床研究验证了解毒通络合剂对血栓形成的治疗作用。

李晓总结了我多年治疗高血压病的经验,从调理肝肾入手,以滋阴清热潜阳,活血化瘀为高血压的治疗大法,选择从外治疗,以外治剂型——脉和降压膏,采用涌泉、神阙穴位贴敷对高血压患者进行临床观察。结果表明降压疗效显著,症状改善明显,若结合内服疗法则降压效果更为明显,并有良好的口服降压药停减率。能双向调节脑血流,改善脑血管弹性指标。动物实验也表明脉和降压膏对肾性高血压犬有抗高血压作用,对完整家兔皮肤无刺激性和经皮毒性。这不仅丰富了中医药对高血压病的治疗学内容,对传统中医外治法和现代透皮治疗的结合也作了有益的探索和尝试,值得进一步研究。

(二)冠心病研究

冠心病是由于冠状动脉粥样硬化造成血管狭窄、闭塞或冠状动脉痉挛,微小血管病变导致心肌缺血缺氧而引起以发作性胸痛为主要表现的临床综合征。冠心病属中医"胸痹心痛"范畴,病位属心,病变在脉络,病机本虚标实,气血阴阳亏虚为本,气滞、寒痰、瘀血为标,情绪、寒冷、饮食、劳累是诱发或加重因素。

1. 病因病机及辨证分型

病因可分为内因、外因。外因多由于社会生活环境改变,压力增大,心理负担加重,乐享安逸,疏于运动,嗜食肥甘厚味,暴饮暴食,饮酒过度,导致脾胃运化失常,痰湿内生。内因多为肝、脾、肾三脏虚损,痰湿、瘀血内生,阻塞脉道。病位在心,与肝脾肾三脏,尤以脾脏为重。一则过食膏粱厚味,损伤脾胃,运化不利,痰湿内生;二则思虑过度,劳伤心脾,或恼怒伤肝,肝失疏泄,肝气横逆犯脾,脾胃运化失司而成痰湿。三则年老体虚,肾精亏虚,精血不足,血脉不利,血行迟缓而致血脉瘀滞,痰浊凝聚。在内、外因的作用下,肝脾肾三脏亏虚,气血阴阳亏虚,引起阳虚寒凝,痰浊内阻,或气虚血瘀,脉络瘀阻;七情内伤,郁而化火,煎灼津液,伤及脉络;肝郁气滞不舒,气机升降失常，郁闭脉络；素体阳盛，嗜食烟酒辛辣，痰瘀互阻，日久化火，火盛成毒，热、痰、瘀胶结缠绵，伤及脉络，发为胸痹。此外，营卫失调亦可引起脉络失养或脉络瘀阻，导致胸痹心痛。

2. 治法方药

治疗时应在常规祛寒通阳、活血化瘀的基础上，注重清热解毒、安神定志、调和营卫、祛风通络等治法。祛寒通阳多配伍附子、肉桂、干姜、花椒大剂热药，佐以活血理气药以通心脉。活血化瘀常配伍清热药，或选择具有清热作用的活血药，如赤芍、丹参、三七、当归、冰片等。清热解毒法常在益气活血的基础上，配伍玄参、连翘、黄连、黄芩、冰片、豨莶草、丹参等药物。安神定志法应注意情志的调节，若肝气郁结或肝脾不调，郁而化火，常用柴胡疏肝散、逍遥散、丹栀逍遥散配伍；若肝血不足，用酸枣仁汤；若阴虚火旺，常用黄连阿胶汤、交泰丸；若操劳过度，心血暗耗，则用归脾汤。常配伍黄连、柴胡、郁金、牡丹皮、当归、茯苓、酸枣仁、知母、菖蒲等药物。调和营卫法常在桂枝汤的基础上加用玄参、连翘。祛风通络法多配伍防风、羌活、葛根、细辛、豨莶草、青风藤等药物，以行气活血。

3. 冠心病辨证论治研究

（1）活血化瘀治疗冠心病的研究

从清代王清任《医林改错》论述瘀血理论及活血化瘀治法开始，活血化瘀疗法已成为当前治疗冠心病的主流。我读研究生期间跟随周次清教授参与活血化瘀治疗冠心病方面的研究。周老指出气虚血瘀是心血管病发病的一个重要因素，益气活血是治疗冠心病的基本方法，治疗应以益气活血化瘀为原则。研究证实冠心灵能够明显改善冠心病心绞痛发作次数及心电图疗效。方中用黄芪、丹参益心肺气，养血活血，温通经络，山楂、葛根能化瘀降血脂。其后我们对角叉莱胶致大鼠尾部血栓及中药通心络、解毒通络合剂的抗栓作用机制进行研究，发现角叉莱胶致大鼠尾部血栓可能是通过激活血管炎症反应，使IL-1β表达增加，炎细胞趋化、浸润，导致血管内皮细胞损伤，激活外源性凝血系统，同时能够抑制血栓形成的纤溶系统。通心络能够提高AT-Ⅲ依赖性抗凝和增强继发性纤溶作用，但对IL-1β无影响。而解毒通络合剂在减轻角叉莱胶所致大鼠血栓作用的同时，能够抑制IL-1β表达，减轻炎症反应，从而保护血管内皮细胞。

人参健心汤治疗冠状动脉血流重建术后冠心病60例研究发现，其能够减轻心绞痛发作次数，改善心功能，改善中医症状。人参健心胶囊能够抑制心衰大鼠神经内分泌激活，降低IL-6、ET-1、AngⅡ和NO水平，改善阿霉素所致心衰大鼠的心室肥厚和心肌重构。李爱民的课题同样研究探讨人参健心胶囊治疗冠心病胰岛素抵抗的作用机制，阐明其改善胰岛素抵抗与炎症状态、脂质代谢、凝血纤溶、内皮功能紊乱的关系，为治疗冠心病及胰岛素抵抗提供安全有效的药物。李静研究中药对冠状动脉成形术后再狭窄的影响，观察清通胶囊对此类患者的临床作用，以及对小型猪植入过大支架致冠状动脉再狭窄模型的影响，结果证实清通胶囊主要通过降低炎症反应，抑制血小板活化，降低脂质过氧化，减轻内皮损伤，从而抑制平滑肌细胞增殖、细胞外基质堆积及血管的负性重构，达到防治冠状动脉血管成形术后再狭窄的目的。

（2）安神定志法治疗冠心病研究

对更年期妇女胸痹心痛患者证候特点及中医辨证分型分析发现，更年期妇女胸痹心痛与高血压、高血脂、糖尿病无关，与绝经年数、遗传病史相关。非冠心病患者以标实为主，心神不宁及气滞证型较多见；冠心病患者易合并心神不宁，情绪是冠心病的重要发病机制及诱因。

（3）调和营卫法治疗冠心病研究

《难经》云："损其心者，调其营卫。"指出营卫失和可引起心脏疾患，反之，心脏疾患亦造成营卫失调。我们认为郁热伤络、营阴亏虚是造成"心损"的重要病机。思虑烦多，肝郁气结，日久化火；急躁易怒，肝阳上亢；过服温阳益气、活血理气等辛香燥烈之品，均可导致郁热内生，煎熬营阴，心络损伤，不能渗灌血气，形成血瘀、痰浊、气滞等有形实邪，"不通则痛"。嗜食肥甘厚腻，伤及脾胃，运化失常，气血生化乏源；年过四十，阴气自半，肾阴亏虚，水不济火，均导致营阴亏虚，"不荣则痛"。临床除胸闷、胸痛外，多伴有心悸失眠，烦躁不安，急躁易怒，自汗、盗汗等症。治疗上多以调和营卫的桂枝汤为基础，加用清热养阴之连翘、玄参。李晓等人研究发现，心和颗粒剂能够降低P选择素、肿瘤坏死因子、白介素-1、内皮素及细胞间黏附分子-1表达，抑制炎症反应，从而保护血管内皮。李晓在接下来的研究中继续探究心和颗粒治疗不稳定型心绞痛，证实其对不稳定型心绞痛有良好的临床效果，而且对患者静脉血中肿瘤坏死因子（TNF）、白介素-1（IL-1）、P-选择素（Ps）、C反应蛋白（hs-CRP）、一氧化氮（NO）、内皮素1（ET-1）、血浆血栓素B2（TXB2）、6-酮-前列腺素1α（6-keto-PGF1α）、血清可溶性细胞间黏附分子（sICAM-1）、血管细胞黏附分子（sVCAM-1）等炎症因子水平有明显调节作用。结合现代医学病理机制的研究成果，把"血管内皮"与"脉络"作为中西医结合研究的结合点，深化了中医对"血管内皮损伤"的病机认识，对冠心病心绞痛（胸痹心痛）的传统中医理论和现代医学理论的结合做了有益的探索和尝试。

4. 益气活血解毒治疗冠心病研究

我们回顾 489 例冠心病证型特点发现，热毒之邪已经成为心血管疾病中的大患。统计发现心绞痛黄苔占 52.87%，其中黄腻苔占 23.44%；心肌梗死黄苔占 67.05%，其中黄腻苔占 31.82%，与热象相关的舌质，红舌、暗紫舌等占比例更大，热证在冠心病中占 60% 左右。热毒已经成为冠心病的重要病机。

为此我们提出了益气活血解毒是治疗冠心病的大法，这已经在前面多次详述。研究生卢笑晖主要针对清热解毒治法进行了研究，研究发现：黄连解毒胶囊可明显改善不稳定型心绞痛的临床症状，改善血液流变学，降低血浆 ET-1、TXB2、hs-CRP、sICAM-1、sVCAM-1 水平，提高 NO、6-keto-PGF1α 水平，可明显地抑制炎症反应，调节血栓素与前列腺素、一氧化氮与内皮素的动态平衡，从而发挥保护血管内皮功能，缓解冠状动脉痉挛、抑制血小板黏附和聚集、防止血栓形成的作用。

博士后郭来等人研究发现，复方莶草合剂能够抑制 ET-1mRNA 的表达，减少 ET 的生成，提高 NOS 基因表达，促进 NO 释放，抑制血管收缩，并扩张动脉血管，保护血管内皮细胞。降低 TC、TG、丙二醛含量，升高超氧化物歧化酶 SOD 水平，防止脂质沉积、抑制脂质过氧化及平滑肌细胞增殖，抑制单核细胞浸润及血小板聚集，从而达到保护内皮细胞完整性以防治动脉硬化的作用。郭来以及王旭之后进行了动脉粥样硬化方面的研究，认为动脉粥样硬化多责之于热毒内蕴，瘀阻络脉，治疗当清热解毒，散瘀通络，药物多选用豨莶草、大黄、红花、桃仁、水蛭等。

针对稳定型心绞痛，金敏京研究后认为气虚血瘀、热毒内盛为稳定型心绞痛的基本病机，并提出以益气活血、清热解毒法来治疗稳定型心绞痛。通过研究黄芪一号方在临床中治疗心绞痛的疗效，发现其能明显改善稳定型心绞痛患者的心绞痛临床症状，改善心电图表现，而且作用优于硝酸甘油，能降低血液中纤维蛋白原水平，改善机体的高凝状态，且能改善心脏的收缩和舒张功能，对稳定型心绞痛患者具有较好的防治作用。管琳在临床中同样发现冠心病心绞痛以气虚血瘀型多见，通过研究发现具有益气活血、养心复元功效的人参健心胶囊治疗心绞痛疗效显著。人参健心胶囊能较好地改善心肌供血，改善临床症状，亦可降低心肌缺血总负荷，提高心脏储备能力、改善心脏收缩与舒张功能。

姬生勤认为肾虚血瘀痰阻是冠心病心绞痛发病的重要病机，而益肾活血化痰法是治疗冠心病心绞痛的重要治法，而以此制成的愈本通冠丸具有非常显著的缓解心绞痛的作用，并能降低血清总胆固醇、甘油三酯、低密度脂蛋白，升高高密度脂蛋白，降低血糖、血黏度，还可降低心率、改善心脏舒缩功能等。

左室舒张功能障碍是冠心病的重要指标，许杰、董倩的研究着眼于改善左室舒张功能，分别从益肾活血、利水化痰和益气活血、温阳通络、养心复元的角度促进心肌供血，对患者血脂、血液流变学和内皮功能等指标均有显著改善，并能提高患者的生活质量。动物实验证实中药可能通过调节神经内分泌因子发挥抗心衰和心肌保护作用，并可降低左心指数。

随着现代医学介入和搭桥技术的飞速发展，难治性心绞痛成为目前冠心病的治疗难点。对此，我们采用益气活血解毒的治疗大法进行了探索研究，我一直认为，中医学术的创新应该能够体现出对当今医学治疗难点的攻克和解决上。为此，针对难治性心绞痛的治疗，我们采用益气活血解毒方发现其能够明显抑制 hs-CRP、IL-6 表达，缓解 PCI 术后心绞痛，抑制炎症反应，从而保护血管内皮功能。

（三）心律失常研究

心律失常，属中医心悸、怔忡的范畴。本病多责之于痰，饮食不节、嗜食膏粱厚味导致湿热内生，日久煎熬津液，炼液成痰，内蕴日久化火，痰火内盛，心脉失养，心神不宁，发为心悸。临床多见快速性心律失常，多属痰火扰心证，其病理关键因素为痰、火、毒。

对于心悸"火"的病机认识：我们将体内之火分为郁火和相火。郁火包括外感六淫，郁滞从阳化火；体内病理产物（痰、瘀、食等）郁滞化火；五志内伤，郁久化火等三方面内容。相火理论源自《内经》："阴虚生内热奈何？岐伯曰：有所劳倦，形气衰少，谷气不盛，上焦不行，下脘不通，胃气热，热气熏胸中，故内热。"强调这种"内热"是以脾胃气虚为基础的。

热邪聚于脉中，阻塞心脉，心脉失养，日久成毒。我们认为在心血管疾病中"毒"具有以下几个方面的特点：①既有外感也有内伤。外感邪毒往往起病迅速，直达心脉，形成"内陷"之势，与表气不固、卫外失调有关；内伤成毒往往是在七情过极，过用烟酒，宿痰内伏的基础上经过长时间病理过程逐渐形成的。②以快速性心律失常为主，往往是多种复杂性心律失常并存。③病情反复发作，缠绵难愈。

对于心律失常的研究，主要体现在心速宁胶囊的研制和研发过程中。在研发过程中，我们曾专门把青蒿、常山（组成青山健心片）抽提出来，进行了针对抗疟药物的研究。

1. 青山健心片治疗心律失常的研究

快速性心律失常多引起血流动力学不稳定，严重时引起猝死。本病多因外感六淫、内伤七情、饮食不节、病后虚损等因素，引起气、血亏损，痰湿、瘀血、热毒内生，胶结凝聚，缠绵难愈。发作期则以标实为急，多有痰火内扰之候，痰火搏结，上扰心神。临床多见心悸，心中不安，惕惕不能自主，重者汗出肢冷，或见晕厥，口唇发绀等症。治疗以清热化痰、宁心定悸为主。

我们将传统抗疟中药青蒿、常山用于治疗痰火扰心型心律失常，临床及动物实验均证实有明显的抗心律失常作用。青山健心片由青蒿、常山两味中药组成，方中青蒿清热解暑，除湿化痰，泻火安神，清心除烦；常山除痰截疟，助青蒿清热消痰，痰去热净，心宁神安。此方妙在不去定心，反去泻火，邪去正自安，清热以宁心，宁心则有利于心气恢复，化痰以行气通脉，脉气顺畅，则心动而有节，心安而神明。临床研究发现，青山健心片对痰火扰心型心律失常有明显的保护作用。动物实验研究发现青山健心片能够延长正常心肌细胞的动作电位时程（APD）、动作电位50%复极化时程（APD50）、有效不应期（ERP）；能够降低缺血、低氧状态下心肌细胞的静息膜电位（MAP），延长ERP，抑制APD缩短，提高ERP/APD的比值。青山健心片能够降低垂体后叶素导致的心律失常发生率，延长心律失常出现的时间，缩短心律失常持续时间，有明显的抗心肌缺血作用；能够延长乌头碱所致心律失常的潜伏期，缩短心律失常的持续时间，降低死亡率。减少冠脉结扎诱发的犬急性心肌缺血所致室性早搏次数。苏延峰、尹柱汉的论文同样提出传统对抗疟疾中药黄花蒿、常山能够对抗过早搏动，以青山健心片治疗早搏，其对早搏的临床控制率和症状改善率都优于心律宁，动物实验也证实其对乌头碱引起的 Na^+ 内流增加及氯化钡引起的 Ca^{2+} 内流增加所致大鼠心律失常有明显的保护作用，对垂体后叶素所致大鼠急性心肌缺血有一定的抗心肌缺血及减少心律失常作用，对豚鼠心肌细胞动作电位的影响实验表明该药能降低豚鼠离体心肌细胞在正常状态及缺血低氧下的静息膜电位（MAP）、0相最大上升速率（Vmax），延长有效不应期（ERP）、动作电位时程（APD）等，从而降低细胞膜反应性，减少折返，从微观局部揭示了其抗过早搏动的作用机制。刘伟研究中药青蒿、常山抗心脏过早搏动的疗效和作用机制，以及采用膜片钳技术探究青蒿、常山对豚鼠心室肌细胞钙和钾离子通道的影响。结果显示青蒿、常山对过早搏动具有较好的临床疗效，且二者可抑制L-Ca电流，对Iks电流及其尾电流Ikstail均无明显影响。

2. 益气养阴、化痰泻火宁心法治疗心律失常的研究

丁霞从另一角度考虑认为心气阴两虚是早搏发生的根本病机，阴虚火旺风动为主要的病理变化，故具有益气养阴、降火熄风作用的复心宁胶囊不仅具有明显的抗心律失常疗效，对血糖、血黏度的增高以及心功能的损害也有一定的防治效果。动物实验表明，复心宁胶囊对乌头碱、氯化钙所致大鼠心律失常有明显的对抗作用，对氯仿所致小鼠室颤有明显的保护作用，可降低室颤发生率。同时，本药有明显的抗惊厥作用，且具有一定的镇静、熄风、安神作用。留学生崔馨仁通过观察参龙宁心胶囊对心悸（室性早搏）的临床疗效结果显示参龙宁心胶囊治疗心悸特别是气阴两虚、火旺风动证具有较好的综合疗效，可以减少室性早搏发作，且安全有效。金起范探讨心律康胶囊治疗过

早搏动的临床疗效，得出心律康胶囊具有明显抗早搏作用，为临床治疗过早搏动的有效药物。苑嗣文的论文研究具有清热化痰作用的心速宁胶囊，证实其具有明显改善血脂、血流变、心功能的作用，实验证明其对乌头碱、氯化钙所致大鼠心律失常，氯仿所致小鼠室颤有明显保护作用，对异丙肾上腺素引起的心律失常有一定的治疗作用。

3.房性早搏的认识及辨证论治

对于房性早搏的治疗，大体可分为两型：①心气不足、肝气郁滞；②素有痼疾，心脉失养。心气不足，肝气郁滞多由精神压力大，过度紧张所致，与自主神经功能紊乱关系密切。临床常表现为心悸，善惊易恐，失眠，乏力等兼症。此证多属思则气结，肝气郁滞，心脉不通所致。治疗时应以补益心气，行气活血为主。常以黄芪一号方加减，药用黄芪，麦冬，五味子，延胡索，三七粉，冰片，川芎，炙甘草，酸枣仁等；善惊者加紫石英，琥珀；失眠者加夜交藤；易怒者加柴胡，郁金。

素有痼疾，心脉失养。这一类型患者多数年龄在15~30岁，曾有心肌炎病史，多表现为瘦长体型，肩窄，面色黄白，多汗，易感冒，气短等典型的气虚体质。气虚推动不利，心脉失养，发为心悸。这类患者因既往心肌炎等痼疾，往往疗程较长，需要2~3个月方见疗效。治疗常在黄芪一号方的基础上加人参、西洋参补气温阳；舌苔黄者不用参而黄芪量加至60 g；多汗者加生、熟地，当归，黄柏；易感冒者加防风；气短者加薤白，黄芩。

（四）白酒与心脑血管疾病

我国的酒文化源远流长，可追溯到公元前5000年的仰韶文化时期。

酒，为米、麦、黍、高粱等酿造而成，味辛、甘、苦，性温，有毒，入心、肝、肺、胃四经。中医学认为酒有以下作用：①活血通脉作用；②酒性辛热，有温通逐寒作用；③酒制升提，主行药势，改变药性，增强补益作用；④酒是中药炮制的主要辅料；⑤有健脾和胃，除湿矫味的作用。

酒为熟谷之液，性温，多饮可伤及脾胃，脾运不健，以致痰湿内生，痰湿日久则郁而化热。现代研究认为过量饮酒可导致血脂代谢异常，脂质过氧化，炎症损伤等，是导致心脑血栓性疾病的重要因素。

1. 白酒对心脑血管疾病的影响

我们对1 013例心脑血管患者回归性分析发现，饮酒是独立于年龄、肥胖、高胆固醇、糖尿病、高血压之外的心脑血栓性疾病的重要因素之一，而且长期、大量饮酒患者湿热证积分增高，饮酒导致湿热证是心脑血管疾病的基本病机之一。回顾592例心脑血栓患者饮酒量对血脂、血糖、血压的影响，发现单纯少量饮酒对血脂无影响，大量饮酒总胆固醇有下降趋势，可使血糖降低，而合并吸烟则使这种作用消失；吸烟合并饮酒可使血压升高。

现代研究报道，有规律的适量饮酒对心血管系统有保护作用，能抗动脉粥样硬化，防止血栓形成，降低缺血性心脑血管疾病的发生。但过量饮酒能增加心脑血管疾病的发生，促进全身动静脉血栓的形成。饮酒对心脑血栓性疾病有无影响没有明确的定论，为此，我们进行了一系列的研究。研究发现，高剂量白酒可促进正常大鼠凝血时间延长，而且造成体内高凝血状态，增加血栓形成发生的危险，但对纤溶活性及内皮功能影响不明显。中量及大量白酒能增强角叉菜胶所致的大鼠血栓形成作用，少量饮酒及银杏叶、葛根素无预防或减轻血栓的作用。临床研究显示：饮酒者较不饮酒者蛋白C水平降低，D二聚体水平升高，长期大量饮酒可增加心脑血管血栓性疾病的发生，而且无预防血栓形成的作用。陈冰、史红霞和魏陵博分别从流行病学调查、动物实验和临床治疗方面研究了饮酒对血栓形成的影响，证实血栓性疾病人群饮酒率显著高于非血栓性疾病人群，饮酒与吸烟结合起来致高血压作用比较强，饮酒可致血瘀、湿热、阴虚的病机变化，而湿热、阴虚又在血瘀证的形成中起一定作用，少量饮酒对血栓形成并无明显的预防或减轻作用，而中量以上饮酒对机体有明显损害，可能会增加或促进血栓形成的发生。而魏陵博通过发掘传统的汤剂制作技术，用酒水煎服加减补阳还五汤法治疗冠心病心绞痛，酒煎能使丹参酮ⅡA、黄芪甲苷等有效成分更多地溶解，疗效优于常规煎法。

长期饮酒不仅增加心脑血管血栓风险，而且影响雄性生殖系统。研究显示：长期白酒灌胃可能对雌性大鼠的卵巢影响不明显，但可明显减少雄性大鼠曲细精管内各级生殖细胞，对睾丸生殖细胞造成较为明显的损害，解酒中药野葛根、玫瑰花、枳子等对生殖系统有保护作用。

2. 酒精性心肌病的辨证论治

酒精性心肌病属于中医"惊悸、怔忡""水肿""咳喘"等范畴。其病位在心，与脾、肾、气血有密切关系。我们认为饮酒无度，损伤脾胃，脾失健运，聚湿成痰，痰浊内生，导致气机郁滞，血脉瘀阻，气、血、痰相互搏结。痰浊内生，上壅于肺，壅阻肺气，升降失司，气逆而喘；痰饮凌心，心脉痹阻则心悸、胸闷、心痛；痰迷心窍，则可见神昏、痴呆；痰火扰心，则发为癫狂；脾失健运，水湿停聚发为水肿。治疗上，心气不足者，治宜补益心气、养心安神，可选用五味子汤或养心汤加减；气阴两虚者，用生脉散加减；心脾两虚、气血不足者，宜选用归脾汤；

心血不足、心气亏虚者，宜选用炙甘草汤；心脾阳虚者，治宜益气温中，补益心脾，可选用理中丸合保元汤；肾阳不振者，应温阳利水，可选用真武汤加减；一旦出现重度气急，不能平卧，烦躁不安，大汗淋漓，四肢厥冷，尿少浮肿，急当以参附汤加减以回阳救逆；心血瘀阻者，宜选用血府逐瘀汤加减；痰浊中阻最常见，多见于疾病的早期，治宜芳香化浊、祛痰健脾，方选导痰汤或藿香正气散加减。

（五）病毒性心肌炎

病毒性心肌炎，中医病名为"心瘅"，属于中医学心悸、怔忡、胸痹、虚劳、温毒、温病的范畴。

我们认为正气不足是本病发生的内在因素，邪毒侵心是重要的致病因素，瘀血贯穿于始终。《内经》云："邪之所凑，其气必虚。"因素体虚弱，正气不足，无以御外邪，毒邪入侵，营卫首当其冲，其邪留而不去，或去而未尽，经脉累及于心。本病多因温疫热毒从鼻咽入侵肺卫、卫气营血顺行而至，或自卫直入营血，或逆传心包，起病较急，且多重笃。机体感受温热、湿热毒邪或风寒外袭入里化热，热毒内生，耗气伤津，使心气不足，鼓动血行无力，血流不畅形成瘀血；湿热中阻，脾胃输布失职，津液失布，聚而成痰，痰伏内结，日久入络，气血失和，形成瘀血；正气不足，无力抗邪，导致邪气伏藏，耗伤气阴，气损则血运无力，阴伤则血行滞涩，形成瘀血。

根据其发病全过程，临床可分为急性期、恢复期及慢性期。急性期毒邪外侵，内淫于心，治疗首当辛凉解表、清热利咽为主，益心气、养阴血为辅，同时辨明湿、热的轻重；恢复期及慢性期毒邪瘀滞营血，耗伤气血，心脉不畅，气血受损，心神失养，治疗上应益气养阴、健脾养心安神为主，辅以清热解毒，理气祛痰化瘀。我们研究发现，心肌康颗粒能够降低乳酸脱氢酶（LDH），促进干扰素内生，促进中和病毒抗体，调节细胞免疫和体液免疫，从而起抗病毒作用。杨文军和秦松进行了病毒性心肌炎方面的研究，认为病毒性心肌炎多责之于气阴两虚，邪毒侵心，夹瘀血气滞；治疗当益气养阴，清热解毒，药物多选用黄芪、当归、甘草、丹参、麦冬等。

（六）焦虑与心血管疾病

情志失和、五志过极是心血管疾病合并焦虑的诱发或加重因素。情志是人对外界刺激的一种正常的生理应激反应，若这种反应超过了人体生理所能承受的限度，则成为一种致病因素。情志虽发于五脏，为五脏所主，但与心、肝关系最为密切。情志过极，必先伤及心神，亦可通过心的主导作用影响气血功能，伤及脏腑经络。肝主疏泄，调畅气机及情志，若情志不遂、忧思疑虑、郁怒不发等情志失节，可致肝失疏泄、气机不畅，进而影响其他脏腑功能为病。

气机失调在心血管疾病合并焦虑的病机变化中起始动作用。情志为病，首先影响气机运行，气机失调，进而可影响血运，导致经络、气血不畅，脏腑功能紊乱。

气滞血瘀、心肝火旺、心肾失交是心血管疾病合并焦虑的主要病机变化。本病患者多因情志不遂而发病，或素有心血管疾病，苦于顽疾，情志不舒而加重病情，临床可表现为胀痛或刺痛等症状。肝郁气滞，郁而化火，再加七情怫郁，引动心火，肝、心乃母子之脏，其气相通，木火合邪，相激相助，致使心肝火旺。正常情况下，心火需肾水的滋养，肾水需心火的温煦，即为"水火既济"，但本病患者火盛伤津，致肾阴不足，从而心火独亢于上，肾水亏乏于下，肾水不能上奉于心，心火不能下达于肾，心肾失交，水火失济，热扰神明。治疗上应该以疏肝解郁、调畅脏腑气机为主，辅以清热泻火，化瘀通络，调补心肾。

（七）其他

尹柱汉和陈政光进行了高脂血症方面的研究。认为高脂血症多责之于脾虚气弱、肾精亏虚，治疗当健脾益气、滋阴补肾、祛毒泻浊，药物可选用草决明、野葛根、丹参、元胡、黄连和生山楂等。

对冠心病、高血压等疾病进行系统回顾分析研究。董玉山对781例心系疾病进行了系统的回顾性研究，发现热证在心系疾病中占60%左右，所用的治疗药物具有清热解毒功用者在高血压病中应用率占50.3%，在心绞痛中占37.1%，在心肌梗死中占41.2%。

陈守强研究编制了中医门诊电子病历程序，借助计算机和SAS统计软件等现代科技手段，收集门诊医案1 100例，从用药聚类、辨证用药、对症用药和辨病用药等多层面对用药规律进行了系统、客观的统计分析。

综观这些论文，不难发现热毒已经成为心系疾病的重要病机，清热解毒是重要的治疗法则。热毒理论的形成，是我们团队多年辛勤研究的结晶。经过我多年的临床实践，发现现代社会环境、生活条件及人的体质特点发生了巨大改变，并于2000年左右逐渐形成了热毒致病的病机假说，其后又指导多届研究生就热毒对早搏、冠心病、高脂血症、心肌炎、血栓性疾病的影响进行了深入、系统、全面的研究，证实热毒确实是心系疾病普遍存在的病机特点，以清热解毒立法，辅以活血化瘀、化痰通络、益气养阴等治法，往往能收到良好的治疗效果。到 2008 年，关于热毒致病的理论已基本完善，这一理论丰富了中医病因病机学的内容，反映了现代社会生活对人们健康的影响和人们体质变化的趋势，对心系疾病的临床治疗和科学研究具有重要的指导意义。

参考文献

1. 孙英新, 丁书文. 定眩降压合剂治疗老年高血压病的临床观察［J］. 山东中医药大学学报, 2004(01): 51–53.

2. 孙英新. 定眩降压合剂治疗老年高血压病的临床与实验研究［D］. 山东中医药大学, 2001.

3. 赵西敏. 养脏通络降压合剂治疗老年高血压病的临床研究［D］. 山东中医药大学, 2001.

4. 蔚永运, 潘伟, 丁书文, 郭云飞. 固本降压流膏对老年高血压及左室肥厚的影响［J］. 现代中西医结合杂志, 2005(22): 2 917–2 919.

5. 蔚永运. 固本降压流膏治疗中老年高血压及逆转左室肥厚的机理研究［D］. 山东中医药大学, 2000.

6. 孔祥英. 滋肾活血合剂治疗高血压病左室舒张功能障碍的临床研究［D］. 山东中医药大学, 2005.

7. 鲍霞. 老年高血压从实证论治［D］. 山东中医药大学, 2004.

8. 仇玉平, 丁书文, 杨红梅. 从心身疾病论原发性高血压心肝火旺证［J］. 山东中医杂志, 2007(05): 291–293.

9. 袁成民, 丁书文. 黄连清降合剂治疗高血压病的实验研究［J］. 中国中医药信息杂志, 2005(06): 24–25.

10. 袁成民, 蔡爱华, 丁书文. 黄连清降合剂治疗高血压病的临床研究［J］. 山东中医药大学学报, 2004(04): 279–281.

11. 袁成民. 黄连清降合剂治疗高血压病的临床及实验研究［D］. 山东中医药大学, 2003.

12. 田相同, 刘姣长, 丁书文. 新加钩藤片治疗高血压、逆转左室肥厚临床研究［J］. 中医杂志, 2005(12): 921–922–941.

13. 田相同. 新加钩藤片治疗高血压病、逆转左室肥厚的临床与实验研究［D］. 山东中医药大学, 2002.

14. 仇玉平, 丁书文, 杨红梅. 安神降压合剂治疗伴有焦虑的原发性高血压临床研究［J］. 山东中医药大学学报, 2007(01): 41–43.

15. 仇玉平. 安神降压合剂治疗伴有焦虑的高血压病临床与实验研究［D］. 山东中医药大学, 2005.

16. 李运伦. 黄连清降合剂治疗高血压病的临床与实验研究［D］. 山东中医药大学, 2001.

17. 袁成民, 丁书文. 八物降压冲剂治疗原发性高血压的临床及实验研究［J］. 山东中医药大学学报, 1999(03): 30–33.

18. 袁成民. 八物降压冲剂治疗高血压病的临床及实验研究［D］山东中医药大学, 1998.

19. 郭兆安. 祛湿降浊法干预高血压性肾损害(肾功能衰竭期)的研究［D］. 山东中医药大学, 2006.

20. 米加. 老年高血压的临床研究［D］. 山东中医药大学, 2007.

21. 董玉山, 柳月娟, 白素芬, 丁书文. 292例高血压病证型特点回顾性分析［J］. 浙江中西医结合杂志, 2012, 22(07): 576–577.

22. 董玉山, 喇孝瑾, 白素芬, 丁书文. 高血压病292例治疗应用方药的回顾调查与分析［J］. 实用中医内科杂志, 2010, 24(07): 82–83.

23. 尹柱汉, 丁书文. 高脂血症的病因及证治浅谈［J］. 山东中医杂志, 2001(02): 73–75.

24. 鲍霞. 老年高血压从实证论治［D］. 山东中医药大学, 2004.

25. 彭敏. 热毒与血栓形成关系的实验及临床研究［D］. 山东中医药大学, 2008.

26. 李晓. 脉和降压膏穴位贴敷治疗高血压的研究［D］. 山东中医药大学, 1997.

27. 丁书文, 李晓. 治疗冠心病的常法与变法［J］. 中医杂志, 2004(06): 464–466.

28. 郑桂秋, 丁书文, 尹承娥, 周次清. 冠心灵心电图疗效［J］. 山东中医学院学报, 1988(02): 5245.

29. 丁书文, 周次清. 冠心灵治疗冠心病336例［J］. 辽宁中医杂志, 1990(12): 11-12.

30. 魏陵博, 戎冬梅, 吉中强, 丁书文. 角叉菜胶致大鼠尾部血栓形成的机制［J］. 中西医结合心脑血管病杂志, 2008(05): 542-543.

31. 王鹏, 魏陵博, 彭敏, 丁书文, 戎冬梅. 解毒通络法对血栓形成大鼠AT-Ⅲ活性及D-二聚体含量的影响［J］. 中西医结合心脑血管病杂志, 2006(10): 876-878.

32. 魏陵博, 彭敏, 戎冬梅, 丁书文. 通心络胶囊对角叉菜胶所致大鼠血栓形成的影响［J］. 中西医结合心脑血管病杂.

33. 戎冬梅, 魏陵博, 彭敏, 丁书文. 解毒通络合剂对角叉菜胶所致大鼠血栓形成的影响［J］. 中国中医急症, 2008(05): 660-661.

34. 李晓, 丁书文, 姜萍. 人参健心汤治疗冠状动脉血流重建术后冠心病60例［J］. 中医杂志, 2006(05): 365

35. 董倩, 丁书文. 人参健心胶囊对阿霉素所致心衰大鼠神经内分泌系统的影响［J］. 中国实验方剂学杂志, 2013, 19(14): 243-246.

36. 李爱民. 人参健心胶囊治疗冠心病胰岛素抵抗临床及实验研究［D］. 山东中医药大学, 2007.

37. 李静. 清通胶囊防治冠状动脉成形术后再狭窄的研究［D］. 山东中医药大学, 2002.

38. 李晓, 吴永健, 姜萍, 丁书文. 更年期妇女胸痹心痛患者证候特点及中医辨证分型分析［J］. 山东中医杂志, 2003(10): 597-598.

39. 史红霞, 丁书文. 浅谈"损其心者, 调其营卫"［J］. 中国中医基础医学杂志, 2001(06): 66-67.

40. 李晓, 丁书文, 姜萍. 心和颗粒剂保护冠心病患者血管内皮损伤的临床研究［J］. 中医杂志, 2000(11): 661-663+8.

41. 李晓, 李瑞峰, 丁书文, 李莉, 姜萍, 陈融. 心和颗粒剂对高脂饮食大鼠血管内皮损伤及内皮表达内皮素、黏附分子的影响［J］. 中国中西医结合杂志, 2001(08):

602-604.

42. 李晓. 心和颗粒剂治疗不稳定心绞痛的临床及实验研究［D］. 山东中医药大学, 2000.

43. 董玉山, 白素芬, 喇孝瑾, 丁书文. 冠心病 489 例证型特点回顾性分析［J］. 实用中医内科杂志, 2010, 24(08): 73–75.

44. 王鹏, 魏陵博, 刘学法, 丁书文, 彭敏. 热毒学说在急性冠脉综合征中的地位［J］. 中西医结合心脑血管病杂志, 2005(12): 1 080–1 081.

45. 丁书文, 李晓. 试论益气活血解毒是治疗冠心病的基本大法［J］. 中华中医药杂志, 2012, 27(12): 3 141–3 144.

46. 卢笑晖, 丁书文. 黄连解毒胶囊治疗不稳定型心绞痛临床疗效及作用机制研究［J］. 山东中医药大学学报, 2005(06): 457–460.

47. 卢笑晖. 黄连解毒胶囊治疗不稳定型心绞痛的临床及作用机理研究［D］. 山东中医药大学, 2005.

48. 郭来, 田雅茹, 丁书文. 复方苓草合剂对兔动脉粥样硬化内皮细胞形态学的影响［J］. 上海中医药杂志, 2006(04): 50–52.

49. 郭来, 田雅茹, 丁书文, 郑广娟. 复方苓草合剂对兔动脉粥样硬化内皮细胞一氧化氮合酶基因表达的影响［J］. 北京中医药大学学报（中医临床版）, 2005(05): 4–6.

50. 郭来, 丁书文. 复方苓草合剂抗动脉粥样硬化内皮细胞损伤实验研究［J］. 中医药学刊, 2001(02): 105–106.

51. 郭来, 郑广娟, 丁书文. 复方苓草合剂对兔动脉粥样硬化内皮细胞内皮素基因表达的影响［J］. 中国中医基础医学杂志, 2006(12): 916–917.

52. 郭来. 复方苓草合剂治疗动脉粥样硬化的实验研究［D］. 山东中医药大学, 2000.

53. 王旭. 大黄䗪虫丸治疗脑动脉粥样硬化的研究［D］. 山东中医药大学, 1999.

54. 金敏京. 黄芪一号方治疗气虚血瘀型稳定型心绞痛的临床研究［D］. 山东中医药大学, 2008.

55. 管琳. 人参健心胶囊治疗气虚血瘀型冠心病的研究［D］. 山东中医药大学, 2006.

56. 姬生勤. 愈本通冠丸治疗冠心病心绞痛的临床研究［D］. 山东中医药大学, 2001.

57. 许杰. 益肾舒心丸改善冠心病左室舒张功能障碍的临床研究［D］. 山东中医药大学, 2001.

58. 董倩. 人参健心胶囊改善老年人冠心病左室舒张功能不全的研究［D］. 山东中医药大学, 2007.

59. 杨金龙, 丁书文, 姚晓东, 王燕, 于潇华, 李晓. 益气活血解毒方联合西药治疗经皮冠状动脉介入治疗术后心绞痛患者46例临床观察［J］. 中医杂志, 2017, 58(10): 850–853.

60. 王永成, 丁书文, 姜月华, 马度芳, 孙玉琳, 张仪美, 周国锋, 王晓红, 李兆钰, 李晓. 益气活血解毒法治疗2型糖尿病性冠心病的临床研究［J］. 辽宁中医杂志, 2018, 45(02): 313–316.

61. 焦华琛, 李晓, 李运伦, 丁书文. 丁书文教授治疗早搏经验［J］. 中国中医急症, 2012, 21(12): 1 924–1 941.

62. 苏延峰, 马景德, 刘太平, 张磊, 丁书文, 刘春兰. 青山健心片抗过早搏动的临床研究［J］. 临床军医杂志, 2004(02): 3–5.

63. 丁书文, 焦华琛. 青山健心片抗心脏过早搏动的临床研究［J］. 中华中医药学刊, 2008(07): 1 365–1 367.

64. 丁书文, 焦华琛. 青山健心片抗心脏过早搏动的临床研究［J］. 山东中医杂志, 2008(03): 154–156.

65. 郭艳, 丁书文. 传统抗疟疾中药对豚鼠心肌细胞电生理影响的研究［J］. 中西医结合心脑血管病杂志, 2004(02): 90–92.

66. 郭艳. 传统抗疟中药黄花蒿常山抗早搏研究［D］. 山东中医药大学, 2003.

67. 丁书文, 焦华琛, 尹柱汉. 青蒿、常山对大鼠急性心肌缺血所致心律失常的影响［J］. 山东中医杂志, 2003(12): 742–743.

68. 焦华琛.传统抗疟中药青蒿、常山抗心脏过早搏动的研究［D］.山东中医药大学，2006.

69. 苏延峰，马景德，丁书文，张磊，刘春兰，李宝琴.青山健心片抗心律失常作用的实验研究［J］.临床军医杂志，2004(02): 1-2.

70. 丁书文，焦华琛，解砚英，王福文.青蒿常山对冠脉结扎所诱发犬急性心肌缺血所致心律失常的保护作用［J］.中华中医药学刊，2008(08): 1 613-1 614.

71. 苏延峰.青山健心片治疗过早搏动的临床及实验研究［D］.山东中医药大学，2002.

72. 尹柱汉.复方青山健心片抗心脏过早搏动的研究［D］.山东中医药大学，2006.

73. 刘伟.青蒿常山抗心脏过早搏动的疗效和机制研究［D］.山东中医药大学，2007.

74. 丁霞.复心宁胶囊治疗早搏的临床及实验研究［D］.山东中医药大学，1996.

75. 崔馨仁.参龙宁心胶囊治疗心悸的临床和实验研究［D］.山东中医药大学，2006.

76. 金起范.心律康胶囊治疗心律失常临床总结［D］.山东中医药大学，2006.

77. 苑嗣文.心速宁胶囊治疗快速心律失常的临床及实验研究［D］.山东中医药大学，1996.

78. 史红霞，丁书文.饮酒与血栓形成关系的研究［J］.中国预防医学杂志，2002(03): 93-95.

79. 魏陵博，丁书文，戎冬梅.1013例心脑血栓病人危险因素的分析［J］.中西医结合心脑血管病杂志，2005(04): 283-285.

80. 魏陵博，戎冬梅，丁书文，焦华琛.1013例心脑血管疾病患者饮酒量与中医证型的关系［J］.中国中西医结合杂志，2005(10): 886-888.

81. 丁书文，魏陵博，戎冬梅.592例心脑血栓患者饮酒量对血脂、血糖、血压的影响［J］.山东中医药大学学报，2004(04): 269-271.

82. 魏陵博，丁书文，戎冬梅.白酒对健康大鼠凝血及纤溶的影响［J］.中国预防医学杂志，2005(05): 409-410.

83. 丁书文，史红霞，陈雨振，李晓.白酒对大鼠血栓形成影响的实验研究［J］.中国预防医学杂志，2003(04): 13-16.

84. 丁书文，魏陵博，史红霞，李晓，尹柱汉.白酒对角叉菜胶所致大鼠尾部血栓形成的影响［J］.中国预防医学杂志，2004(03): 4-6.

85. 戎冬梅, 魏陵博, 史红霞, 丁书文. 酒类灌胃对角叉菜胶所致小鼠尾部血栓形成的影响[J]. 中西医结合心脑血管病杂志, 2009, 7(10): 1 196–1 197.

86. 魏陵博, 史红霞, 戎冬梅, 丁书文. 饮酒对冠心病患者抗凝与纤溶因子的影响[J]. 中西医结合心脑血管病杂志, 2009, 7(11): 1 278–1 279.

87. 陈冰. 饮酒与血栓关系研究[D]. 山东中医药大学, 2002.

88. 史红霞. 饮酒与血栓形成关系的实验研究[D]. 山东中医药大学, 2004.

89. 魏陵博. 饮酒与血栓形成的临床与实验研究[D]. 山东中医药大学, 2004.

90. 魏陵博. 加减补阳还五汤酒水煎法治疗冠心病心绞痛的临床与实验研究[D]. 山东中医药大学, 2001.

91. 史红霞, 张国庆, 丁书文. 长期白酒灌胃对大鼠生殖系统的影响[J]. 山东中医杂志, 2006(09): 625–627.

92. 史红霞, 张国庆, 丁书文. 解酒中药缓解长期白酒灌胃致大鼠生殖系统影响的作用研究[J]. 浙江中医杂志, 2006(09): 529–531.

93. 江涛, 袁成民, 丁书文. 浅谈酒精性心肌病[J]. 山东中医杂志, 1997(05): 47–49.

94. 丁书文. 病毒性心肌炎[J]. 山东中医杂志, 1994, 13(04): 168–170.

95. 杨文军, 赵孔华, 丁书文, 孟红. 心肌康颗粒对病毒性心肌炎小鼠模型治疗作用的实验研究[J]. 辽宁中医杂志, 2005(06): 610–612.

96. 杨文军. 心肌康治疗急性病毒性心肌炎的研究[D]. 山东中医药大学, 1997.

97. 秦松. 益气养阴解毒方治疗病毒性心肌炎的临床研究[D]. 山东中医药大学, 2005.

98. 仇玉平, 丁书文. 心血管疾病合并焦虑症的中医论治[J]. 山东中医药大学学报, 2004(05): 329–331.

99. 尹柱汉. 固本降脂合剂治疗高脂血症的临床研究[D]. 山东中医药大学, 2004.

100. 陈政光. 固本降压合剂治疗中老年高血压的临床研究[D]. 山东中医药大学, 2001.

101. 董玉山. 781例心系疾病证治特点的研究[D]. 山东中医药大学, 2001.

102. 陈守强. 丁书文教授用药规律的计算机辅助分析[D]. 山东中医药大学, 2005.

二、博士研究生学位论文摘要

（一）复方茭草合剂治疗动脉粥样硬化的实验研究

复方茭草合剂是丁书文教授创制的治疗动脉粥样硬化及其相关疾病的经验方，为充实中医专方专药治疗动脉粥样硬化内皮细胞损伤的内容，根据动脉粥样硬化内皮细胞损伤发生机制，提出湿热内蕴、热毒伤络是动脉粥样硬化内皮细胞损伤的主要病机，清热燥湿、解毒通络是治疗动脉粥样硬化内皮细胞损伤的重要治法。

本研究采用高脂饲料加免疫损伤兔动脉粥样硬化内皮细胞损伤模型，并设立复方丹参片、卡托普利作为阳性对照组，观察复方茭草合剂的抗动脉粥样硬化内皮细胞损伤作用。用血液学、形态学（包括大体形态、光镜、扫描电镜）、原位杂交等方法，检测血清TC、TG、NO、SOD、MDA的变化，动脉内皮细胞形态结构变化，ecNOSmRNA、ET-1mRNA的变化。

实验结果显示：复方茭草合剂可明显降低实验后血清TC、TG、MDA，升高血清NO、SOD；保护动脉血管内皮细胞形态、结构完整；使动脉血管ecNOSmRNA基因表达上调；促进动脉血管ET-1mRNA基因表达下调。

综上所述，复方茜草合剂可作用于动脉粥样硬化内皮细胞损伤多个环节、多个靶点，具有防治作用，是一种有效的内皮细胞免受损伤的保护剂。

（二）心和颗粒剂治疗不稳定型心绞痛的临床及实验研究

动脉粥样硬化（AS）的形成、冠心病的发生发展、不稳定斑块的破裂、血栓形成及不稳定型心绞痛的发生与炎症反应造成的血管内皮损伤有极密切的关系，调节炎症因子的合成与分泌、保护血管内皮是治疗冠心病的热点与重要研究方向。本课题以传统中医理论为基础，结合导师多年临床经验，提出心络损伤、营卫不和是冠心病心绞痛（胸痹心痛）的病理基础，郁热伤络是重要的发病环节，是造成心络损伤的主要原因之一。故清热通络、滋阴和营是主要治法。

运用符合上述治法的心和颗粒剂对不稳定型心绞痛进行临床研究观察，结果表明：心和颗粒剂合并常规西药治疗45例不稳定型心绞痛患者，心绞痛疗效显效率62.2%，总有效率86.6%；EKG显效率13.3%，总有效率53.3%；中医症状显效率66.6%，总有效率88.9%；硝酸酯类药物停药率22.2%，停减率64.4%。对不稳定型心绞痛患者静脉血中肿瘤坏死因子（TNF）、白介素-1（IL-1）、P-选择素（Ps）等炎症因子水平有明显调节作用。

利用高脂血症造成大鼠血管内皮损伤模型，运用内皮铺片技术、免疫组化方法定量检测血管内皮损伤程度及内皮分泌表达细胞间黏附分子（ICAM-1）、内皮素（ET）的含量，实验研究表明，心和颗粒剂能防治血管内皮损伤，并能抑制血管内皮ICAM-1、ET的表达与分泌。

本研究提出了新的病机理论和治法方药，结果证明，清热通络、滋阴和营治疗不稳定型心绞痛不仅具有显著的疗效，而且具有充分的中医理论基础和现代医学基础。结合现代医学病理机制的研究成果，把"血管内皮"与"脉络"作为中西医结合研究的结合点，对现代医学病理机制作出较为合理的中医学的阐释和归纳。本研究对冠心病心绞痛（胸痹心痛）的传统中医理论和现代医学理论的结合作了有益的探索和尝试，深化了中医对"血管内皮损伤"的病机认识，为进一步进行冠心病的中西医结合研究开拓了思路，打下了良好的基础。

（三）黄连清降合剂治疗高血压病的临床与实验研究

本文旨在运用传统的中医思维方式从理论临床和实验三方面对高血压病的病因病机和治则治法进行深入探讨，以寻求治疗高血压病的有效方药。研究认为，体质是高血压病发生的内在基础，提出高血压病心肝火盛、热毒内生病机假说，拟定清肝宁心、泻火解毒之法，据此遣药组方，用现代工艺制成黄连清降合剂，治疗高血压病患者46例，并与26例牛黄降压丸对照组做比较研究。结果表明：黄连清降合剂试验组降压显效率60.87%、总有效率91.30%，明显优于牛黄降压丸对照组（$P<0.05$），而且24 h、白天、夜间收缩压和舒张压均明显下降，用药后3~6小时效果明显，并能改善全身症状、左室舒张功能和心肌缺血，纠正脂质和血糖代谢紊乱，降低血液黏稠度。动物实验表明，黄连清降合剂能降低SHR的血压，呈明显的时效、量效关系；能降低血浆内皮素、升高血清一氧化氮并调节二者的平衡；具有明显的抗氧化、抑制脂质过氧化、抗炎症因子损伤的作用；降低血浆血管紧张素Ⅱ的水平，抑制RAS系统的活性；抑制主动脉壁bFGF和KI-67等生长促进因子的表达，减轻血管损害，从而保护血管，逆转心脑损伤，在整体、

细胞和分子层次上揭示了本方抗高血压的作用机制。研究结论证明，心肝火盛、热毒内生是高血压病的重要病机，清肝宁心、泻火解毒是高血压病的重要治法，黄连清降合剂治疗高血压病不仅具有显著的临床疗效，而且具有坚实的药理药效学基础，证明该药可作用于高血压病的多个环节、多个靶点，具有综合治疗作用，是治疗高血压病的有效复方。本研究从理论上深化了中医学对高血压病的病机认识，对高血压病的治疗提供了新的研究思路和治法方药，为丰富高血压病理学和治疗学的内涵作出了有益的尝试。

（四）清通胶囊防治冠状动脉成形术后再狭窄的研究

探讨清通胶囊防治冠状动脉血管成形术后再狭窄的临床作用及机制。方法：将62例经皮冠状动脉腔内成形术及支架植入术成功的冠心病患者随机分为中药组32例和对照组30例，分别对其进行系统的临床研究，制作小型猪植入过大支架致冠状动脉再狭窄模型，观察清通胶囊对其影响。结果：本品可明显改善患者的临床症状，术后6个月冠脉造影显示其AS的发生率明显降低，中药组32例中，再狭窄5例；西药对照组30例中，再狭窄12例，两组比较再狭窄发生率有显著性差异（$P<0.01$），并可降脂、降压，改善心功能和心肌缺血；动物实验表明，本品可明显降低术后白介素-6水平，降低p-选择素，调节$TXB_2/6-keto-PGF_1\alpha$比值，降低ET，升高NO和CGRP浓度。结论：清通胶囊主要通过降低炎症反应，抑制血小板活化，降低脂质过氧化，减轻内皮损伤，从而抑制平滑肌细胞增殖、细胞外基质堆积及血管的负性重构，达到防治PTCA后再狭窄的目的。

(五）黄连清降合剂治疗高血压病的临床及实验研究

本文是在导师的指导下，通过研究高血压病自身的临床特点及环境因素、情志活动、生活方式、饮食习惯、体质变化与高血压病的关系，旨在探讨高血压病新的发病机制，以寻求治疗高血压病的有效方药。提出了高血压病心肝火旺、热毒内盛的病机假说。以泻肝宁心、清热解毒为治疗大法，精选药物，合理组方，采用科学的制备工艺及质量标准，制成黄连清降合剂，对35例高血压病Ⅰ级、Ⅱ级患者进行了临床观察，与牛黄降压丸的30例患者做对照，并结合动物实验以验证药物的疗效。

结果表明：试验组降压显效率为62.86%，总有效率为85.71%；症状改善显效率为65.71%，总有效率为91.42%。对照组降压显效率为23.33%，总有效率为70%；症状改善显效率为20%，总有效率为73.33%。经统计学处理，两组有显著性差异（$P<0.05$）。此外还观察了黄连清降合剂对试验组29例患者24 h动态血压的变化。结果表明：本药有良好的改善患者24 h动态血压的平均变化，降低患者白昼收缩压及舒张压负荷，夜间收缩压及舒张压负荷，改善谷峰比值，经治疗前后的统计学处理，有显著性差异（$P<0.05$）。其次尚能降低血脂，改善血液流变学，改善心肌缺血及心律失常，提高心脏的舒张功能，改善眼底的动脉硬化，且无不良反应。

动物实验表明：黄连清降合剂可明显降低自发性高血压大鼠（SHR）的收缩压，呈现明显的时效、量效关系。降低SHR血浆血管紧张素Ⅱ（AngⅡ）浓度，降低SHR血浆内皮素（ET）及去甲肾上腺素（NE）的含量，降低心/体比值、肾/体比值，改善主动脉及肾动脉的"构型"

改变，降低肾动脉中膜厚度/管腔半径、中膜面积/管腔面积的比值，在某种程度上具有逆转SHR靶器官损害的作用。

研究结论：心肝火旺、热毒内盛是导致高血压病的重要病机；泻肝宁心、清热解毒是高血压病的重要治法。黄连清降合剂不仅具有显著的临床疗效，而且具有可靠的实验药效学指标，是治疗高血压病的有效复方。其治疗高血压病的机制可能与RAS、ET、NE有关。本项研究提出了热毒内盛是导致高血压病的病机理论，丰富了中医药对高血压病的治疗学内容，为高血压病的中医药治疗开辟了一条新的途径。

（六）传统抗疟中药黄花蒿、常山抗早搏研究

本文旨在运用中医思维方式从理论、临床及实验三方面，对过早搏动的病因病机和治法方药进行系统的认识和探讨。研究认为痰热内扰、心神不宁是本病发作期的主要病机，据此拟定清热化痰、宁心安神之法治疗过早搏动。并根据理论、实践经验及前期研究基础，提出传统抗疟疾中药黄花蒿、常山能够抗过早搏动，组成青山健心方，按科学工艺质量标准制成青山健心片。临床观察过早搏动患者160例，随机按1：1分为试验组与对照组心律宁片（苦参总碱片）各80例。结果表明：青山健心片组80例，临床控制率16.25%，显效率22.5%，总有效率76.25%，优于对照心律宁组的8.75%、18.75%、61.25%（$P<0.05$）；改善证候的临床控制率为17.5%，显效率为28.75%，总有效率87.5%，明显优于心律宁组（$P<0.05$），尤其改善心悸、失眠多梦等症状更加明显（$P<0.01$）。动态心电图疗效，试验组治疗前后自身对照早搏数减少有统计学意义（$P<0.001$）。而且本药无明显不良反应。动物实验也证实其对乌头碱引起的Na^+内流增加及氯化钡引起的Ca^{2+}

内流增加所致大鼠心律失常有明显的保护作用，对垂体后叶素所致大鼠急性心肌缺血有一定的抗心肌缺血及减少心律失常作用。对豚鼠心肌细胞动作电位影响的实验表明：该药能降低豚鼠离体心肌细胞在正常状态及缺血低氧下的静息膜电位（MAP）、0相最大上升速率（Vmax），延长有效不应期（ERP）、动作电位时程（APD）等，从而降低细胞膜反应性，减少折返，从微观局部揭示了其抗过早搏动的作用机制。本研究证实了痰热扰心是早搏的重要病机，清热化痰法是治疗早搏的重要治法，由传统抗疟疾中药黄花蒿、常山制成的青山健心片是抗早搏的有效药物。该研究丰富了中医药治疗早搏的理论内容，为临床提供了一种新的安全有效的抗过早搏动药物。

（七）饮酒与血栓形成关系的实验研究

本研究从动物实验与临床实验两个角度，探究饮酒与血栓形成的关系。动物实验部分由两个实验组成，实验一通过长期给予大鼠不同剂量白酒灌胃，观察其纤溶、凝血、抗凝、内皮功能、血脂等方面的变化，分析饮酒对大鼠血栓形成相关因素的影响。实验表明长期白酒灌胃可使血栓形成的危险增加，并且这种作用随灌胃剂量及时间的增加而更为明显。

实验二用角叉菜胶构建小鼠尾动脉血栓模型，研究不同剂量白酒或其他酒类灌胃对实验性小鼠血栓形成的影响。实验表明少量酒类摄入对小鼠尾部血栓形成无预防或明显减轻作用。中剂量白酒或其中加入活血中药，均能加强角叉菜胶对小鼠的致血栓作用。

实验三研究饮酒对临床病例血栓形成相关因素的影响，实验发现长期中量以上饮酒者心脑血管血栓性疾病发病率较高。长期饮酒可使

蛋白 –C 水平降低，抗凝功能下降，血栓形成的危险性增加。

通过本课题的研究，我们认为少量饮酒对血栓形成并无明显的预防或减轻作用。而中量以上饮酒对机体有明显损害，可能会增加或促进血栓形成。

本研究方法科学、先进，结论确实、可靠，达到国内同类研究的前沿水平。

（八）饮酒与血栓形成的临床与实验研究

本课题的目的是研究饮酒对血栓性疾病（如心肌梗死、脑梗死）的危险（危害）程度，本课题在广泛参阅国内外有关资料的基础上，采用临床研究和实验研究两种方法。

临床研究选取已确诊为心肌梗死或（和）脑梗死的患者 1 013 例为研究对象，采取回顾性研究方式对其病情资料进行了描述性研究。对所选病例按照饮酒量的不同进行分组研究，观察了饮酒量对男性心脑血栓性疾病患者血脂、血糖、血压等的作用。结果表明：①全部病例饮酒者占 55.7%，男性患者饮酒者占 72.88%，显著高于非血栓性疾病人群的饮酒率，饮酒是心脑血栓疾病的重要因素之一。通过多元逐步回归分析还发现，饮酒影响心脑血栓疾病的机制，是通过影响 TC 与 DBP 而实现的。②高龄、肥胖、高胆固醇血症、高血糖、高血压均为心脑血栓性疾病的危险因素。③而在有吸烟习惯的人，中、少量饮酒也升高血压，饮酒与吸烟结合起来致高血压作用比较强。④不论是否有吸烟习惯，饮酒大量剂组、饮酒中剂量组的湿热证积分与饮酒少量和不饮酒组相比均增高。故大中量饮酒能形成湿热证。未发现少量饮酒使瘀血证积分降低。

实验研究观察白酒对角叉菜胶所致大鼠尾部血栓长度，以及凝血功能、纤溶功能的影响。方法：将大鼠随机分为6组，模型对照组、正常对照组、阿司匹林组、白酒低中高剂量组，每组各10只。灌胃时间4个月，除正常对照组外，其他5组均用角叉菜胶构建尾部血栓模型，观察不同时间的黑尾长度，抽静脉血查PT、FB、TT、PAI、t-PA。结果表明：中量及大量白酒能增强角叉菜胶所致大鼠血栓形成作用，少量白酒与口服阿司匹林对角叉菜胶所致大鼠尾部血栓形成无显著影响。

（九）清热降压合剂治疗中老年高血压病及逆转早期肾损害的研究

在丁教授的指导下，结合中医基础理论与现代医学知识，通过探索体质因素、情志因素、现代生活方式与高血压病的关系，提出了高血压病热毒损络的病机假说。以泻肝宁心、清热解毒为治疗大法，组方清热降压合剂，观察该药对1、2级高血压病伴有早期肾损害患者的临床疗效，并以牛黄降压丸做对照。结果表明：试验组清热降压合剂有良好的降血压，改善24h动态血压，改善中医症状，逆转左室肥厚及左室舒张功能障碍，降低尿微量蛋白、尿酶、尿内皮素，改善心肌缺血，调脂、降糖等作用。大多数指标优于对照组。结论：热毒损络是高血压病的重要病机，泻肝宁心、清热解毒是高血压病的重要治法。清热降压合剂降压疗效突出，对早期肾损害有较好的保护作用，其机制可能与肾血管内皮保护作用有关。本研究提出了热毒损络的高血压病病机假说，为高血压病的中医药治疗开辟了一条新的思路。

（十）丁书文教授用药规律的计算机辅助分析

丁书文教授现为山东省名中医，国内知名中医心血管病专家，全国名老中医药专家学术经验继承人导师,国家重点专科老年病专科学术带头人。丁教授从事心血管内科的临床、教学、科研工作近40年,对高血压病、冠心病、心律失常、心肌炎、心肌病、心力衰竭等心血管疾病有自己独到的学术见解和丰富的临床经验。截至目前,对丁教授在治疗心血管疾病方面的学术思想和临证经验的研究,尚停留于整理、归纳阶段,带有一定的主观成分。

本课题应用中医门诊电子病历共收集丁书文教授门诊医案1 100例,并通过SAS统计软件从用药频率、用药聚类、辨证用药、对症用药和辨病(高血压病、冠心病、心肌炎、早搏、心动过速、心动过缓、高脂血症、房颤和心肌劳累)用药等多层面对丁教授的用药规律进行了系统、客观的统计分析。丁教授对分析结果表示认可。

本课题借助于中医门诊电子病历和SAS统计软件等现代科技手段,开创了应用计算机辅助分析名老中医经验的新方法。

(十一)黄连解毒胶囊治疗不稳定型心绞痛的临床及作用机制研究

本论文包括理论研究和临床研究两部分。

1. 理论研究

回顾、总结有关热毒的古代文献和现代研究进展,结合临床实际,探析了热毒的含义、源流及在不稳定型心绞痛发病中的作用,提出"热毒伤络,瘀血闭阻"是发生不稳定型心绞痛的病机关键。

2. 临床研究

目的:通过观察黄连解毒胶囊对不稳定型心绞痛(UA)热毒血瘀证的临床疗效和相关指标的影响,探讨清热解毒法治疗UA的作用机制,以期为中医药治疗UA提供新的思路和方法。方法:运用随机对照的研究方法，将66例UA热毒血瘀证患者，分为对照组34例，给予常规西医治疗；试验组32例，给予黄连解毒胶囊加常规西医治疗。分别观察两组治疗UA的临床疗效及对血脂、血流变、血清高敏C反应蛋白（hs-CRP）、一氧化氮（NO）、内皮素1（ET-1）、血浆血栓素B2（TXB2）、6-酮-前列腺素1α、血清可溶性细胞间黏附分子（sICAM-1）、血管细胞黏附分子（sVCAM-1）等指标的影响。结果：与对照组相比，试验组可明显减轻UA的临床症状，改善血液流变学，降低血浆ET-1、TXB2、hs-CRP、sICAM-1、sVCAM-1水平，同时提高NO、6-keto-PGF1α水平。结论：常规西药合用黄连解毒胶囊治疗UA，可明显改善UA的临床症状，改善心肌供血，效果明显优于单用常规西药治疗，其作用机制可能与黄连解毒胶囊抑制炎症反应，保护血管内皮，改善血液流动性的功能有关。

（十二）滋肾活血合剂治疗高血压病左室舒张功能障碍的临床研究

目的：观察以滋阴潜阳、活血通络为功效的滋肾活血合剂对高血压病左室舒张功能障碍的改善作用，并探讨其作用机制。方法：采用分层随机分组法将患者分为滋肾活血合剂试验组32例和卡托普利对照组30例，8周为一疗程。结果：试验发现滋肾活血合剂能较好地降低偶测血压、脉压及24h动态血压，改善临床症状，调节血管活性物质，降低血液黏稠度，改善高血压病左室舒张功能障碍，其作用并不依赖于左室肥厚的改善。统计表明滋肾活血合剂在对临床症状的改善，降低血液黏稠度方面优于卡托普利；在控制血压，改善左室舒张功能方面与卡托普利作用相当。从而验证了高血压病左室舒张功能障碍阴虚阳亢，瘀血阻络的基本病机。结论：本药通过控制血压，调节血管活性物质，降低血液黏稠度，有效地改善了高血压病左室舒张功能的障碍，是防治高血压病及其并发症的良效药物，并为中医药对高血压病的防治提供了理论依据。

（十三）人参健心胶囊治疗气虚血瘀型冠心病的研究

目的：观察人参健心胶囊治疗气虚血瘀型冠心病的临床疗效。

方法：选择气虚血瘀型冠心病80例，采用随机、双盲法分为试验组和对照组，每组各40人，治疗4周。试验组口服人参健心胶囊，对照组口服养心氏。另选择30例运动平板阳性的患者服用人参健心胶囊，采用自身对照，以进一步评价该药物的临床疗效。

结果：中医症状积分比较，试验组显效率为55.00%，总有效率为87.50%，症状改善明显优于对照组（$P<0.05$）。在缓解心绞痛方面，试验组显效率为30.00%，总有效率为65.00%；试验组心电图显效率为29.62%，总有效率为70.37%，分别与对照组比较，差异有显著性（$P<0.05$），疗效优于对照组养心氏。试验组服药后动态心电图中心肌缺血的频率、缺血的持续时间、心肌缺血总负荷（TIB）、房早及室早明显减少；与对照组比较，有显著性差异（$P<0.01$，$P<0.05$）。试验组治疗后每搏量（SV）、每分搏出量（CO）、左室射血分数（LVEF）、E峰、A峰、E/A比，心功能六项指标较治疗前有显著改善（$P<0.01$），试验组在SV、CO、LVEF的变化上明显优于对照组养心氏（$P<0.01$，$P<0.05$）。服用人参健心胶囊后运动心电图较服药前明显改善，运动级别、运动耐量、最大氧耗量（VO2 max）明显提高，较服药前差异有显著性（$P<0.01$，$P<0.05$）。并且本药具有改善血流变、降脂、降糖的作用。

结论：人参健心胶囊治疗气虚血瘀型冠心病心绞痛疗效显著，具有益气活血、养心复元的功效。人参健心胶囊能较好地改善心肌供血，缓解心绞痛，改善临床症状，可降低心肌缺血总负荷（TIB），提高心脏储备能力、改善心脏收缩与舒张功能。

（十四）祛湿降浊法干预高血压性肾损害（肾功能衰竭期）的研究

目的：探讨高血压性肾损害（肾功能衰竭期）的中医临床特点，为临床治疗提供参考依据；观察连黄降浊颗粒治疗高血压性肾损害（肾功能衰竭期）的临床疗效和连黄降浊颗粒对自发性高血压大鼠（SHR）肾脏功能和结构的保护作用，并探讨其作用机制。

方法：1.以原发病为高血压病、慢性肾炎、糖尿病肾病、马兜铃酸性肾病四种疾病引起的慢性肾衰（CRF）作为观察对象，观察四种不同原发病引起CRF的临床特点以及湿浊内蕴证在四种原发病中出现的概率及客观依据。2.96例中医辨证符合湿浊内蕴证的高血压性肾损害（肾功能衰竭期）患者，随机分为试验组和对照组各48例，试验组用连黄降浊颗粒（1袋/次，1日3次）治疗，对照组用尿毒清颗粒治疗（1袋/次，1日3次），治疗2个月，观察治疗前后两组血压、24小时尿蛋白定量、血红蛋白、肾功能、一氧化氮（NO）、血浆内皮素（ET）、甲状旁腺激素（PTH）、N-乙酰-β-氨基葡萄糖苷酶（NAG）、湿浊内蕴证的症状积分变化，比较疗效差异。3.将29只SHR随机分为4组：模型组、西药对照组（对照组）、连黄降浊颗粒低剂量组（低剂量组）、连黄降浊颗粒高剂量组（高剂量组）。模型组8只，其他3组各7只，分别给予相应浓度和剂量的药物灌胃12周，观察大鼠的血压、尿蛋白、肾功能和血管紧张素Ⅱ（AngⅡ）、内皮素（ET）水平以及肾组织病理改变；并用半定量方法评价肾小球硬化程度、肾小管损伤程度及肾间质纤维化程度，用ELISA法测定肾皮质转化生长因子β1（TGF-β1）的表达。

结果：1. 共观察209例CRF，其中原发病为高血压性肾损害42例、慢性肾炎102例、糖尿病肾病36例、马兜铃酸性肾病29例。4种原发病引起的CRF各有特点；对湿浊内蕴证各种症状出现的比率、湿浊内蕴证出现的概率和症状积分进行统计分析发现，高血压性肾损害组均高于其他3组；对高血压性肾损害组中26例湿浊内蕴证患者的症状积分和临床指标进行相关分析，发现湿浊内蕴证与各临床指标均相关。2. 经过2个月的疗程治疗后试验组患者的血压、尿蛋白、ET、PTH、NAG、血肌酐（Scr）、尿素氮（BUN）、尿酸（UA）及中医症状积分显著下降（$P<0.05~0.01$），而血红蛋白、内生肌酐清除率（Ccr）、NO显著上升（$P<0.05~0.01$），且连黄降浊颗粒作用较尿毒清颗粒更显著。经卡方检验，试验组疗效优于对照组（$P<0.05$）。3. 连黄降浊颗粒能减少SHR尿蛋白、降低血压、改善肾功能、抑制AngⅡ和ET的合成，减轻肾脏病理损害，减轻肾小球硬化、肾小管损伤及肾间质纤维化程度，抑制肾脏TGF-β1表达。连黄降浊颗粒效果优于贝那普利。

结论：1. 湿浊内蕴证是高血压性肾损害（肾功能衰竭期）的主要临床表现。2. 连黄降浊颗粒是治疗高血压性肾损害（肾功能衰竭期）的有效药物，具有降压、改善肾功能、调节内源性血管活性物质的代谢、纠正甲状旁腺功能亢进、改善临床症状等作用。3. 连黄降浊颗粒具有保护SHR肾功能和减轻肾脏病理损害的作用，其机制可能与减少尿蛋白、降低血压、抑制AngⅡ和ET的合成、减轻肾小球硬化和肾间质纤维化、抑制肾脏TGF-β1表达等有关。

（十五）钩藤总碱抗高血压血管重塑、抑制血管平滑肌细胞增殖的研究

目的：研究钩藤总碱抗高血压血管重塑、抑制血管平滑肌细胞增殖的作用及其机制。

方法：1. 在体实验观察钩藤提取物钩藤总碱对 SHR 尾动脉血压的影响，观察三级动脉血管光镜和体视学变化，检测 SHR 胸主动脉血管紧张素Ⅱ，胸主动脉平滑肌细胞内 Ca^{2+} 变化，以研究钩藤总碱的降压、改善血管重塑及可能的机制。2. 建立培养以血管紧张素Ⅱ诱导增殖的 VSMC 模型。检测指标及方法：MTT 反映细胞 DNA 合成水平，平滑肌细胞生长曲线观察钩藤总碱对细胞生长的抑制作用，流式细胞仪观察 VSMC 周期、培养细胞内钙的浓度、c-myc 基因表达。

结果：钩藤总碱可以降低 SHR 尾动脉血压，与模型组相比有非常明显差异（$P<0.01$）。模型组大鼠胸主动脉、肾动脉和肠系膜动脉的管壁内膜、中膜和外膜均存在不同程度的增厚现象；胸主动脉、肾动脉和肠系膜动脉中膜厚度/管腔直径的比值明显升高，与正常对照组相比存在非常显著的差异（$P<0.01$）。与模型组比较，钩藤总碱组大鼠胸主动脉、肾动脉和肠系膜动脉中膜厚度/管腔直径的比值均明显降低（$P<0.05$）；同时钩藤总碱降低了 SHR 血管 AngⅡ及平滑肌细胞内 Ca^{2+} 含量，与模型组有显著差异及非常显著性差异（$P<0.05$、$P<0.01$）。离体培养 VSMC AngⅡ诱导增殖组具有明显促进 VSMC 增殖作用；药物组在 12 h、24 h 均可抑制 VSMC 增殖，与模型组比较差异有显著性、非常显著性（$P<0.05$、$P<0.01$）。各组进行了 VSMC 生长曲线的描记，经含药物的培养基干预后，细胞生长曲线下移，钩藤总碱组抑制作用较卡托普利组明显。细胞周期研究发现钩藤总碱组与

诱导增殖组相比，G_1 期增高（$P<0.05$），S 期明显降低（$P<0.01$），可见钩藤总碱可以阻断细胞由 G_0/G_1 期向 DNA 合成的 S 期转化，从而抑制培养 VSMC 增殖的作用。与 Ang Ⅱ 诱导增殖组相比，钩藤总碱组 VSMC Ca^{2+} 表达水平显著降低（$P<0.01$），与 Ang Ⅱ 诱导增殖组相比，钩藤总碱组 VSMCc-myc 蛋白表达水平显著降低（$P<0.01$），说明钩藤总碱抑制 VSMC 增殖的作用可能与降低细胞内钙水平及调控病理状态下 c-myc 基因过度表达有关。

结论：钩藤总碱具有降压和改善血管重塑作用，其降压机制与降低血管局部 Ang Ⅱ 和 VSMC Ca^{2+} 有关；改善血管重塑可能与降压和抑制 VSMC 增殖有关；抑制 VSMC 增殖的作用与其降低细胞内钙水平及调控病理状态下 c-myc 基因过度表达有关。

（十六）传统抗疟中药青蒿、常山抗心脏过早搏动的研究

目的：运用中医思维方式，从理论、实验、临床三方面探讨传统抗疟中药青蒿、常山抗心脏过早搏动的疗效。方法：动物实验采用乌头碱、氯化钡、垂体后叶素诱发心律失常，观察青蒿、常山对心律失常潜伏时间、持续时间的疗效。犬心律失常实验采用结扎冠状动脉的方法，观察青蒿、常山对心肌缺血导致心律失常的作用。临床试验观察了 120 例早搏患者的疗效。结果：青蒿、常山对乌头碱及氯化钡所致大鼠心律失常有较好的保护作用，对垂体后叶素引起的大鼠急性心肌缺血所致心律失常、对结扎犬冠状动脉所致心律失常有明显保护作用。对 120 例早搏患者总有效率为 81.67%，单纯早搏总有效率为 80.83%，中医证候总有效率为 85%，动态心电图由治疗前的（328.62±334.76）次/24 h 减少到（201.07±290.83）次/24 h（$P<0.001$）。结论：本研究证实痰热火毒

是早搏重要病机,青蒿、常山是抗早搏安全、有效的药物,为临床治疗早搏提供了新的选择。

(十七)参龙宁心胶囊治疗心悸的临床和实验研究

目的:观察参龙宁心胶囊对心悸(室性过早搏动)的临床疗效。方法:选择气阴两虚、火旺风动证心悸患者120例,随机分为试验组和对照组,每组60人,治疗4周,试验组口服参龙宁心胶囊,对照组口服稳心颗粒。结果:中医症状积分比较,试验组优于对照组,有显著性差异;中医证候比较,试验组总显效率为53.4%,总有效率为91.7%,与对照组比较无显著性差异;综合疗效比较,试验组总显效率为53.3%,总有效率为83.3%,试验组疗效优于对照组,有非常显著性差异;治疗室性过早搏动疗效比较,试验组总显效率为55%,总有效率为83.3%,试验组疗效优于对照组,有显著性差异。结论:参龙宁心胶囊治疗心悸(气阴两虚、火旺风动证)具有较好的综合疗效,可以减少室性过早搏动发作,安全有效。

(十八)人参健心胶囊改善老年人冠心病左室舒张功能不全的研究

目的:观察人参健心胶囊治疗老年人冠心病左室舒张功能不全的疗效,并通过动物实验探讨药物作用机制。

方法:选择老年冠心病左室舒张功能不全患者属气虚血瘀型或见阳虚者60例,随机分为试验组和对照组,每组30例。中药组给予人参健心胶囊,西药组给予卡托普利和果糖二磷酸钠口服液,治疗4周观察临床疗效。动物实验观察人参健心胶囊对慢性心衰大鼠神经内分泌因子的影响及对左心指数和心肌损害的改善作用。

结果：人参健心胶囊可以改善老年人冠心病左室舒张功能不全的中医临床症状，总有效率为96.7%，明显优于西药组（$P<0.05$）。中药组患者心功能明显好转，显效13例，显效率43.3%，总有效率93.3%，与西药组（73.3%）比较，差异有显著性（$P<0.05$）。中药组患者的血脂、血液流变学和内皮功能均较治疗前及西药组有显著改善，并能提高患者的生活质量，具有统计学意义（$P<0.01$）。动物试验显示，人参健心胶囊可显著降低慢性心衰大鼠血管内皮素、白介素6、血管紧张素Ⅱ、一氧化氮水平，其作用优于卡托普利组（$P<0.01$），且中药高剂量组优于中药低剂量组（$P<0.01$）。对大鼠心重指数的测定显示人参健心胶囊可减轻大鼠全心指数和左心指数，结果优于西药组（$P<0.05$）；心肌病理切片显示人参健心胶囊可以减轻心肌细胞变性和炎细胞浸润，具有心肌保护作用。

结论：人参健心胶囊具有益气活血，温阳通络，养心复元的作用，对老年人冠心病左室舒张功能不全具有良好疗效，可明显提高患者生活质量。动物实验证实，该药可能通过调节神经内分泌因子发挥抗心衰和心肌保护作用，并可降低左心指数。人参健心胶囊是治疗老年人冠心病左室舒张功能不全的有效药物。

（十九）人参健心胶囊治疗冠心病胰岛素抵抗临床及实验研究

1. 目的

探讨人参健心胶囊治疗冠心病的作用机制，阐明其改善胰岛素抵抗与改善炎症状态、脂质代谢、凝血纤溶、内皮功能紊乱的关系，为治疗冠心病及胰岛素抵抗提供安全有效的药物。

2. 方法

（1）临床研究：选择冠心病心绞痛患者符合气虚血瘀证者 80 例，试验组 40 例，采用人参健心胶囊合并硝酸酯类药物治疗；对照组 40 例，采用二甲双胍合并硝酸酯类药物治疗。观察临床疗效及血糖、胰岛素、凝血酶原时间（PT）、活化部分凝血活酶时间（APTT）、纤维蛋白原（Fib）、血浆纤溶酶原激活物抑制因子 –1（PAI-1）的变化。胰岛素抵抗测定采用胰岛素敏感指数（ISI）：ISI=IN 1/（空腹血糖 × 空腹胰岛素）。

（2）实验研究：通过高脂膳食喂养建立胰岛素抵抗 Wistar 大鼠模型。模型组大鼠分为模型对照组、二甲双胍组、中药高剂量组、中药低剂量组，同时设正常对照组。测定大鼠体重、内脏脂肪重量，下腔静脉取血测定血糖、胰岛素水平、血脂、内皮素 –1（ET-1）、一氧化氮（NO）、肿瘤坏死因子 a（TNF-a）、游离脂肪酸（FFA）、C 反应蛋白（CRP）。主动脉弓切片 HE 染色，光镜下观察血管内皮形态。

3. 结果

（1）临床研究

入选冠心病心绞痛患者与健康对照组比较，ISI 降低，统计学处理有显著性差异，说明冠心病心绞痛患者胰岛素敏感性下降。

人参健心胶囊缓解心绞痛方面，显效率为 47.5%，总有效率为 80%，硝酸甘油停减率为 81.25%；心电图改善方面，显效率 30%，总有效率 62.5%，均优于对照组。

人参健心胶囊治疗后患者胰岛素水平下降、ISI 升高，统计学处理有显著意义（$P<0.01$），治疗前后血糖、胰岛素、ISI 变化与二甲双胍组比较无统计学差异（$P>0.05$）。

人参健心胶囊治疗后 PT、APTT、Fib、PAI-1 明显降低，统计学处理有显著意义（$P<0.01$）；二甲双胍组 PT、APTT、Fib、PAI-1 有降低趋势，统计学处理无显著意义（$P>0.05$）。

（2）实验研究

高脂膳食喂养 6 周，大鼠血糖普遍升高；实验结束前，模型对照组血糖、胰岛素明显高于正常对照组，ISI 明显低于正常对照组，符合高脂膳食建立的 IR 动物模型。

人参健心胶囊高、低剂量组以及二甲双胍组血糖、胰岛素、甘油三酯、胆固醇、低密度脂蛋白、TNF-a、CRP、内脏脂肪含量均明显低于模型对照组（$P<0.05$），高密度脂蛋白明显高于模型对照组（$P<0.05$），ISI 明显高于模型对照组（$P<0.05$）。

模型对照组大鼠主动脉内皮细胞大部分脱落，水肿明显。人参健心胶囊大剂量治疗组、二甲双胍组大鼠内皮基本完整、正常。小剂量治疗组内皮有的基本完整，有的则出现内皮细胞轻度水肿。

4. 结论

（1）人参健心胶囊治疗冠心病心绞痛有确切疗效。

（2）人参健心胶囊可以改善冠心病患者的胰岛素抵抗，效果与二甲双胍近似。

（3）人参健心胶囊可以调节血脂，改善凝血纤溶紊乱、炎症状态，保护血管内皮，这些作用与其改善胰岛素抵抗密切相关。

（4）人参健心胶囊是治疗冠心病胰岛素抵抗安全、有效的药物。

（二十）青蒿、常山抗心脏过早搏动的疗效和机制研究

目的：从临床和实验研究探讨中药青蒿、常山抗心脏过早搏动的

疗效和作用机制。方法：应用青山健心片临床试验观察其对160例早搏患者的疗效，以及对118例冠心病早搏患者心率变异性的影响。实验研究采用膜片钳技术，观察青蒿、常山对豚鼠单个心室肌细胞钙和钾离子通道的影响。结果：试验组160例早搏患者综合疗效的有效率为84.38%；对早搏的总有效率为83.76%；动态心电图疗效上，早搏数由治疗前的（335.26±329.31）次/24 h降低到（206.73±289.15）次/24 h（$P<0.001$）；对证候的改善总有效率为86.89%；对轻、中度患者有效率分别为90.77%、85.71%。对心脏自主神经功能有调节作用，试验组能降低24 h平均心率。青山合剂低浓度（1 mg/mL和10 mg/mL）对L-Ca无明显作用，40 mg/mL对急性分离的豚鼠心室肌细胞L-Ca电流有明显的抑制作用，但对Iks电流及其尾电流Ikstail的作用不明显。结论：①青蒿、常山对过早搏动具有较好的临床疗效；②青蒿、常山可抑制L-Ca电流，对Iks电流及其尾电流Ikstail均无明显影响。

（二十一）复方青山健心片抗心脏过早搏动的研究

目的：观察复方青山健心片抗心脏过早搏动的临床与实验疗效。

方法：选择气虚血瘀、痰火扰心型早搏患者190例，随机分为试验组110例和对照组80例，试验组口服复方青山健心片，对照组口服心律宁片，治疗4周，观察治疗前后的常规检查、中医证候及动态心电图。动物实验采用乌头碱、氯化钡、垂体后叶素诱发心律失常，观察复方青山健心片对心律失常潜伏时间、持续时间的影响，从而证实复方青山健心片对大鼠心律失常的保护作用。以乌头碱诱发大鼠心律失常，测定大鼠血浆内ET、NO、NOS、SOD，观察复方青山健心片对心肌细胞的保护作用。

结果：临床观察综合疗效比较，试验组显效率为42.73%，总有效率为83.64%，试验组疗效优于对照组，有显著性差异（P<0.01）；治疗早搏疗效比较，试验组显效率为42.73%，总有效率为84.55%，试验组疗效优于对照组，有显著性差异（P<0.01）；中医证候比较，试验组显效率为46.36%，总有效率为87.27%，与对照组比较差异具有显著性意义（P<0.05）；动态心电图由治疗前的（334.51±321.12）次/24 h减少到（208.12±271.35）次/24 h（P<0.01）。动物实验证实复方青山健心片对乌头碱及氯化钡所致大鼠心律失常有明显的保护作用，对垂体后叶素引起的大鼠急性心肌缺血所致心律失常有明显保护作用。复方青山健心片能降低大鼠血浆内ET-1含量，升高NO含量，提高SOD活性，具有保护心肌细胞的作用。

结论：复方青山健心片治疗气虚血瘀、痰火扰心型早搏患者临床症状改善明显，抗早搏疗效显著，具有益气活血、清热化痰、宁心解毒的功效。实验研究证实复方青山健心片对乌头碱、氯化钡、垂体后叶素所致大鼠心律失常有显著的保护作用，并具有心肌细胞保护作用。复方青山健心片是抗早搏和保护心肌安全、有效的药物。

（二十二）热毒与血栓形成关系的实验及临床研究

理论研究阐明了热毒在急性冠状动脉综合征发病中的重要地位，提出热毒是血栓形成的始动因素、热毒导致血栓形成的靶部位是络脉的论点。并立清热解毒通络法，通过实验及临床研究验证解毒通络合剂对血栓形成的治疗作用。

动物实验观察解毒通络合剂对角叉菜胶所致大鼠尾部血栓形成的影响，用角叉菜胶构建尾部血栓模型，观察不同时间的黑尾长度，检查 AT-Ⅲ活性、D-二聚体含量，以及炎性因子 IL-1β、TNF-α 的含量。

研究结论：解毒通络合剂有减轻角叉菜胶所致大鼠尾部血栓形成的作用，通过预防性给药，可以使 IL-1β、TNF-α 值降低，抑制炎症反应，使 AT-Ⅲ活性增强，D-二聚体含量降低，从而减轻血栓形成，而中剂量即是其发挥疗效的最佳剂量。

临床观察解毒通络合剂治疗不稳定型心绞痛患者的疗效，对照组 45 例，采取西药常规治疗；试验组 48 例，加服解毒通络合剂，疗程 4 周。研究显示解毒通络合剂治疗不稳定型心绞痛有较好的疗效，能减轻炎症反应，改善血管内皮功能，改善血液黏聚状态，改善心功能。

临床观察解毒通络合剂干预介入术后心绞痛的作用，对照组 14 例，给予西药常规治疗；试验组 20 例，加服解毒通络合剂，疗程 3 个月。研究结果显示解毒通络合剂对介入术后复发心绞痛有较好的疗效，能减轻炎症反应，调节凝血与纤溶。

三、硕士研究生学位论文摘要

（一）心速宁胶囊治疗快速性心律失常的临床及实验研究

本文旨在运用中医和中西医结合理论，从临床、实验诸方面，对痰热扰心型快速性心律失常的病因病机和治疗进行系统的认识和探讨，以寻求其有效的治疗方药。研究认为痰热内扰、心神不宁是本病的主要病机，据此拟定清热化痰之法，吸收现代药理研究成果，采用调整人体整体机能、改善心脏的内环境和对心脏直接作用相结合的方式，组成心速宁方，并按新药工艺质量标准制成胶囊，采用心速宁胶囊治疗快速性心律失常60例，设西药心律平为对照组，结果表明：试验组显效率为55%，总有效率为83.3%；对照组显效率为43.3%，总有效率为73.3%，经统计学处理，差异无显著意义（$P>0.05$）；试验组在证候疗效上明显优于对照组（$P<0.05$）；同时心速宁胶囊具有明显改善血脂、血流变、心功能的作用。实验证明：心速宁胶囊对乌头碱、氯化钙所致大鼠心律失常，氯仿所致小鼠室颤有明显保护作用，对异丙肾上腺素引起 p1-R' 所致的心律失常经十二指肠给药，发现有一定的治疗作用，具有明显的降血脂、改善血流变的作用。高剂量能减少

小鼠的自主活动，对阈下剂量的戊巴比妥钠的镇静催眠作用有一定协同作用趋势。

（二）复心宁胶囊治疗早搏的临床及实验研究

本文以历代医籍文献的有关记载为依据，总结丁教授多年来治疗早搏的临床经验，并结合患者的临床表现，提出心气阴两虚是早搏发生的根本病机，阴虚火旺风动为主要的病理变化，故益气养阴、降火熄风法是治疗早搏的根本大法。在此理论的指导下，研制了符合上述治法的复心宁胶囊，对 74 例早搏患者进行了临床观察，其治疗早搏总有效率为 87.5%，其中显效率为 37.5%；症状改善总有效率为 100%，其中显效率为 65%。对血糖、血黏度的增高以及心功能的损害也有一定的防治效果。统计表明，各方面的疗效均明显优于心律平对照组。动物实验表明，复心宁胶囊对乌头碱、氯化钙所致大鼠心律失常有明显的对抗作用，对氯仿所致小鼠室颤有明显保护作用，可降低室颤发生率。同时，本药对正常小鼠有对阈下剂量戊巴比妥明显的协同作用，可明显提高阈剂量戊巴比妥 30 min 睡眠率，有明显的抗惊厥作用。对缩短睡眠潜伏期，延长睡眠时间有一定的作用趋势，提示其有一定的镇静、熄风、安神作用，说明本药能从多个环节控制早搏的出现，并能调节机体的整体功能，治疗原发疾病，以求从根本上治疗早搏。研究结论证明，益气养阴、降火熄风法治疗早搏，不仅具有显著的临床疗效，亦有相应的客观依据，因而是治疗早搏的有效途径。本项研究丰富了中医药对早搏的治疗学内容，深化了中医学对早搏病机的认识，对指导临床实践具有重要的实用价值。

(三)脉和降压膏穴位贴敷治疗高血压的研究

本文在学习中医历代文献的基础上,总结导师多年治疗高血压病的经验,从调理肝肾入手,以滋阴清热潜阳、活血化痰为治疗大法。并吸收目前国内外透皮疗法的理论及经验,精选药物,合理组方,研制出外治剂型——脉和降压膏,采用涌泉、神阙穴位贴敷对55例患者进行临床观察。结果表明降压总有效率为87.3%,显效率为41.8%;症状改善总有效率为90.9%,显效率为43.6%。另有12例患者采用了内外合治法,降压总有效率为91.7%,显效率50%,并有良好的口服降压药停减率,症状改善总有效率100%,显效率50%。动物实验表明脉和降压膏对肾性高血压犬有抗高血压作用,对完整家兔皮肤无刺激性和经皮毒性。研究结果证明:脉和降压膏采用穴位贴敷方式给药,降压作用温和徐缓,稳定持久,使用安全,改善症状明显,并能双向调节脑血流,改善脑血管弹性指标。本项研究丰富了中医药对高血压病的治疗学内容,对传统中医外治法和现代透皮治疗系统(TTS)的结合作了有益的探索和尝试,推动了中医外治法的学术发展,对指导临床实践有重要的实用价值。

(四)心肌康治疗急性病毒性心肌炎的研究

急性病毒性心肌炎属本虚标实之证,主要病机特点为气阴两虚、邪毒侵心,并夹瘀血气滞。据此,我们研制了心肌康冲剂,以益气养阴、清热解毒为主,佐以活血、理气、安神。试验组36例服心肌康冲剂,对照组20例服芪冬颐心口服液,结果表明:试验组综合疗效的显愈率、总有效率分别为72.22%、94.44%;对照组分别为30%、75%,经统计学处理，具有显著性差异（$P<0.01$）；试验组的症状疗效、早搏疗效亦明显优于对照组；同时心肌康冲剂具有显著改善血清酶、心功能的作用。动物实验表明心肌康冲剂对病毒具有显著抑制作用；对感染CoxB3病毒的培养大鼠搏动心肌细胞有显著保护作用；并且能够明显降低病毒性心肌炎小鼠模型的病态表现率、死亡率和心肌炎阳性率，显著升高其NK细胞活性，显示有一定的免疫调节作用。

（五）八物降压冲剂治疗高血压病的临床及实验研究

本文是在学习中医历代文献的基础上，总结导师治疗高血压病的经验，结合高血压病自身的临床特点，认为痰瘀互结是高血压病的重要病机，以活血祛瘀、化痰通络为治疗大法，精选药物，合理组方，按照工艺质量标准，研制出八物降压冲剂，对50例痰瘀阻络型Ⅱ期高血压病患者进行临床观察，并与脑立清丸做对照，结果表明：试验组降压总有效率为88%，显效率为46%；症状改善总有效率为92%，显效率为44%。对照组降压总有效率为65%，显效率为25%；症状改善总有效率为70%，显效率为20%。经统计学处理两组有显著性差异（$P<0.05$）。另外还观察了本药对11例患者24小时动态血压的影响，结果表明本药有良好的改善患者动态血压的作用，用药前后经统计学处理有显著性差异，其次，尚能减慢心率、降低血脂、改善血液流变学，且无不良反应。

动物实验表明：可明显降低肾性高血压大鼠的收缩压。抑制水钠潴留导致的体重增加，减轻左心室壁厚度，降低左肾萎缩程度，对血管紧张素Ⅱ水平有明显的降低作用。本项研究丰富了中医药对高血压病的治疗学内容，深化了中医学对痰瘀阻络的认识，为高血压病的中医学研究提供了一条新的途径。

（六）解酒养心合剂治疗早期酒精性心脏病的临床及实验研究

酒精性心脏病是由于酒醇摄入过多引起的心脏损害。酒醇体湿而性热，长期大量饮用容易导致人体湿热内蕴、痰瘀互结，日久伤及气血。据此，我们研制了具有解酒毒、清热利湿、化痰祛瘀之功效的解酒养心合剂。对饮酒组中100例进行流行病学调查，与不饮酒组比较，在症状、心电图、血清酶 AST 上存在显著性差异（$P<0.01$ 或 $P<0.05$）；说明酒醇的过多摄入是酒精性心脏病的重要因素。对饮酒组30例症状或（和）心电图、血清酶明显异常者30例服解酒养心合剂。结果表明，治疗前后症状改善总有效率为93.3%，并具有显著改善舌象、脉象、血清酶 AST、室性早搏及 ST-T 异常的作用。动物实验表明，解酒养心合剂对酒精所致乳鼠搏动心肌细胞的搏动率增快，搏动间歇及血清酶的释放增加均具有显著的保护作用。

（七）大黄䗪虫丸治疗脑动脉粥样硬化的研究

本文在学习中医历代文献的基础上，总结丁教授多年治疗脑动脉粥样硬化（脑 AS）的经验，结合有关现代研究，认为瘀阻络脉是脑 AS 的重要病机。以搜剔络道、散瘀破结为主要治疗方法，选用大黄䗪虫丸对40例脑 AS 患者进行临床观察，治疗后中医症状改善总有效率为85%，颈总动脉彩色多普勒超声检查示斑块改善总有效率为45.83%，斑块截面积缩小，IMT 减低，PI、RI 降低，血脂、血流变学指标改善，NO 升高，且无不良反应。动物实验表明，大黄䗪虫丸降低血小板聚集率，改善微循环，降低 TXB2 及 T/P，升高细胞 SOD 活性。

（八）青山健心流膏治疗过早搏动的临床及实验研究

本文旨在运用传统的中医思维方式从理论、临床及实验三方面，对过早搏动的病因病机和治则治法进行系统认识和探索，以寻求其有效治疗方案。研究认为，痰热内扰、心神不宁是本病发作期的主要病机，据此拟定清热化痰，宁心安神之法，充分吸收现代药理研究新成果，以整体调节与局部作用相结合的方式，并按传统的科学工艺制成青山健心流膏。试用健心流膏治疗过早搏动 30 例，设心律平治疗 30 例为对照组。结果表明：在过早搏动总疗效方面，试验组显效率为 33.3%，总有效率为 73.3%；对照组显效率为 43.3%，总有效率为 80%，二者差异不显著（$P>0.05$）；但在证候疗效方面，试验组明显优于对照组（$P<0.05$）。动物实验证明：本剂对氯化钙所致大鼠心律失常有明显保护作用；对乌头冷浸液所致心律失常有一定的治疗作用；青山健心流膏对豚鼠心肌细胞动作电位的影响表明，本剂可降低缺血、低氧状态下的 MAP（静息膜电位）、Vmax（0 相最大上升速率）、APA（动作电位幅度），还可延长正常或缺血、低氧状态下的 APD（动作电位时程）、ERP（有效不应期），从微观局部揭示了其抗早搏的作用机制。研究结果说明：痰热内阻是早搏的重要病机，清热化痰是治疗早搏的重要治法，青山健心流膏是抗早搏的有效药物。本研究丰富了中医药治疗过早搏动的理论内容，为临床提供了新的有效治疗方法。

（九）固本降压流膏治疗中老年高血压病及逆转左室肥厚的机制研究

中老年人高血压病按其临床特点属祖国医学"眩晕""头痛"等范畴。根据中医理论及丁教授多年经验，本文认为肾精亏虚、阴阳失调是其主要病理机制，而补肾益精、调和阴阳是重要治法。结合现代药理研究成果，精心组方，按照工艺质量标准，研制出固本降压流膏，进行临床及实验研究。临床研究对50例肾精亏虚型Ⅱ期高血压患者进行观察，结果表明：固本降压流膏组总有效率为88%，显效率为54%；症状改善有效率为92%，显效率为54%；同二仙膏相比，本方疗效明显优于对照组（$P<0.05$）。临床还观察了本药对11例患者24 h动态血压的影响，结果表明本药有明显的改善动态血压的作用，经统计学处理有显著性差异。此外，实验证明本药能明显降低血清中前胶原Ⅲ及胶原Ⅳ水平，降低血管紧张素Ⅱ水平，逆转左室肥厚，调节血脂，改善血液流变学等。动物实验表明，固本降压流膏可明显降低肾性高血压大鼠的收缩压，减轻左室壁厚度，降低血管紧张素Ⅱ水平，其疗效优于对照组。

（十）加减补阳还五汤酒水煎法治疗冠心病心绞痛的临床与实验研究

本文旨在发掘传统的汤剂制作技术。从临床和实验两方面探讨了加减补阳还五汤酒煎后治疗冠心病心绞痛的疗效和机制。临床研究选取气虚血瘀型冠心病心绞痛患者60例，随机分为2组，用加减补阳还五汤酒煎法治疗30例，作为试验组；用常规煎法治疗30例，作为对照组。结果表明：试验组心绞痛疗效有效率达90%，对照组有效率达73.33%，试验组明显优于对照组。中药活性成分的试验证明：丹参酮ⅡA等脂溶性成分、黄芪甲苷和浸出物均为稀白酒汤剂大于水煎汤剂。研究结果说明加减补阳还五汤酒煎法优于常规煎法。

（十一）定眩降压合剂治疗老年高血压病的临床与实验研究

本文提出气血亏虚、清浊相干、痰瘀阻脉是老年高血压病的重要病机，益气养血、升清降浊、化瘀祛痰为老年高血压病的重要治法。并以此为组方原则，根据临床经验拟定降压基本方——定眩降压合剂。深入开展了定眩降压合剂治疗老年高血压病的临床与实验研究。临床研究表明，定眩降压合剂不仅能改善老年高血压病患者的临床症状，而且具有较好的降压作用，同时还能明显改善患者的血脂、血糖、血液流变学。特别降低血浆内皮素（ET）、血管紧张素Ⅱ（AT-Ⅱ）水平及ET/降钙素基因相关肽（CGRP）比值（$P<0.05$），升高血浆CGRP的水平（$P<0.05$）。症状改善总有效率为88.9%，降压总有效率为86.67%，明显优于清眩降压片对照组（$P<0.05$）。实验研究表明，定眩降压合剂不仅使自发性高血压大鼠的血压显著降低（$P<0.05$），同时可降低其血浆ET、AT-Ⅱ、血栓素A2（TXA2）含量及ET/CGRP比值（$P<0.01$，$P<0.05$），升高血浆CGRP水平（$P<0.01$）。还能降低其血清超氧化物歧化酶（SOD）及丙二醛（MDA）含量，具有抗氧化能力。说明本课题提出的老年高血压病的病因病机和治疗方法是与临床相吻合的，以益气养血、升清降浊、化瘀祛痰为治法组成的定眩降压合剂确有疗效，其降压及症状改善则是多角度、多环节、多层次、多方法综合作用的结果。

（十二）781例心系疾病证治特点的研究

本文根据山东中医药大学附院心内科近10年的781份住院病历回顾性调查结果，结合中医理论和古今文献系统分析研究了心系疾病（高血压病，冠心病心绞痛、心肌梗死）证治特点。综合本研究资料认为，心系疾病冬春季节发病率占60%左右；有家族史者（高血压病54%，冠心病25%）与心系疾病密切相关；患者中嗜烟酒者占比例较大，分别为25%以上和20%左右；脑力劳动者在发病人数中最多，占40%左右；高血压病发病，35岁后为高峰期，高血压病发病高峰期早于冠心病10年。尤其在证治方面有如下特点：292例高血压病中医证型多见于肝阳上亢（40%）、肝肾阴虚（27%）、阴虚阳亢（25%）、痰湿壅盛（23%）、气虚血瘀（12%）、阴阳两虚（6%）。气虚血瘀为本病证的新的特点。489例冠心病中医证型多见于气阴两虚（41%）、气虚血瘀（39%）、痰湿壅盛（36%）、痰瘀痹阻（17%）、气滞血瘀（11%）、心阳不振（5%）。其中401例心绞痛以气虚血瘀证占42.39%，88例心肌梗死以气阴两虚证占68.18%居各组证型首位。研究表明热证在心系疾病中占60%左右。方剂中治疗高血压以平肝潜阳熄风方应用率最高，占66.6%，是常见治法之一。清热方占67%，益气活血方占18.17%，为本组高血压治疗特点。心绞痛治疗，益气活血方应用率最高，为32.3%；治疗心肌梗死以益气养阴方应用率最高，占40.8%。主要中药以祛邪为主者高血压占73%，冠心病占60%左右。其归经在高血压病中主入肝经者占65%，在心绞痛、心肌梗死中主入心经分别占58%、62%。体现了药效的具体所在。其性味功能具有清热解毒者在高血压病中应用率占50.3%，在心绞痛中占37.1%，在心肌梗死中占41.2%。进而提出清热解毒法应为心系疾病治疗法则之一。本文为今后临床研究提供了新的思路和方法。

（十三）养脏通络降压合剂治疗老年高血压病的临床研究

根据老年高血压病患者的生理病理及临床表现特点，参阅古今文献，认为气虚血瘀、络脉不畅是老年高血压病的重要病机，益气活血通络法是治疗该病的重要治法。将100例气虚血瘀证老年高血压病患者随机分为两组，试验组60例，用养脏通络降压合剂治疗，对照组用硝苯地平治疗，进行对比观察研究。试验组显效率55%，总有效率86.7%，与对照组相比无显著差异（$P>0.05$）；症状改善显效率60%，总有效率93.3%，显著优于对照组（$P<0.05$），试验组降压缓和，降至理想血压水平后，能保持相对稳定，波动幅度小，并能有效地改善头晕、头痛、气短、乏力、耳鸣等症状，还可降低血糖、血脂、血黏度、改善微循环。说明益气活血通络法是治疗老年高血压病的有效方法，本研究丰富和深化了中医学治疗老年高血压病的内容，对指导临床实践具有重要的使用价值。

（十四）益肾舒心丸改善冠心病左室舒张功能障碍的临床研究

目的：研究益肾舒心丸对冠心病左室舒张功能障碍的影响和可能机制。

方法：观察病例总数70例，随机分为实验组40例，对照组30例。实验组口服益肾舒心丸，每次10 g，每日3次，对照组口服硫氮䓬酮，每次30 mg，每日3次。两组均4周为一疗程。心功能、心绞痛、心电图疗效及中医症状疗效采用组间对比的方法。左室舒张功能指标（EV、AV、AV/EV、AC、DC、EAT+EDT、1/3FF）、血脂、血液流变学指标采用用药前后自身对照。

结果：益肾舒心丸能明显改善患者的心功能（$P<0.05$）及左室舒张功能指标（$P<0.05$或0.01），并能改善患者的心绞痛症状（$P<0.05$）及心电图。中医症状改善总有效率为90%（$P<0.01$），并能有效地改

善胸闷、胸痛、心慌、乏力、尿频等症状（$P<0.05$），还可以降低血脂、血黏度等（$P<0.05$ 或 0.01）。

结论：肾虚血瘀、痰饮内停是冠心病左室舒张功能障碍的重要病机。用益肾活血、利水化痰法治疗，效果良好。本研究丰富和深化了中医学治疗冠心病左室舒张功能障碍的治疗学内容，对指导临床实践具有重要的实用价值。

（十五）愈本通冠丸治疗冠心病心绞痛的临床研究

目的：研究治疗冠心病心绞痛安全有效的药物和方法。

方法：观察肾虚血瘀痰阻证患者总数76例，随机分为两组，试验组40例，口服愈本通冠丸，每次6 g，一日三次；对照组36例，口服养心氏，每次4片，一日三次，4周为一疗程，进行对比观察研究。

结果：试验组心绞痛显效率37.5%，总有效率92.5%；心电图显效率20%，总有效率65%；中医症状改善显效率40%，总有效率92.5%；分别与对照组进行比较，有非常显著或显著性差异（$P<0.01$ 或 $P<0.05$），并能降低血清总胆固醇、甘油三酯、低密度脂蛋白，升高高密度脂蛋白，降低血糖、血黏度，还可降低心率、改善心脏舒缩功能等。

结论：肾虚血瘀痰阻是冠心病心绞痛发病的重要病机，益肾活血化痰法是治疗冠心病心绞痛的重要治法，愈本通冠丸是治疗冠心病心绞痛的较理想制剂，疗效肯定，无不良反应。

（十六）黄连解毒降压汤治疗高血压病临床研究

本文从高血压病临床症状调查入手，经统计学处理，认为高血压病具有热毒的特征，详细分析了毒的内涵，以及高血压热毒的形成、发生、促成因素。并用清热解毒方黄连解毒降压汤进行治疗观察30例，研究表明，该方不仅能降低血压，在降脂、降低血黏度、改善胰岛素抵抗、改善患者症状等方面较对照组有非常显著差异。分析了该方的配伍方药，并从现代药理研究进一步阐述了其降压、降脂等药理作用。

（十七）固本降压合剂治疗中老年高血压的临床研究

本文主要发展及继承传统中医理论，应用固本降压合剂，从临床与实验方面对中老年高血压病的治疗进行研究。认为肾虚是中老年高血压病的基础，肾气亏虚，阴阳失调为其主要病理机制，补肾固本、调理阴阳为中老年高血压的重要治法。

临床应用固本降压合剂治疗40例中老年高血压患者。结果表明其降压显效率为60%，降压总有效率为90%，优于对照组（$P<0.05$），未见不良反应，同时能改善全身症状、左室舒张功能，逆转左室肥厚及改善肾损害。

补肾固本法治疗中老年高血压病，不仅能降低血压且能降低心、脑、肾等靶器官的损害，可以认为补肾固本法是治疗中老年高血压病的可行之法。

（十八）饮酒与血栓关系研究

中医对酒的应用早有论述，有关血瘀证的病因、病机、辨治调护也有大量文献记载。中医学的血瘀证相当于现代医学的血栓性疾病。本课题旨在探讨饮酒与血栓性疾病（心肌梗死、脑梗死）的关系，这对于正确指导饮酒以及预防、治疗血栓性疾病有重要意义。

通过学习有关饮酒与血瘀证关系的文献并进行总结以及实施流行

病学调查，就饮酒与血瘀证在内皮功能、纤溶活性、抗凝活性、血液流变学、血流动力学、血小板功能与管腔形态诸方面的关系进行研究，分析饮酒所致人体阴阳气血的变化，探讨饮酒致血瘀形成的危险度及其内在规律。结果表明：饮酒与血栓性疾病的发生呈现明显的酒量—效应关系（$P<0.01$）。饮酒对红细胞压积（$P<0.05$）、纤维蛋白原（$P<0.05$）、血小板聚集率（$P<0.05$）、VWF（$P<0.05$）、蛋白 C（$P<0.05$）的影响有显著性作用，对 AT-Ⅲ、D-二聚体、PAI 未发现有显著作用。饮酒导致血瘀证（$P<0.01$）、重度血瘀证（$P<0.05$）、湿热证（$P<0.01$）、阴虚证（$P<0.05$）的概率与不饮酒相比有显著性差异；饮酒导致痰浊的概率与不饮酒相比无显著性差异。饮酒者中血瘀证人群与非血瘀证人群相比出现湿热（$P<0.05$）、痰浊的（$P<0.05$）的概率有显著性差异，出现阴虚的概率无显著性差异；重度血瘀证人群与轻度以下血瘀证人群相比出现阴虚（$P<0.05$）的概率有显著性差异，出现湿热、痰浊的概率无显著性差异。以上说明饮酒通过影响内皮功能、抗凝机制与血液流变学、血流动力学、血小板功能，对血栓性疾病（心肌梗死、脑梗死）的发生起重要作用；饮酒可致血瘀、湿热、阴虚的病机变化，而且湿热、阴虚在血瘀证的形成中起一定作用。另外血瘀证患者伴痰浊者较多，本研究提示并非饮酒所致，可能是由于饮食、肥胖、吸烟、缺乏锻炼等原因。

（十九）强力心康片治疗冠心病的临床与实验研究

目的：对纯中药制剂强力心康片治疗气虚血瘀型冠心病的临床疗效和作用机制进行探讨。

方法：以中药强力心康片为试验组，并设养心氏为对照组，进行临床研究并观察强力心康片对大鼠心肌缺血模型的影响。

结果：临床试验组36例，中医症状疗效总有效率为88.89%，心电图总有效率为70.37%，分别与对照组比较，差异有显著性（$P<0.05$），疗效优于对照组。用药前后动态心电图中心肌缺血的频率、持续时间、缺血总负荷（TIB）、房早、室早明显减少，与对照组比较，有显著性差异（$P<0.01$，$P<0.05$），各项指标的改善优于对照组。并且本药具有改善血流变、降脂、降糖的作用。另选择30例运动平板试验阳性的患者服用强力心康片，以进一步评价该药物的临床疗效。服用该药后运动心电图较服药前明显改善，运动耐量、代谢当量（METS）、最大氧耗量（VO_2max）明显提高，较服药前差异有显著性（$P<0.01$，$P<0.05$）。动物实验证明该药能够对抗垂体后叶素引起的心肌缺血，且能提高血浆、心肌中SOD含量，从而抑制血浆、心肌中MDA的生成，具有防止氧自由基生成的功能，与对照组比较有显著差异（$P<0.05$，$P<0.01$）。

结论：说明纯中药制剂强力心康片具有益气活血、通络止痛的作用。具有较好的改善心肌供血，提高心脏储备能力、改善心功能的功效。

（二十）新加钩藤片治疗高血压病逆转左心室肥厚的临床与实验研究

本文在古今文献的基础上，结合高血压病的现代研究，认为高血压病的初、中期，火为其重要的病机特征，根据药理、药效筛选具有清肝泻火、清热解毒作用的五种中药，用现代工艺制成新加钩藤片，治疗高血压患者48例，并与20例复方罗布麻片对照组做比较研究，结果表明，新加钩藤片在降低血压,改善全身症状方面明显优于对照组。并能改善左室肥厚、左室舒张功能，纠正脂质代谢紊乱，降低血液黏稠度。动物实验表明，新加钩藤片能降低大白鼠的血压，呈明显的量效关系，且能改善动物心肌细胞肥大以及心肌肌原纤维排列紊乱现象。并且本文结合现代药理研究阐述了新加钩藤片降压、改善左室重构、左室舒张功能的机制。

（二十一）青山健心片治疗过早搏动的临床及实验研究

本文通过临床及实验两方面研究认为痰热内扰、心神不宁是室性过早搏动的主要病机，拟定清热化痰、宁心安神之法组方制成青山健心片。试用该品治疗室性过早搏动30例，另设心律宁片治疗30例为对照组。结果表明：过早搏动疗效，试验组显效率为40%，总有效率为83.3%；对照组显效率为23.3%，总有效率为56.66%，试验组优于对照组（$P<0.05$）。在改善证候等疗效方面，试验组也均优于对照组（$P<0.05$）。动物实验证明：本剂对乌头碱所致心律失常有一定的保护作用。研究结果说明：痰热内扰是过早搏动的重要病机，清热化痰是治疗过早搏动的重要治法，青山健心片是抗过早搏动的有效药物。本研究丰富了中医药治疗过早搏动的理论内容，给临床提供了新的有效治疗方法，对指导临床实践具有重要意义和实用价值。

（二十二）老年高血压从实证论治

本文提出了老年高血压病从实证论治的论点，并从临床上验证了黄连清降合剂对热毒血瘀证老年高血压患者的治疗效果。

由于现代生存环境的变化和生活方式的改变，如环境污染、饮食肥甘、情志抑郁、缺乏锻炼、盲目进补等，老年人体质发生了很大变化，虚损之候逐渐减少，邪实表现日益突出，导致老年高血压患者实证日益增多。热毒内盛、瘀血阻络是其重要病机，清热解毒、活血化瘀是其重要治法。故创立具有清热活血作用的黄连清降合剂治疗该病。

临床验证将热毒血瘀证的1级、2级老年高血压患者随机分为两组，试验组予以黄连清降合剂治疗，对照组给予牛黄降压丸治疗，疗程1个月。结果：治疗前后试验组偶测血压降低优于对照组，24小时动态血压监测各项指标明显改善；对临床症状及舌脉的改善，试验组显著优于对照组；并且试验组治疗后血脂系列、血流变指标、缺血性心电图改变皆明显改善，与对照组相比差异显著；内皮素（ET）、肿瘤坏死因子、脂质过氧化物（LPO）亦明显降低（$P<0.05$）。黄连清降合剂不仅具有显著的降压疗效，而且明显改善临床症状及相关生化指标，验证了老年高血压病从实证论治的正确性。

本研究提出了老年高血压病从实证论治的新思路，为老年高血压病的中医药治疗开辟了一条新的途径。

（二十三）固本降脂合剂治疗高脂血症的临床研究

本研究表明，脾虚气弱、肾精亏虚是高脂血症的重要病机，据此用健脾益气、滋阴补肾、祛毒泄浊的药物，组成固本降脂合剂。临床对33例高脂血症患者进行1个月系统的观察，发现固本降脂合剂能有效改善高脂血症患者的临床症状，降低患者的血清总胆固醇（TC）、甘油三酯（TG）、低密度脂蛋白胆固醇（LDL-C），升高血清高密度脂蛋白胆固醇（HDL-C），其临床症状总有效率为90.9%，特别是对脾肾亏虚型高脂血症患者，其总有效率为93.7%，月见草油对照组临床症状有效率为76.6%，试验组疗效明显优于对照组（$P<0.05$）。同时，本合剂能够升高血清一氧化氮（NO）的浓度，并能降低血清内皮素（ET）

的含量，证明本合剂能调节血管活性物质以及保护高脂血症导致的血管内皮细胞损伤。另外，本合剂能升高载脂蛋白 A-1（ApoA-1），降低载脂蛋白 D100（APoD100），对照组无明显改善 ApoA-1、ApoD100 的作用，试验组改善作用明显优于对照组（$P<0.05$）。体质学研究发现，大多数高脂血症患者为痰湿体质，本合剂对痰湿型体质治疗效果优于其他体质，总有效率为 92.2%。由此可见，固本降脂合剂具有降血脂、保护血管内皮功能作用，可从根本上改善和治疗高脂血症。同时，其对预防动脉粥样硬化以及降低冠心病的发病率具有一定的影响。

（二十四）安神降压合剂治疗伴有焦虑的高血压病临床与实验研究

本文旨在运用传统的中医思维方法从理论、临床和实验三方面对高血压病的病因病机和治则治法进行深入探讨，以寻求治疗高血压病的有效方药。研究认为伴有焦虑症状的原发性高血压病，心肝热毒为其基本的病机特征。拟定清肝宁心、泻火解毒之法，用现代工艺制成安神降压合剂，治疗伴有焦虑症状的原发性高血压患者 40 例，并与 40 例牛黄降压丸对照组做比较研究。结果表明，安神降压合剂降压总有效率为 90.00%，其中显效率 52.50%，明显优于对照组（$P<0.05$ 和 $P<0.01$），在改善全身症状方面亦明显优于对照组（$P<0.05\sim0.01$）。安神降压合剂还能够降低血脂和血黏度，降低血浆去甲肾上腺素（NE）、肾上腺素（E）、血管紧张素Ⅱ（AT-Ⅱ）、内皮素（ET）水平。动物实验表明，本药能使自发性高血压大鼠（SHR）的血压明显降低（$P<0.01$），同时可降低其尿 NE、E 水平及降低血浆 AT-Ⅱ、PRA、ET 水平。急性毒性实验表明，安神降压合剂安全无毒性。说明本课题提出的伴有焦虑的高血压病的病因病机和治疗方法是与临床相互吻

合的，安神降压合剂确有疗效，其降压及症状改善与调节NE、E、AT-Ⅱ、ET的分泌有关。

（二十五）益气养阴解毒方治疗病毒性心肌炎的临床研究

目的：观察益气养阴解毒方对病毒性心肌炎的临床疗效并探讨其作用机制。

方法：将82例患者随机分成两组，试验组40例，对照组42例。试验组给予益气养阴解毒方加常规西药治疗，对照组单纯给予常规西药治疗，观察比较治疗前后两组患者临床症状、体征、动态心电图、血清心肌酶、左心室功能和T细胞免疫的变化。

结果：治疗4周后，试验组临床愈显率为67.5%，总有效率为95%；对照组愈显率为50%，总有效率为80.95%，与对照组比较有非常显著性差异（$P<0.01$）。在改善患者主要临床症状如胸闷、心悸、乏力等方面，试验组优于对照组（$P<0.05$）。改善动态心电图早搏试验组愈显率为71.43%，总有效率88.57%；对照组愈显率为50%，总有效率66.67%，二者有显著性差异（$P<0.05$）。同时试验组对患者的血清心肌酶、T细胞免疫功能和左心室功能方面亦有明显的改善作用（$P<0.05$），且无任何不良反应。

结论：益气养阴解毒方合用西药治疗病毒性心肌炎明显优于单纯西药治疗。

（二十六）心律康胶囊治疗心律失常临床总结

目的：探讨心律康胶囊治疗过早搏动的临床疗效，并观察其安全性。

方法：将60例患者随机分为两组，每组各30例。试验组给予心律康胶囊（每次2粒，1日3次），对照组服用心律宁片（每次3片，1日3次）。两组均以4周为一疗程。观察相关症状、体征、舌脉的变化，以及常规心电图、动态心电图的变化；安全性指标如血、尿、便常规，肝肾功能的检查。结果：试验组在相关症状、体征、舌脉的变化，常规心电图、动态心电图的变化等方面优于对照组，有显著性差异（$P<0.01$或$P<0.05$），且安全无不良反应。结论：心律康胶囊为临床治疗过早搏动的有效药物，安全可靠，值得临床进一步推广应用。

（二十七）老年高血压病的临床研究

高血压病是一种常见病、多发病，是人类健康的最大威胁之一。老年高血压病作为高血压的一种特殊类型，在发病机制、临床表现、治疗与预后等方面具有某些特殊性。探讨老年高血压病的临床特点，及早防治老年高血压病已成为老年病防治的重点。

目的：通过搜集大量临床老年高血压病例，分析归纳所得资料，总结老年高血压在发病机制、临床表现、中医辨证论治、中西医治疗与预后等方面所具有的特点，并力图寻找新的辨证规律和施治规律，以便更好地服务于科研与临床治疗，为进一步的试验研究提供理论依据，提高老年高血压的临床防治水平。

本课题共选择符合纳入标准的老年高血压患者507名，另选30~59岁中青年原发性高血压患者135名作为对照组。将各项内容进行归类统计并分析其特点。以老年高血压辨证分型施治表中所列证型为依据，根据临床症状、体征将所记录病例的辨证分型进行归类，总结老年高血压辨证分型施治规律。

通过归纳总结临床资料，得出老年高血压在西医发病机制、临床症状体征、中医辨证分型、中西医治疗与预后等方面均具有本身特点。总结出老年高血压的四种证型及对应的治疗方药：①阴虚阳亢、血瘀热毒型——新加天麻钩藤饮；②脾肾亏虚、痰湿内盛型——新加半夏白术天麻汤；③肾精亏虚、阴阳失调型——新加二仙汤；④脾肾两虚、气血不足型——归脾汤加减。其中阴虚阳亢、血瘀热毒型占总人数的42.21%，脾肾两虚、气血不足型占总人数的41.81%。各证型治疗经验处方经统计各自有效率均在80%以上。寻找出老年高血压病新的辨证施治规律。本课题为进一步的试验研究提供了临床依据，提高了老年高血压的临床防治水平。

（二十八）黄芪一号方治疗气虚血瘀证稳定型心绞痛的临床研究

目的：观察黄芪一号方治疗冠心病稳定型心绞痛的临床疗效，通过观察患者主要临床症状、中医证型、心电图的变化，探讨其防治冠心病心绞痛的疗效。

方法：40例稳定型心绞痛患者，随机分为两组：对照组20例，西药常规；试验组20例，在西药常规治疗基础上加黄芪一号方。两组治疗周期均为30天。观察治疗前后患者心绞痛发作情况、中医证候、心电图、心功能及血流变改变。

结果：治疗前两组患者基本资料经统计学比较无显著性差异，具有可比性。治疗后心绞痛疗效：对照组显效率55.0%，总有效率70.0%；试验组显效率75.0%，总有效率90.0%（$P<0.05$）。心电图疗效：对照组显效率45.0%，总有效率70.0%；试验组显效率55.0%，总有效率80.0%，有显著性差异（$P<0.05$）。中医症状积分疗效：对照组治疗前后分别为20.50±3.47、14.65±2.64，试验组治疗前后分别

为 20.70 ± 3.85、10.90 ± 2.71，两组治疗前后比较均具有显著性差异（$P<0.05$）。硝酸甘油停减率：试验组硝酸甘油停减率为 73.7%，对照组为 72.2%，两种方法均有减少硝酸甘油用量的作用，但统计学处理差异无显著性（$P>0.05$）。结论：黄芪一号方试验组能明显改善气虚血瘀证稳定型心绞痛患者的心绞痛临床症状，改善心电图，优于单纯西药组，且能降低血液中纤维蛋白原水平，改善机体的高凝状态，改善心脏的收缩和舒张功能，对稳定型心绞痛患者具有较好的防治作用。

第三部分

新药研发

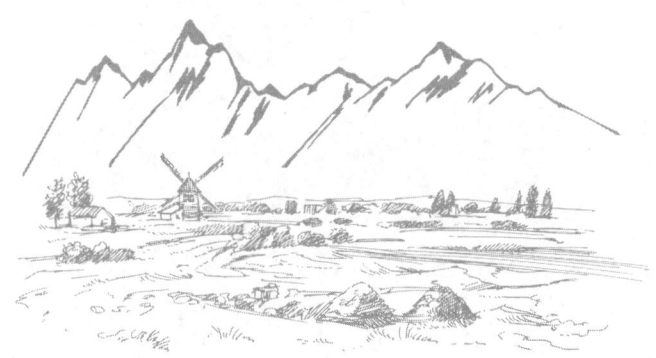

一、心速宁胶囊

（国药准字：Z20050131）

处方组成：黄连、半夏、茯苓、枳实、常山、莲子心、苦参、青蒿、人参、麦冬、甘草。

功能与主治：清热化痰，宁心定悸，主要用于治疗痰热扰心所致的心悸、胸闷、心烦、易惊、口干口苦、失眠多梦、眩晕、脉结代等症。临床主要适用于轻、中度室性早搏，以及冠心病、病毒性心肌炎、心肌病等引起的心动过速以及室性心律失常等疾病。

方解：方中君药黄连、半夏，清热化痰；青蒿、常山、苦参、莲子心为臣药，助君药清热化痰，清心安神；茯苓、枳实为佐药，理气渗湿祛痰；小剂量人参麦冬甘草益气养阴，扶正，减少苦寒药不良反应，为佐使药。

药理作用：动物试验结果表明，本品对乌头碱、氯化钙、氯仿及异丙肾上腺素所致的大鼠心律失常有抑制作用；对结扎冠脉致大鼠的缺血性心律失常和缺血再灌注所致的心律失常具有保护作用。本品可使正常大鼠总胆固醇降低，使大鼠全血比黏度、血细胞压积及纤维蛋白原降低。本品可使低温负重小鼠游泳时间和小鼠常压耐缺氧时间延长。

研发过程：心速宁胶囊是国内首个治疗心悸实证（快速性心律失

常）的中成药，该药物 1996 年获得国家新药证书，2005 年正式上市，取得了突出的临床效益和社会效益。

心律失常古已有之，古称"心动悸""惊悸""怔忡"等。东汉张仲景《伤寒杂病论》中记载"伤寒心动悸，脉结代，炙甘草汤主之"，以炙甘草汤益气养阴、气血双补治疗心律失常。而当今随着生活水平提高，饮食结构改变，人们的体质、生理病理也随之发生变化，痰热实证增多，很多室性早搏快速性心律失常患者临床表现心慌心跳、口干口苦、心烦失眠、大便秘结、舌苔黄腻、脉象滑数结代等痰热表现。

对心律失常病因病机的此类变化，我认为人的生理病理变化必然受到自然社会环境的影响。近年来气候变暖，环境污染，自然界阳热毒邪必然引动机体阳气亢盛，郁而化火，阴津耗散，则热毒蕴结于内。而当今社会竞争压力过大，人们精神紧张，作息失调，七情妄动，五志不安。《脾胃论·安养心神调治脾胃论》曰："夫阴火之炽盛，由心凝滞，七情不安故也。心脉者，神之舍，心君不宁，化而为火，火者，心神之贼也。故曰阴火太盛，经营之气，不能颐养于神，乃脉病也……若心生凝滞，七神离形，而脉中唯有火也。"若欲望过重，心神不安，相火妄动；或者肝郁气滞，气郁化火；或者心浮气躁，肝火亢盛；或者劳神过度，休息不足，心血暗耗。这均会导致火热毒邪的产生并引起心律失常。而随着生活水平的提高，饮食结构的改变，膏粱厚味，嗜食烟酒，聚湿生痰，湿郁化热，或过食辛辣，化燥生火，或烟毒久郁，与湿热搏结。体内素蕴痰热，复加郁怒，上扰心神，痰火互结，痰热相互胶结，郁久成毒，扰乱心神，亦发心悸。

心速宁的研究比较有代表性，组方思路也是经过很长的一段时间才定的，这个组方有三个方面内容，一是痰热理论，二是引进抗疟中药，三是结合了中药有效成分的抗心律失常的研究。在20世纪90年代这一段时间，我做心律失常研究时，当时抗心律失常基本都是从气阴不足立法，用炙甘草汤来治疗的比较多。我在临床探索出一个构思，是根据人的体质，把痰热提出来，这是个组方理论基础，黄连温胆汤是基础方，在临床开方时多以黄连温胆汤为基础方。后来把抗疟中药引进来，青蒿、常山也有清热化痰的作用，所以也符合这个心律失常的痰热理论。我当时拟定了一个黄连温胆汤，把抗疟中药引进来，就在临床上使用，并在临床上摸索处方。

西药治疗快速性心律失常的第一个药物奎尼丁，是从具有抗疟作用金鸡纳树皮中提取获得的，从上述资料中受到启发，20世纪80年代末，我在临床上开始探索应用青蒿、常山治疗心脏早搏。

我的组方思路是在中医传统经典经方基础上，融入我们的经验，体现出当代中医治疗发展水平，参考现代中药成分及药理研究，把具有抗心律失常作用的药物收纳。

于是我查阅一些抗心律失常的中药报道，参考了中药的有效成分研究和主治疾病的研究，就把青蒿、常山、人参、莲子心及元胡纳入心速宁胶囊处方中来，最后这个方子由3部分组成，黄连温胆汤为底，引入抗疟中药青蒿、常山，纳入具有抗心律失常活性成分的中药莲子心、元胡、人参。

根据以上心律失常病因病机变化，我在心律失常治疗中提出创新观点，心速宁处方以清热化痰、泻火宁心定悸为主要治法，方中君药是黄连、半夏，功用清热化痰；青蒿、常山、苦参、莲子心为臣，助君药清热化痰解毒，清心安神；茯苓、枳实为佐药，理气渗湿祛痰；人参、麦冬、甘草养心复脉，共为佐使药。

黄连，苦、寒，清热燥湿，泻火解毒，尤善泻心经实火，又可去中焦湿热。心火扰动心神，使心神不定在心动悸中是主要的病机，黄连清心除烦，又可清热燥湿，湿热痰去则心神安，心悸自去。《本草新编》："黄连而入心，尤专经也。止吐利吞酸，善解口渴。治火眼甚神，能安心，止梦遗，定狂躁，除痞满……解暑热、湿热、郁热，实有专攻。"临证中黄连应用很多，心动悸只要有火热实证皆可用之。黄连的抗心律失常作用，主要通过其提取的生物碱——黄连素实现。近年来经动物实验证实黄连素具有很明显的抗心律失常作用。

我在临床中比较重视探索有毒中药的使用，我认为有毒的中药，往往功效突出，砒霜就是一个例子，已经从砒霜提取出一种治疗急性白血病很有效的药物。所以在临床中需要注意合理使用功效峻猛的所谓"有毒"药物。心速宁处方中半夏、常山、青蒿、苦参即是一个例子。

半夏性味辛、苦、有毒，主要有燥湿化痰，降逆止呕，消痞散结的作用。半夏的毒性成分主要为半夏蛋白及半夏碱，毒性作用主要体现在对机体黏膜的强烈刺激作用。但是现代药理学研究发现，半夏中的半夏宁心碱具有奎尼丁样抗心律失常作用，可降低离体猪心室肌细胞的动作电位 0 相上升幅度，并延长有效不应期。

常山性味辛、苦、寒，有小毒，功效除痰、行水、截疟，主治胸胁胀满、痰饮、疟疾。常山的毒性主要由常山碱引起，体现在服用后出现恶心、呕吐。但是由常山碱改造而成的常咯啉却是治疗心律失常的有效药物，而且作用迅速。

苦参味苦、性寒，功效清热燥湿、杀虫、利尿。现代药理学实验证明，苦参中的苦参碱和氧化苦参碱能减慢心率，降低心肌自律性，可以对抗乌头碱所致的心律失常。而且苦参碱还有降低血脂、保护缺血心肌的作用。

青蒿味苦、辛，性寒，其气芳香，在清泻实热的同时又能清透虚热，因此青蒿既可用于清除暑热，又可用于凉血除蒸，除湿化痰，泻火安神，清心除烦。且可助常山除痰截疟、清热消痰、痰去热净、心宁神安。

诸药合用，不仅可以发挥清热解毒、泻火安神之效，更可以益气养阴以防止热毒郁久伤阴耗气。因其组成药物多具有抗心律失常作用，在临床中对于痰热扰心实证导致的心律失常具有良好的治疗效果，且能很好地改善心律失常患者预后生活质量。在治疗心律失常的同时对其伴有的冠心病、心肌病、高血压、糖尿病等疾病也具有一定的疗效。

该药自2005年上市以来，在全国各大医院临床中应用，不仅治疗效果得到医生与患者的肯定，而且收到很好的社会和经济效益。此外，对于心速宁胶囊也做了很多进一步深入的临床与实验研究。

1. 心速宁胶囊治疗室性心律失常的研究

2014~2017年，由天津中医药大学循证医学中心牵头，对心速宁胶囊开展了多中心随机双盲双模拟临床试验（注册号：ChiCTR-TRC-14004180）。该研究共纳入861例室性早搏的患者，随机分为心速宁组（$n=343$）、美西律组（$n=345$）和安慰剂组（$n=173$）。结果证明，心速宁和美西律的治疗有效率均高于安慰剂组，而且心速宁与美西律的治疗效果无统计学差异。

2. 心速宁胶囊影响心肌细胞动作电位的研究

2015年5月，在香港国际药理学大会，英国牛津大学生理、解剖、遗传系的研究人员报道他们关于心速宁的研究结论。他们采用膜片钳技术观察心速宁对离体心肌细胞动作电位的影响，证明该药可通过延长动作电位，增加有效不应期来抑制折返性心律失常的发生，且不影响静息电位。心速宁的这种作用类似于胺碘酮等Ⅲ类抗心律失常药物，但无明显不良反应。

3. 心速宁胶囊治疗快速性心律失常的研究

参考赵金铎主编《中医症状鉴别诊断学》而定，表现为心悸，胸闷，心烦，眩晕，失眠多梦，大便干结，舌质红，苔黄厚腻，脉弦滑数或结、代、促，属痰热扰心型心悸或胸痹病例共90例，随机分为试验组60例和对照组30例。试验组口服心速宁胶囊治疗，对照组口服普罗帕酮或氨酰心安。结果显示快速性心律失常的总疗效，试验组与对照组无显著差异（$P>0.05$）；在治疗房早、室早方面，心速宁优于对照组（$P<0.05$）；在治疗阵发性房颤、阵发性室上速方面，试验组总有效率分别为80.0%、66.7%，而对照组分别为66.7%、50.0%；在治疗持续性房颤、窦性心动过速方面，试验组总有效率皆为75%，对照组总有效率为100%。在证候改善方面，心速宁组明显优于西药对照组（$P<0.05$）；心速宁胶囊对于快速性心律失常的临床症状有较好的改善作用，疗效明显优于西药对照组（$P<0.05$）；试验组对早搏合并冠心病患者的冠状动脉缺血状态有较好的改善作用，对照组却不具备这种功用。在心功能改善方面，心速宁胶囊具有改善心功能的作用。在血脂、血流变改善方面，心速宁胶囊能降低血脂、改善血液黏稠度。在舌脉改善方面，心速宁胶囊对快速性心律失常患者的舌、脉象有较好的改善作用。试验过程中仅有两例出现短暂不良反应，其余均未有任何异常改变。结论显示心速宁胶囊能显著改善患者的临床症状、体征，明显优于西药对照组；心速宁胶囊不仅能有效地治疗快速性心律失常，而且能明显纠正患者"痰热扰心"的病理状态，提高患者的生存质量，减少痛苦及不适感。心速宁对于房早、室早、房颤、阵发性室上速、

窦性心动过速均有较好的临床疗效，同时本药还可降低部分高脂血症患者的血脂水平，改善其血液流变学指标，并对部分患者的冠状动脉供血不足状态和心功能有所改善。

4. 心速宁胶囊治疗中老年频发室性早搏的研究

选取中老年频发室性早搏 26 例，男 21 例，女 5 例；年龄 48~93 岁，平均 68.5 岁。病程 3~15 年。其中合并冠心病 6 例，高血压病 9 例，糖尿病 3 例，兼有 2 种以上疾病 5 例，功能性期前收缩 3 例。所有病例均有程度不同的心悸、胸闷、乏力等症状，经常规心电图及动态心电图检查确诊为频发（>5 次 /min 或 >30 次 /h）室性早搏。在常规治疗原发病的基础上，给予心速宁胶囊 4 周为 1 个疗程，治疗 1 个疗程。结果显示：显效 16 例，有效 7 例，无效 3 例；总有效率 88.5%。治疗期间均未发生显著不良反应，治疗后复查肝肾功能均未发现异常。由此可知心速宁胶囊治疗中老年频发室性期前收缩，疗效较好且安全。

5. 心速宁胶囊治疗病毒性心肌炎的研究

以 1999 年全国心肌炎心肌病专题研讨会提出的成人急性心肌炎诊断参考标准为标准，选取急性心肌炎患者 60 例，随机分为两组，治疗组 30 例，男 16 例，女 14 例，平均年龄 32 岁；对照组 30 例，男 13 例，女 17 例，平均年龄 34 岁。两组患者均卧床休息，进食富含维生素及蛋白质食物，有心力衰竭者使用利尿剂、血管扩张剂、血管紧张素转换酶抑制剂，静脉点滴门冬氨酸钾镁、肌苷注射液。治疗组在上述常规治疗的基础上口服心速宁胶囊，15 d 以后再次进行 Holter 检查以及进行肝功能和肾功能检查。结果显示：治疗组显效 16 例，有效 9 例，无效 5 例，总有效率 83%；对照组显效 10 例，有效 11 例，无效 9 例，总有效率 70%。两组总有效率比较差异有显著性（$P<0.05$），所有患

者复查肝功能和肾功能均未出现异常或原有轻度异常者未发生恶化。由此得出结论即心速宁胶囊在减少室性期前收缩的同时，又不导致新的心律失常发生，克服了抗心律失常药物的致心律失常作用。而且心速宁胶囊明显改善心肌炎的临床症状，改善心功能，减少室性心律失常的发生，使患者病程缩短，未发现明显不良反应，对肝、肾功能没有任何影响。

6. 心速宁胶囊治疗阵发性心房颤动的研究

选取阵发性房颤患者共111例，随机双盲分为心速宁组56例和对照组55例。两组患者均接受常规治疗，地高辛加倍他乐克，不应用其他抗心律失常药物。心速宁组在常规治疗上加用心速宁胶囊，总疗程为三个月。服药期间监测患者症状变化及是否有不良反应发生，通过体格检查、心电图确认有无房颤发作。服药总疗程结束后，观察比较两组阵发性心房颤动患者服药前后的房颤发作次数。治疗结果显示，对照组房颤发作次数与治疗前比较差异无统计学意义（$P>0.05$）；心速宁组房颤发作次数与治疗前比较显著减少，两组比较差异有统计学意义（$P<0.05$）。心速宁组不良反应发生2例，为一过性头晕、恶心，随后自行缓解。对照组不良反应发生8例，有恶心、呕吐、食欲不振、心动过缓等不良反应。其结论显示心速宁胶囊能减少阵发性房颤发作频率，减轻患者的主观症状，且不良反应少而轻，在临床上治疗阵发性心房颤动有极大的安全性优势。

二、人参健心胶囊

（院内制剂）

处方组成：人参、黄芪、桂枝、云苓、白术、泽泻、丹参、水蛭等。

功能与主治：养心复元，益气利水活血。用于冠心病，心肌病，心肌炎，心律失常，高血压等多种疾病所致的心肌舒张、收缩功能减退。

方解：心力衰竭是多种心脏病发展的最终结局，随着现代西医介入、搭桥等治疗技术的进展，多数急性症状（急性心肌梗死、恶性高血压）得到缓解，但后续心肌功能损伤和降低仍然需要一个长期的治疗和康复过程。糖尿病、高血压、冠状动脉硬化等导致的慢性心肌缺血和心肌功能降低，在临床中广泛存在。如冠心病由于长期的缺血缺氧、高血压等导致心肌肥厚；心肌炎由于炎症造成心肌损害；风湿性心脏病由于长期血流动力学障碍造成的心肌损害；多种心肌病、老龄化带来的心肌功能下降等等。随着老龄化的到来，越来越多的心脏病其病理基础为心肌细胞功能的下降，从而表现为心力衰竭的临床症状，患者乏力、心悸、胸闷、呼吸困难、浮肿等。

心力衰竭的发生和进展是一个长期慢性过程，多见于老年人，除了多种心脏病诱发之外，其他全身疾病迁延日久，发展到了晚期，也可导致心之阴阳气血亏虚、元气虚衰。心主血脉，主神志，为君主之官，心衰则五脏六腑皆摇，五脏衰败，血脉不通，心神不宁。人参健心胶囊主要用于心肌病、冠心病、心肌炎、高血压、高龄等各种原因引起的心肌功能下降和心力衰竭。

本方人参为君。人参，味甘、微苦，性微温，归脾、肺二经，有大补元气、补脾益肺等功效。古称"治虚劳内伤第一要药"。人参气清味薄，有温补之效，可补人体的清阳之气，肺主气，肺气旺，则脏腑之气皆旺，精自生而形自盛，脾土健旺，可制水湿，消水肿；《本草经疏》谓人参"能回阳气于垂绝，益真气则五脏皆补矣"。人参不仅具有补气回阳的功效，还能补气通血脉，温阳消水湿。五脏气血调和，人体气血运行正常，血瘀、水停无由可生。

黄芪为臣，味甘、性温，有补气利水之功。《医学衷中参西录》谓之"性温，味微甘。能补气，兼升气，善治胸中大气（即宗气，为肺叶阖辟之原动力）下陷……小便不利而肿胀者，可用之以利小便。为其补气之功最优，故推补药之长，而名之曰耆也"。黄芪补胸中大气、益元气，而入三焦助决渎之用，通利小便，故采用黄芪为臣，参芪并用，增强益气培元之力。

方中茯苓、炒白术、桂枝、泽泻四味，寓五苓散，通阳渗湿利水，祛除水湿之邪。丹参，苦而微寒，活血祛瘀，除烦安神，应用于多种瘀血为患，一味丹参功同四物，并可养血活血。水蛭活血破瘀之功为之最，长期慢性心衰病患面色晦暗，口唇发紫，舌质紫暗有瘀斑瘀点，下肢肌肤瘀血是其重要病机。丹参养血活血，水蛭破血化瘀，二者并用，相益更彰，效果更佳。上述利水化瘀之品共为为佐使。

人参健心胶囊针对慢性心力衰竭的病因病机，采用益气温阳复元，活血化瘀利水，培补疏利，攻补兼施，标本兼治，在临床上广泛应用于多种疾病所致的心脏功能不全具有良好的疗效。临床应用多年未发现不良反应，安全有效。

人参健心胶囊为本人经验方。该方 2003 年开始作为山东中医药大学附属医院院内制剂使用，鲁药制字：Z0120030547，年销售量 5 万余瓶，收到很好的社会和经济效益。

除了在临床中使用外，多年来，我指导研究生对人参健心胶囊开展了的临床及实验研究，摘要如下：

1. 人参健心胶囊改善老年人冠心病左室舒张功能不全的研究

参照中华人民共和国卫生部 2003 年制定颁布的《中药新药治疗充血性心力衰竭的临床研究指导原则》和中华心血管委员会心力衰竭研究组 1995 年制定的《充血性心力衰竭诊断和治疗对策》，选择气虚血瘀证（心悸，气短，面色晦暗，口唇青紫，颈脉怒张，胸胁满闷，胁下痞块，或痰中带血，舌有紫斑、瘀点，脉细涩或结、代）和心肾阳虚证（心悸，喘息不能平卧，颜面及肢体浮肿，或伴胸水、腹水，脘痞腹胀，形寒肢冷，大便溏泻，小便短少，舌体胖大，质淡，苔薄白，脉沉细无力或结、代）。临床共观察老年冠心病左室舒张功能不全属气虚血瘀型或见阳虚者 60 例，随机分为人参健心胶囊组（中药组）和卡托普利对照组（西药组）。临床研究表明：人参健心胶囊对老年人冠心病左室舒张功能不全属气虚血瘀型或见阳虚者有良好疗效。超声心动图显示，人参健心胶囊可改善 E/A 比值 >1（$P<0.01$），缩短 E 峰减速时间（$P<0.01$），改善左室舒张迟缓，并能提高 1/3 充盈分数（$P<0.01$），且作用优于卡托普利（$P<0.05$）；人参健心胶囊组患者心功能明显好转，其中显效 13 例，显效率 43.3%，总有效率 93.3%，优于西药组（$P<0.05$）；说明人参健心胶囊具有良好的改善左心舒张功能作用。人参健心胶囊组可明显改善患者中医临床症状，总有效率

96.7%，优于卡托普利组（73.3%），统计学显示有显著性差异（$P<0.05$）。尤其针对心悸、气短、神疲乏力、自汗、胸闷胸痛、畏寒肢冷、失眠等症状，与西药组相比，人参健心胶囊组疗效显著（$P<0.05$），治疗后疗效积分显著减少（$P<0.01$）。人参健心胶囊组患者生活质量得到明显改善，能明显改善患者血脂代谢及血液流变学异常，改善血管内皮功能。

2. 人参健心胶囊治疗气虚血瘀性冠心病的临床研究

通过临床观察，证明人参健心胶囊具有益气养血，通络止痛的作用。试验组中医症状总有效率为97.22%，心电图总有效率为75.00%，分别与对照组比较，差异有显著性（$P<0.05$）。用药前后动态心电图心肌缺血的频率、持续时间、TIB、早搏明显减小，与对照组比较，差异有显著性（$P<0.01$，$P<0.05$）。并且该药具有改善血流变、降脂、降糖的作用。运动平板阳性的患者服药前后自身对照，服药后运动心电图较服药前明显改善，运动耐量、METS、VO_2max 明显提高，较治疗前差异有显著性（$P<0.01$，$P<0.05$）。

3. 人参健心胶囊治疗冠心病胰岛素抵抗的临床研究

选择冠心病心绞痛患者中符合气虚血瘀证者80例，试验组40例，采用人参健心胶囊合并硝酸酯类药物治疗；对照组40例，采用二甲双胍合并硝酸酯类药物治疗。观察临床疗效、心电图改善及血糖、胰岛素、凝血酶原时间（CPT）、活化部分凝血活酶时间（APTT）、纤维蛋白原（Fib）、血浆纤溶酶原激活物抑制因子-1（PAI-1）的变化。胰岛素抵抗测定采用胰岛素敏感指数（ISI）：ISI=IN 1/（空腹血糖 X 空腹胰岛素）。临床研究表明：人参健心胶囊治疗后，患者胰岛素水平明显降低，ISI明显升高，PAI-1明显降低，PT、APTT、Fib、PAI-1明显降低；试验组心绞痛治疗显效率 47.5%，总有效率 80.0%；心电图改善方面，显效率 30%，总有效率 62.5%，均优于对照组，差异有显著性（$P<0.01$）。证明人参健心胶囊治疗冠心病心绞痛有确切疗效，可以改善冠心病患者的胰岛素抵抗，效果与二甲双胍近似。可以调节血脂，改善凝血纤溶紊乱及炎症状态，保护血管内皮，这些作用与其改善胰岛素抵抗密切相关，是治疗冠心病胰岛素抵抗安全、有效的药物。

4. 人参健心胶囊治疗冠心病胰岛素抵抗的实验研究

通过高脂膳食喂养建立胰岛素抵抗 Wistar 大鼠模型。模型组大鼠分为模型对照组、二甲双胍组、中药高剂量组、中药低剂量组，同时设正常对照组。测定大鼠体重、内脏脂肪重量，下腔静脉取血测定血糖、胰岛素水平、血脂、内皮素 –1（ET-1）、一氧化氮（NO）、肿瘤坏死因子 a（TNF-a）、游离脂肪酸（FFA）、C 反应蛋白（CRP）。主动脉弓切片 HE 染色，光镜下观察血管内皮形态。实验研究表明人参健心胶囊高、低剂量组，二甲双胍组血糖、胰岛素、甘油三酯、胆固醇、低密度脂蛋白、TNF-a、CRP、ET-1、NO、FFA、内脏脂肪含量均明显低于模型对照组（$P<0.05$），高密度脂蛋白明显高于模型对照组（$P<0.05$），ISI 明显高于模型对照组（$P<0.05$）。模型对照组大鼠主动脉内皮细胞大部分脱落，水肿明显。人参健心胶囊大剂量治疗组、二甲双胍组大鼠内皮基本完整、正常。小剂量治疗组内皮有的基本完整，有的则出现内皮细胞轻度水肿。证明人参健心胶囊与二甲双胍均可减少内脏脂肪含量，均具有降低血糖、FFA，改善胰岛素敏感性的作用，其改善胰岛素作用与降低 FFA 有关。人参健心胶囊还可以改善胰岛素抵抗大鼠的胰岛素抵抗状态，对血管内皮具有保护作用。

5. 人参健心胶囊治疗气虚血瘀型慢性心力衰竭的研究

选择气虚血瘀型慢性心力衰竭患者60例,随机分为试验组和对照组,每组各30人,治疗4周。试验组采用人参健心胶囊加西药治疗,对照组采用单纯西药治疗。观察人参健心胶囊对慢性心力衰竭患者中医症状、NT-proBNP、EF、CO、SV、E峰、A峰、E/A的影响。临床研究表明:人参健心胶囊能改善慢性心力衰竭患者的中医症状,试验组总有效率96.7%,优于对照组73.3%,该药还能降低NT-proBNP值,能改善心脏彩超各项指标,证明人参健心胶囊治疗气虚血瘀型慢性心力衰竭疗效显著,具有益气活血、养心复元的功效。人参健心胶囊能够改善患者临床症状,提高生活质量,增加心肌收缩力,改善心脏收缩和舒张功能。

6. 人参健心汤治疗冠状动脉血流重建术后冠心病的研究

冠状动脉介入治疗及冠状动脉搭桥术后,仍有许多患者术后出现心绞痛和心功能下降,复查冠脉造影多显示为复杂病变,或血管基本通畅但显示弥漫性病变,或左室造影呈心肌动度降低、心腔扩大等心肌病表现。采用人参健心汤(胶囊)治疗冠脉血流重建术后患者60例,取得了较好效果。

7. 人参健心胶囊对阿霉素所致心衰大鼠神经内分泌系统的实验研究

将50只大鼠随机分为正常组,模型组(生理盐水),卡托普利组(12.5 mg/kg),人参健心胶囊低、高剂量组(1.92, 3.83 g/kg),采用持续腹腔注射阿霉素法,每周1次,共6周,制造慢性充血性心衰大鼠模型,第5周开始每日灌服中药寒凉剂共7天。给药2周后检测大鼠血液内皮素、白介素-6、血管紧张素Ⅱ水平、一氧化氮水平、肿瘤坏死因子的变化,大鼠心重指数和心肌标本HE病理染色,观察人参健心胶囊对慢性心衰大鼠神经内分泌系统及大鼠心肌细胞形态学的影响。实验研究表明：与正常组比较，模型组大鼠心脏质量（$P<0.05$）、左心室质量（$P<0.01$）、左心室指数（LVW/BW）和心重指数（HW/BW）明显增加（$P<0.01$）；与模型组比较，人参健心胶囊可显著降低慢性心衰大鼠全心指数（$P<0.01$）和左心室指数（$P<0.01$），降低血管内皮素（$P<0.01$）、白介素6（$P<0.01$）、血管紧张素Ⅱ（$P<0.01$）和一氧化氮水平（$P<0.01$），且中药高剂量组优于中药低剂量组（$P<0.01$）。人参健心胶囊可减轻心肌细胞变性和炎细胞浸润，具有心肌保护作用。证明人参健心胶囊可改善阿霉素诱导的心衰大鼠的左室心肌肥厚，可能通过调节神经内分泌系统发挥作用，并对阿霉素导致的心肌损害起保护修复作用。

8. 人参健心胶囊结合西医治疗对充血性心力衰竭患者神经内分泌系统调节效果的临床研究

选择87例充血性心力衰竭患者，采用随机数字表法将其分为治疗组（46例）与对照组（41例），所有患者均口服地高辛0.125 mg，1次/d；安体舒通40 mg，3次/d；卡托普利25 mg，3次/d；硝酸甘油10 mg加入5%葡萄糖250 mL中静脉滴注，1次/d，共2周。治疗组在上述治疗的基础上加用人参健心胶囊口服，3粒/次，2次/d。观察治疗前及治疗后1、3、6个月血管紧张素Ⅱ（AngⅡ）、醛固酮、心房肽（ANP）、内皮素（ET）等的变化及治疗后6个月的临床疗效、左心室射血分数（LVEF）、X线片心胸比的变化。临床研究表明：两组患者的AngⅡ呈进行性降低（$P<0.05$），两组醛固酮水平在治疗后1个月时较治疗前均显著降低，但治疗后3个月时两组醛固酮水平有所回升，治疗组回升更明显。治疗后1个月时治疗组ANP、ET、NO水平较对

照组下降显著（$P<0.05$），治疗后 3 个月治疗组 ANP、ET 水平恢复正常（$P>0.05$）。治疗后治疗组 LVEF、心胸比、心率、心肌耗氧量恢复结果优于对照组（$P<0.01$），证明人参健心胶囊结合西药治疗可对心力衰竭患者神经内分泌进行调节，有可能改善心力衰竭患者的心室重构，其疗效显著优于单纯西药治疗。

三、黄芪一号方

（临床协定方）

处方组成：黄芪 30 g、麦冬 15 g、五味子 9 g、元胡 15 g、三七粉 3 g（冲）、冰片 0.2 g（冲）、川芎 15 g、水蛭 6~9 g、野葛根 15 g、生甘草 6 g。水煎服，一日一剂。

功能与主治：益气活血，化瘀止痛。用于治疗气虚血瘀所致的胸痛胸闷，劳则加重，心悸乏力，口干，脉沉弱涩滞等。临床上主要用于劳累性稳定型心绞痛、不稳定型心绞痛、心肌梗死、冠脉介入后并发症、难治性心绞痛等证属气虚血瘀者。

方解：中医药治疗冠心病（胸痹心痛）已有广泛而深入的研究，一般认为其病机为本虚标实，从国内当今的临床实践看，主要从气血阴阳亏虚、血瘀、气滞、寒凝、痰阻等方面治疗，所采用的方药很多。在多年临床实践中，我认为气虚血瘀是冠心病发生发展变化的根本。

气是构成人体的基本物质之一，心主血脉，而血液的周流不息，全赖于气的推动，只有心气充沛才能帅血贯脉于周身。冠心病多发于中老年人，人到中年后各脏腑之气渐衰，气虚不能行津，气虚不能行血，心脉失养，故见阴虚。气虚及阳，故见阳虚。胸痹心痛之本，多从气虚而来。

若心气虚弱，则运血无力，血液瘀滞，痹阻心脉，发为心痛。在冠心病的病理机制研究中血瘀证最为深入，是当今冠心病治疗中最常用的治疗方法，是论述冠心病病机的主流观点。心脉瘀阻，不通则痛，从基础到临床研究，均证明了瘀血是胸痹心痛发作的关键病机。

对于痰浊、寒凝、气滞等标实证，也是由气虚发展而来。心气推动血行，环周不休，把水谷精微运往全身，同时排除代谢产物。气虚不运，痰湿痰浊上犯心胸，心脉痹阻。另外，"邪之所凑，其气必虚"，气虚不能固护，易致寒邪侵袭。气虚易生气滞，加之情志失调或寒凝则更易气滞，所以寒凝、气滞常常作为胸痹心痛的诱因，二者往往是在气虚基础上产生的。

寒凝、气滞、痰浊等标实证，虽然可以和瘀血相互蕴结产生，导致心脉瘀阻，但这些标实证多体现在冠心病某一阶段的病机。从临床治疗经验看，益气活血是冠心病基本治疗方法，贯穿冠心病治疗康复的全病程。

结合以上认识，我认为气虚不仅导致血虚、阴虚、阳虚等诸虚，还可以导致血瘀、寒凝、气滞、痰浊等标实，其中气虚血瘀是冠心病发生发病的根本原因和病理基础。很多冠心病患者较长时间坚持服用步长脑心通胶囊、通心络胶囊、养心氏、正心泰胶囊等益气活血的中成药，能够预防心绞痛的复发，促进病情长期稳定，即体现了该理论的科学性和临床价值。

本方黄芪为君，补益心气。黄芪甘温，主入脾肺二经，生用益卫固表，利水消肿，炙用补气升阳，治内伤劳倦。黄芪可补胸中大气，贯心脉而行呼吸。《本草逢原》载："黄芪能补五脏诸虚，治脉弦自汗，泄阴火，去肺热，无汗则发，有汗则止。"黄芪为补气药之最，气虚得以补充，气充则血行，则心脉畅通，热不得生；中气旺盛则水谷运化水液运行，痰浊不生。

麦冬、五味子、川芎、水蛭、野葛根、三七粉、元胡、冰片均为臣药，又分为两部分。一是黄芪、麦冬、五味子合用，以益气养阴生脉，合生脉散之方义。其中麦冬味甘微苦，入肺、心经，甘寒质润，能养阴生津，滋养心肺之阴气。五味子味酸性温，具有滋肾、生津、收汗、涩精等作用，可益气敛肺，生津滋肾，宁心安神，《笔花医镜》将五味子称为"补心猛将"。二是川芎、水蛭、三七、葛根、元胡、冰片活血化瘀药物和黄芪配伍，以补气活血。川芎可行一身血气；水蛭为血肉有情之品，功能活血行血，破瘀通络；三七活血止痛；野葛根活血化瘀、清热生津散郁火；元胡活血理气、通络止痛；冰片清热开窍、活血止痛。二组臣药与君药黄芪相配伍，共奏益气活血之功效。甘草为佐使药。甘草甘缓补中，调和诸药为佐使。

临床应用加减化裁：气虚较重加人参、西洋参；胸部下坠短气加柴胡、升麻；心绞痛较重寒盛血瘀可选白芷、制附子、制川乌、细辛；血瘀疼痛较重者加莪术、土元、地龙、血竭、红花，元胡改 30 g；伴有肢体疼痛、畏寒、多汗等营卫不调证加桂枝、芍药、防风。

临床应用及相关研究概述：在多年临床实践过程中，除运用本方治疗动脉粥样硬化、冠心病稳定型心绞痛之外，还对一些难治性心绞痛做了治疗研究。近来，随着现代西医介入、搭桥等治疗技术的进展，多数冠心病急性症状已得到缓解，但后续心肌功能损伤和心肌灌注后再缺血仍然需要一个长期的治疗和康复过程。有部分患者病情复杂，顽固难愈，频发缺血事件而使病情凶险多变，甚至走向心力衰竭的终末期。这部分冠心病多表现为不稳定型心绞痛、急性心肌梗死、多支血管或弥漫性病变不能实施血管重置术，或者血管重置术后心绞痛等，多有热毒病机存在。对这类难治性冠心病,在黄芪一号方基础上加黄连、黄芩、连翘、半枝莲等清热泻火解毒药物,组成益气活血解毒方,开展了针对难治性心绞痛(冠状动脉介入治疗术后心绞痛、冠状动脉弥漫性病变心绞痛)的临床研究,研究结果发表在《中医杂志》,另外还开展了针对不稳定型心绞痛、冠心病合并糖尿病的临床研究,摘要如下:

1.益气活血解毒方联合西药治疗经皮冠状动脉介入治疗术后心绞痛的研究

选择PCI术后心绞痛患者91例,随机分为治疗组46例,对照组45例。两组患者均给予基础治疗,对照组再给予养心氏,每次1.8 g,每日3次;治疗组再给予益气活血解毒方(黄芪一号方加黄连、黄芩、半枝莲),每日1剂。两组疗程均为4周。治疗后观察两组患者心绞痛、心电图及中医证候疗效,治疗前后检测总胆固醇(TC)、甘油三酯(TG)、低密度脂蛋白胆固醇(LDL-C)、高密度脂蛋白胆固醇(HDL-C)、超敏C反应蛋白(hs-CRP)及白细胞介素6(IL-6)。结果:治疗组心绞痛、心电图及中医证候疗效总有效率分别为86.96%、69.57%、93.48%,对照组分别为68.89%、46.67%、77.78%,治疗组均优于对照组($P<0.05$ 或 $P<0.01$)。两组患者治疗后与治疗前比较,TC、TG、LDL-C、hs-CRP、IL-6水平降低,HDL-C升高($P<0.01$),且治疗后治疗组较对照组hs-CRP、IL-6水平降低明显($P<0.01$)。从而得出结论,即益气活血解毒方能够缓解PCI术后心绞痛,尤其是静息性心绞痛,同时降低血清hs-CRP、IL-6水平,抑制动脉硬化及炎症反应,从而保护血管内皮功能。

2. 益气活血解毒合剂联合西药治疗冠状动脉弥漫性病变心绞痛

收集 2012 年 2 月至 2013 年 10 月在山东中医药大学附属医院心内科就诊的冠状动脉弥漫性病变心绞痛患者 60 例，随机分为治疗组和对照组各 30 例，治疗组为西药常规治疗加服益气活血解毒合剂（黄芪一号方加黄连、黄芩、半枝莲），每次 100 mL，每日 2 次；对照组为西药常规治疗加服通心络胶囊，每次 4 粒，每日 3 次。两组均治疗 4 周。观察两组患者治疗前后中医证候积分、心电图、左心室射血分数（LVEF）及不良反应。评价治疗后心绞痛症状疗效、心电图疗效、中医证候疗效。结果显示：心绞痛症状疗效比较，治疗组总有效率 100%，对照组为 93.33%；心电图疗效比较，治疗组总有效率 86.67%，对照组为 40.00%；中医证候综合疗效比较，两组总有效率均为 100%。以上经 Ridit 分析，两组差异均有统计学意义（$P<0.05$ 或 $P<0.01$），治疗组优于对照组。两组治疗后左心室射血分数（LVEF）均较治疗前显著升高（$P<0.05$），治疗后治疗组 LVEF 显著高于对照组（$P<0.05$）。治疗后两组中医证候积分均较本组治疗前下降（$P<0.05$），且治疗后治疗组中医证候积分显著低于对照组（$P<0.05$）。结论：益气活血解毒合剂配合常规西药治疗可以明显缓解冠状动脉弥漫性病变患者心绞痛症状，改善心电图表现，改善冠状动脉弥漫性病变患者心肌缺血状态，提高心功能。

3. 黄芪一号方治疗不稳定型心绞痛的研究

选择不稳定型心绞痛患者 70 例，随机分为两组，每组 35 例。试验组采用黄芪一号方与西医常规治疗，对照组单用西医常规治疗，8 周后观察疗效。结果显示：①心绞痛疗效、心电图疗效以及中医症状的改善均以试验组占优势（$P<0.01$ 或 $P<0.05$）；②试验组硝酸甘油停减

率明显优于对照组（$P<0.01$）；③试验组血清 hs-CRP、IL-6 水平较对照组明显降低（$P<0.01$ 或 $P<0.05$）；④试验组较对照组血清 NT-proBNP 水平明显降低，有显著性差异（$P<0.01$）。得出结论：黄芪一号方治疗不稳定心绞痛不仅具有显著的临床疗效，而且具有充分的中医理论基础和现代医学基础。

4. 益气活血解毒法治疗冠心病不稳定型心绞痛的临床研究

根据 2012 年中华医学会心血管分会，中华心血管病杂志编辑委员会的《非 ST 段抬高型急性冠状动脉综合征诊断和治疗指南》制定诊断标准，选取冠心病不稳定型心绞痛患者作为研究对象，病例共 72 例，随机分为试验组 36 例，对照组 36 例。对照组给予西医常规治疗，阿司匹林肠溶片 100 mg/d，硫酸氢氯吡格雷 75 mg/d，单硝酸异山梨酯 20 mg/d，琥珀酸美托洛尔 47.5 mg/d，瑞舒伐他汀钙 5 mg/d，心绞痛发作时可临时舌下含服硝酸甘油 0.5 mg，若有需要则隔 5 min 再重复一次，一次不超过 1.5 mg。试验组在西医常规治疗的基础上加用益气活血解毒方加减治疗。疗程为 8 周，观察治疗前后各组的临床症状及中医症状、心电图、血脂、炎症因子。结果显示经 8 周治疗后，①心绞痛疗效比较：对照组总有效率 75.0%，试验组总有效率 94.4%（$P<0.05$），试验组优于对照组。②中医症状疗效比较：对照组总有效率 72.2%，试验组总有效率 91.7%（$P<0.05$），试验组优于对照组。③心电图疗效比较：对照组总有效率 27.8%，试验组总有效率 75.0%（$P<0.05$），试验组优于对照组。④调节血脂疗效比较：试验组在改善胆固醇、低密度脂蛋白方面疗效均优于对照组。⑤降低炎症因子疗效比较：试验组在降低超敏 C 反应蛋白、白介素 6 水平方面疗效优于对照组。得出结论：益气活血解毒法在治疗冠心病不稳定型心绞痛时有明显疗效，能有效改

善心绞痛症状及心电图表现，调节血脂，降低炎症因子水平，且治疗安全有效。

5. 黄芪一号方治疗2型糖尿病合并冠心病的研究

将80例诊断明确的2型糖尿病合并冠心病（气虚血瘀热毒证）患者，随机分为对照组和治疗组，每组各40例。对照组在西医治疗基础上加养心氏，治疗组在西医治疗基础上加用黄芪一号方。两组均治疗8周，观察治疗前后综合疗效水平、中医症状积分、心电图疗效、空腹血糖（FPG）、餐后2h血糖（PBG）、糖化血红蛋白（Hb Alc）、白细胞介素6（IL-6）、超敏C反应蛋白（hs-CRP）指标的变化。结果：治疗8周后，治疗组综合疗效总有效率82.5%，对照组综合疗效总有效率60%，组间比较，差异有统计学意义（$P<0.05$）；与治疗前比较，治疗组的中医症状积分明显改善（$P<0.01$），对照组的中医症状积分改善（$P<0.05$），两组比较治疗组显著优于对照组（$P<0.01$）；在心电图疗效方面，治疗组总有效率高于对照组（$P<0.05$）；两组治疗后FPG、PBG、Hb Alc指标均低于治疗前（$P<0.05$），两组比较FPG、PBG、Hb Alc指标有统计学意义（$P<0.05$）；治疗组治疗后IL-6、hs-CRP水平较治疗前显著下降（$v<0.01$），对照组治疗后IL-6、hs-CRP水平下降（$P<0.05$），两组治疗后指标比较，治疗组显著优于对照组（$P<0.01$）。结论：益气活血解毒法能改善2型糖尿病合并冠心病临床综合疗效及中医症状积分，抑制高血糖状态，降低炎症反应，在2型糖尿病合并冠心病中具有临床治疗优势。

6. 黄芪一号方治疗糖尿病并发冠心病的研究

从门诊及住院的糖尿病并发冠心病患者中，选取气虚血瘀热毒型60例，随机分为对照组和试验组，每组30例，对照组予以心可舒片和西药常规治疗,试验组在西药常规治疗的基础上服用黄芪一号方加减治疗。治疗周期为4周,观察治疗前后中医临床症状、心绞痛疗效、心电图及实验室检查指标的变化。结果显示治疗4周后:①试验组和对照组中医症状、心绞痛症状均得到改善,且试验组优于对照组($p<0.05$);②治疗后试验组和对照组24 h动态心电图、TC、LDL-C、hs-CRP、Hba1c均得到改善($p<0.01$或$p<0.05$),且试验组效果优于对照组;③治疗后两组组间TG、HDL-C、FPG的疗效无统计学意义($p>0.05$),两组治疗效果接近。结论可知益气活血解毒法治疗糖尿病并发冠心病(气虚血瘀热毒型)效果明显优于对照组,黄芪一号方可改善患者各种症状,提高患者生活质量。

7. 清热解毒法治疗胸痹心痛的临证思辨规律研究

在门诊通过电子病历构建结构化信息采集数据库,门诊收集疗效显效和有效的150例冠心病心绞痛,选取病历完整者120例输入数据库,根据用药特点分为热毒组82例和非热毒组38例。以清热解毒药物为应变量,对120例患者的症状、体征、病史、病程等因素进行二值多元logistics(forward wald法)统计回归分析,取得清热解毒药物的回归方程,进而对热毒组冠心病心绞痛的特点进行探讨;同时,结合丁教授的经验,总结其从热毒论治冠心病的经验。结果:①在用清热解毒药物的82例病例中,黄连62例(70.7%),黄芩26例(31.7%),连翘18例(22%),栀子17例(20.7%),半枝莲13例(15.9%),黄柏10例(12.2%),大黄10例(12.2%),豨莶草3例(3.7%),蚤休2例(2.4%)。②由门诊临床资料分析,在遇到苔黄、舌红、性别男和高龄冠心病心绞痛患者时常用清热解毒药物,PCI术后患者常用连翘、半枝莲药对。口干口苦、舌红苔黄者,多从热毒论治辨证加减。

四、黄芪二号方

（临床协定方）

处方组成：黄芪30g、麦冬15g、五味子9g、生地12g、黄连9g、青蒿15g、苦参9g、野葛根15g、元胡15g、炙甘草9g，水煎服。

功能与主治：益气养阴，清热化痰定悸。用于治疗气阴不足，痰热扰心所致的心悸、胸闷、心烦、乏力、口干、口苦、多梦易醒、脉结代细数等症。临床上主要用于冠心病、病毒性心肌炎、心肌病及原因不明的室性早搏，快速性室性心律失常、心动过速等证属气阴两虚，痰热扰心者。

方解：心律失常的病因有器质性疾病和功能性疾病。器质性疾病以冠心病、心肌病、心肌炎、甲亢、肺心病、风湿性心脏病及其他全身性疾病最多。当今，临床上快速性心律失常患者多表现为心慌心悸反复发作，心中惕惕不安，不能自主，胸闷乏力，烦躁多汗，口干口苦，小便短赤，大便秘结，舌红或暗红，舌苔厚腻，脉弦滑、促结代等。根据上述临床表现，辨治心律失常时常以气虚痰火立论。

心悸的病理性质属本虚标实。虚者多由于气阴两虚，不能濡养心体心神。心主血脉，心气不足，血行无力，或者气阴两虚，不能濡养心神，发为心悸，因此，气阴两虚是心悸发生的根本因素。触发心悸的主要病机因素是痰火上扰心神。外感六淫、内伤七情、饮食劳倦、烟酒过度导致脏腑功能、气血津液代谢失调使体内水饮积聚，饮停于内，日久炼液成痰，化热化火，痰火内炽，扰乱心神，神无所舍，心神不宁，则心悸心烦，失眠多梦；痰热蕴阻胸中，气机不利，故胸闷；痰热内阻，清气不升，浊气不降，可见口干口苦，头晕，舌红苔黄腻；痰热阻滞，经脉不利，脉气不相接续，则脉促、结、代。

心悸的病理性质属虚实夹杂，缓解期以气阴两虚为主，发作期以痰火上扰为主，痰随火生，火随痰行，上干心神，变生诸症。因此在治疗心悸时，需要注重益气养阴补其本，清热化痰泻其实。

黄芪二号方益气养阴，清热定悸。用于治疗气阴不足，痰热扰心所致的心悸。方中黄芪为君，味甘、性温，可补胸中大气、益元气，贯通心脉，诸气充足则血液运行通畅，痰瘀不生。《医学衷中参西录》谓之"性温，味微甘。能补气，兼升气，善治胸中大气下陷……小便不利而肿胀者，可用之以利小便。为其补气之功最优，故推补药之长，而名之曰耆也。"

麦冬、五味子为臣，与黄芪相伍，仿生脉散之意，以益气养阴。麦冬，味甘微苦，入肺、心经，甘寒质润，能养阴生津，滋养心肺之阴气。麦门冬入心经，可清心除烦，且汗为心之液，故麦门冬可除心之烦躁，补心之液，治疗汗出之症。五味子味酸、性温，具有滋肾，生津，收汗，涩精等作用。五味子益气敛肺，生津安神，既可补充心液，又可治疗阴虚火旺所致的心神不宁。黄芪、麦冬、五味子合用，以益气养阴生脉，使人体气血运行正常，血瘀、水停无由可生，痰热亦无化生之源。

黄连、青蒿、生地、苦参、野葛根亦均为臣药。黄连苦寒，尤善泻心经实火，又可去中焦湿热，清心除烦，泻火解毒，热毒去则心神安。青蒿，味苦、辛，性寒，其气芳香，在清热化痰的同时又能清透虚热，可用于除湿化痰，泻火安神，清心除烦定悸。生地黄，味甘、苦微寒，具有滋阴清热、养阴生津、凉血补血的作用。苦参味苦、性寒，功在清热燥湿。葛根味甘、辛，性凉，具有活血化瘀、清热生津、升阳止泻、散郁火的作用。臣药中，生地与五味子相配，可滋阴生津，与黄连、青蒿相配，可滋阴清热。黄连、青蒿二者共同发挥清热解毒之效。

元胡理气活血，炙甘草补脾益胃，兼调和诸药共为佐使。

本方诸药合用，共奏益气养阴、清热化痰定悸之功效，用于治疗气阴不足，痰热扰心所致的心悸、胸闷、心烦、乏力、口干口苦、多梦易醒、脉结代细数等症。本方主要针对快速性室性心律失常而设，对器质性疾病引起的要针对基础病加减，对功能性心律失常也要针对阴阳气血失调状态加以调配，心律失常控制后用丸散膏方巩固疗效。

多年来，对黄芪二号方开展了临床相关研究，主要是针对清热解毒治疗快速性室性心律失常的临床探索，摘要如下：

1. 黄芪二号方治疗室性早搏的研究

临床中使用黄芪二号方联合西药治疗一例室性早搏。男，58岁，阵发性胸闷心慌10余年，加重1个月。室性早搏10余年，1个月前因生气、心慌、胸闷加重，舌暗红，苔黄厚，脉弦滑。动态心电图：频发室性早搏，有时呈而二联律、三联律，ST-T异常。治以益气活血，清热化痰，宁心定悸。黄芪二号方加减：黄芪30 g，黄连15 g，半夏10 g，苦参30 g，青蒿15 g，常山30 g，枳实15 g，人参、麦冬各30 g，莲子心15 g，茯苓20 g，炙甘草9 g，7剂，水煎500 mL，早晚温服。拜阿司匹林0.1 g/次，1次/d；瑞舒伐他汀钙片5 mg/次，1次/d；治疗4周，心慌、胸闷消失，睡眠改善，复查24 h动态心电图，偶发室性早搏，ST-T异常。

2.清热解毒法治疗过早搏动的药物配伍特点及临床辨证规律的研究

通过收集本人临床门诊病历,整理出2011年3月至2013年1月治疗效果显效或有效的早搏患者病例资料200份,其中男性98例,女性102例。①分析早搏的证型、临床症状及其关联的疾病发病频率。②通过数据挖掘,在早搏治疗过程中常用中药频率及对使用率较高的中药根据其不同功用进行分类。③选用Logistic回归分析(Enter法),研究治疗早搏常用中药之间的配伍特色。④治疗早搏中药之间与临床资料的相关性研究。

研究结果:①在门诊200份有效病历中,中医证型可分为14类,证型出现频率从高到低排列为:气阴两虚型(59%),心阴亏虚型(18.5%),气血瘀阻型(14.5%),心胆气虚型(13%),痰火扰心型(12.5%),肝肾阴虚型(8.5%),阴虚火旺型(6.5%),心肾两虚型(5.5%),脾肾两虚型(5%),痰瘀阻络型(2.5%),心阳不振型(1.5%),肝郁气滞型(1.5%),湿热扰心型(1%)、水气凌心型(0.5%)。②常用中药116味,使用频率占前10位的中药为:黄芪(192,96%)、麦冬(188,94.0%)、生地(186,93.0%)、五味子(165,82.0%)、山萸肉(157,78.5%)、黄连(140,70.0%)、生甘草(129,64.5%)、青蒿(120,60.0%)、元胡(107,53.5%)、川芎(97,48.5%)。③使用率较高的中药饮片根据其不同功用进行分类,共分为15类,分别为:益气养阴类、清热解毒类、活血化瘀类、宁心安神类、化痰泄浊类、补益肝肾类、祛风解表类、行气止痛类、养血补血类、滋阴清热类、温阳通脉类、清热平肝类、清退虚热类、破血逐瘀类、消痰截疟类。④在治疗早搏时最常使用黄芪、麦冬、五味子这组药物,其次是生地、山萸肉这组具有滋阴凉血作用的药对,再次是元胡、川芎这组具有理气活血止痛作用的药对。⑤通过 Logistic 回归方程计算（Enter 法），得出以下结果：当患者出现胸闷、心烦、眠差等临床症状以及存在高血压病史或糖尿病病史的情况下，使用清热解毒凉血法的概率增加。清热解毒凉血法是丁教授治疗早搏又一新的发现。

结论：在治疗心脏早搏时，黄芪、麦冬、五味子和生地、山茱萸最常使用，尤其是在气阴两虚证型时多出现；合并高血压病时多使用钩藤、天麻、葛根、泽泻、菊花、石决明、草决明、桑寄生、坤草等；合并糖尿病时多使用黄芪、麦冬、生地、葛根、山药、玄参等；合并高脂血症时多使用草决明、黄连、泽泻、菊花、水蛭、山楂等；合并心肌炎时多使用黄连、苦参、甘草、五味子、西洋参等。

3. 清热解毒法治疗早搏的探究

选取 2009 年 6 月至 2010 年 10 月门诊早搏患者的病例资料 110 例。按是否应用清热解毒药物将病例分为热毒组 104 例与非热毒组 6 例，通过 Logistic 回归分析，研究症状、体征、相关疾病、动态心电图早搏数据等临床因素与热毒之间的相关性。计算 110 例患者所用各中药的频次频率，统计最常使用的 10 味中药，取近似功效者相互配伍归类，通过 Logistic 回归统计症状、体征等一般临床情况与各类配伍药物之间的关系。结果：①对 110 例患者的各种临床因素与热毒进行 Logistic 回归分析，显示室性早搏（OR=12.000，P=0.028）与热毒呈正相关，气短（OR=0.175，P=0.058）与热毒呈负相关。② 110 份病例中，共使用中药 88 味，使用率前 10 位的单味中药分别为：黄芪、麦冬、炙甘草、五味子、黄连、生地、青蒿、苦参、元胡、三七粉。按相近药物功效进行配伍归类：以益气养阴为主的黄芪、麦冬、五味子（98.2%），清热化痰宁心为主的黄连、青蒿、苦参（90.9%），活血理气为主的元胡、三七粉（71.8%）。结论：丁书文教授将室性早搏辨证为热毒，并使用清热解毒药物。在常使用的药物配伍中，以益气养阴为主的黄芪、麦冬、五味子多常规使用；清热化痰宁心为主的黄连、青蒿、苦参多在早搏为室早时使用，出现胸痛时减少应用；以活血理气为主的元胡、三七粉在临证出现房早、交界性早搏、大便稀时较少使用。

五、钩藤方

(协定方)

处方组成：钩藤 30 g（后入）、黄连 12 g、栀子 12 g、丹皮 15 g、泽泻 15 g、川芎 15 g、牛膝 15 g、野葛根 15 g、女贞子 15 g、白蒺藜 15 g，水煎服。

功能与主治：清热泻火，平肝降压。用于治疗肝阳上扰所致的头痛头晕、耳鸣、烦躁易怒、心悸、健忘失眠等症，临床上主要用于轻、中度高血压，老年性高血压以及难治性高血压等证属肝火肝阳上扰者。

方解：高血压的发展是一个长期慢性过程。高血压多因素体阴虚阳亢，后天情志、生活起居、饮食失调，将息失宜等，导致肝阳上亢、冲逆巅顶、上扰清窍，而发眩晕头痛，随着病情发展，风、火、痰、瘀、虚诸证峰起，虚实夹杂，郁久化热，热毒炽盛，炼津为痰，灼血为瘀，火热痰瘀胶结难解，久则生毒，浸淫血脉，损及脏腑脉络，造成多种并发症，表现热毒之邪的致病特点。痰热、瘀血阻于经络，可引起胸痹、心悸、晕厥等变证，甚至出现痰热蒙窍的危重证候。

本方钩藤为君，钩藤味甘、性微寒，归肝、心包经。功效息风止痉、清热平肝。《本草纲目》中载钩藤为手足厥阴经之药，《本草经疏》认为钩藤虽药味甘苦，但甘苦之力皆不甚，其味应近于甘平，是治疗心经与肝经的要药。心经主火，肝经主风，风火相搏，乃发眩晕之病和惊痫之疾，钩藤可清心之火，息肝之风。

黄连、栀子、泽泻清热利湿，川芎、野葛根、丹皮、牛膝凉血活血，引血下行，均为臣药。

栀子味苦、性寒，功效泻火除烦、清热凉血解毒。可除心中之火热和肠胃之热，心中之热除，心悸即消。黄连苦寒，归心、脾、大肠、胆、胃经，善清心肝火热。栀子、黄连相须为用，清泄心肝火热以助钩藤之力，清内生热毒之源，凉血解毒以平抑肝阳。泽泻善利水泻热，通利膀胱、水道，使内郁热毒顺流而下从小便而除。

川芎味辛、性温。归肝、胆、心包经。功效活血行气、祛风止痛、行气开郁，能通周身血脉，为血中之气药，治疗头痛之良药。野葛根味甘、辛，性凉，归脾、胃经，功效活血化瘀，还可生津止渴，解肌退热升阳，治肺之燥热、胃热。丹皮活血凉血，牛膝则活血通经，引血下行，还可补益肝肾，以应对肝阳之眩晕。

白蒺藜、女贞子为佐使，白蒺藜行气活血、疏肝解郁，女贞子滋补肝肾之阴，作为佐使。本方以清热泻火平肝为主，体现了平肝潜阳、活血凉血、滋补肝阴的功效，具有清、疏、补结合，顾肝体肝用，标本兼治的组方配伍特点，在临床上广泛应用于各种类型高血压及并发症的治疗，具有良好的疗效。

临床加减化裁：若有口干、舌红少苔、脉细数等阴虚偏重，加玄参、麦冬、生地黄等养阴清热；若血瘀明显者，加水蛭、僵蚕等活血通络；热毒伤气加黄芪、白术、茯苓、桑寄生；高血压合并糖尿病可加生地、葛根、玄参；高血压合并高脂血症可加草决明、大黄、山楂等。

对钩藤方开展的临床试验及相关研究，摘要如下：

1. 钩藤方加味治疗高血压的研究

选择山东中医药大学附属医院同期确诊的高血压患者 50 例，男 24 例，女 26 例，年龄 26~78 岁，病程 2 个月~27 年；在未服药情况下，患者收缩压 ≥ 140 mmHg 和（或）舒张压 ≥ 90 mmHg，其中原发性高血压 40 例，继发性高血压 10 例。参照《中药新药临床研究指导原则》及《心血管病诊疗指南》制定的诊断标准，50 例均给予钩藤方加味治疗，药物组成：钩藤 45 g，黄连 12 g，栀子 12 g，泽泻 30 g，丹皮 15 g，女贞子 15 g，豨莶草 15 g，野葛根 15 g，川芎 15 g。

钩藤方加减：头痛甚者，加羚羊角粉（冲服）、僵蚕以镇肝息风、清热止痉；头晕甚者，加生石决明、珍珠母以镇肝潜阳、清肝明目；心烦甚者，加黄连、莲子心以清热泻火、清心除烦；失眠者，加炒枣仁、夜交藤以养心安神、养肝通络。

服用方法：水煎服，每日 1 剂，分早晚 2 次服用，服药期间少吃或不吃生冷、辛辣、油腻食物，服用 1 个月为 1 个疗程。

结果显示：受试的 50 例患者，1 个疗程后，治愈 8 例，显效 31 例，有效 5 例，无效 2 例，总有效率为 96%。钩藤方加减，平肝潜阳，清热解毒，化痰祛湿，活血养阴，治疗高血压疗效显著，值得推广。

2. 钩藤方治疗老年单纯收缩期高血压的临床研究

选取来自山东中医药大学附属医院心内科病房及门诊患者，经明确诊断为老年单纯收缩期高血压（肝火亢盛）的患者 80 例，随机分为试验组和对照组，每组各 40 例。试验组采用中药钩藤方加减汤剂，每日一剂，同时加服西药缬沙坦分散片（平欣）80 mg，每日一次治疗；对照组采用单纯西药缬沙坦分散片（平欣）80 mg，每日一次。观察治疗前后血压及临床症状的改善情况。结果显示试验组降压疗效优于对照组。试验组收缩压下降持续稳定且下降幅度大于对照组,在降低收缩压的同时并不带来舒张压降低的负面作用。试验组的临床症状改善明显优于对照组。研究结果显示钩藤方汤剂联合西药治疗降压疗效显著,改善临床症状的作用也很明显。

3. 钩藤方加减治疗高血压并发胰岛素抵抗的临床研究

选取高血压并发胰岛素抵抗患者60例作为研究对象,随机分为试验组30例、对照组30例,对照组给予卡托普利治疗,而试验组在卡托普利治疗基础上予以钩藤方加减治疗,疗程为3个月,观察治疗前后各组的临床症状及中医症状,血压、空腹血糖、空腹胰岛素、HOMA-IR、餐后2小时血糖、血脂相关指标的变化,比较其治疗前后及两组之间的疗效差异。结果显示:试验组对血压改善总有效率为93.33%,显效率为76.67%,与对照组相比有显著性差异($P<0.05$);空腹血糖、HOMA-IR与对照组比较,有统计学意义($P<0.05$),改善效果优于对照组;在改善血脂方面,甘油三酯、低密度脂蛋白与对照组比较,有统计学意义($P<0.05$)。试验组中医症状显效率为50.00%,总有效率为90.00%。临床用药安全,未发现不良反应。由此可知钩藤方加减在高血压并发胰岛素抵抗治疗方面有较好疗效,降压及改善胰岛素抵抗疗效明显,可用于因胰岛素抵抗而出现的高血压和高血压合并糖尿病的治疗中。

4. 基于数据挖掘的清热解毒法辨治老年高血压病的研究

选取老年高血压病案共161份,整理病案资料并有效录入Word文档或Excel表格。使用SPSS17.0统计软件和Excel数据库,对整理好的资料进行分析。统计病案基本情况及药物、症状、体征和合并疾病的频率等,对高频中药做四性五味和归经统计,选用探索性因子分析法找出特色药物或药组，运用二分类资料的 logistic 回归分析法分析特色药物、药组与临床高频症状、体征、合并疾病的关系。结果显示：①高血压分级，单纯收缩期（51.6%）最多；分期，Ⅲ期（61.5%）最多；分层，极高危（37.5%）最多。②药物分析：共用药103味，使用频率居前三位的是钩藤（96.3%）、川芎（87.0%）、黄连（85.1%）。高频中药按功效分类居前三位的是清热类（29.7%）、活血类（15.0%）、补益类（14.9%）。③因子分析：共得到14个药组或药物，使用频率居前三位的是钩藤（97.5%），栀子—黄连—牡丹皮（55.3%），生甘草（48.4%）。④Logistic 回归分析：栀子—黄连—牡丹皮，见眩晕、苔黄或苔白时多用之；生甘草，见口干、舌淡红、苔白时多用之；豨莶草—葛根—女贞子—泽泻，见下肢水肿、舌紫暗或有瘀斑瘀点、苔白、脉弦时多之用；仙灵脾—川芎，见畏寒肢冷、下肢水肿、苔白时多用之；水蛭—冰片，见肢体麻木、急躁易怒、苔黄腻、脉弦细时多用之；生黄芪—麦冬—五味子，见胸闷、气短、心悸、舌紫暗或瘀斑瘀点、苔白者时多用之；老年高血压合并冠心病时多用水蛭、当归，合并糖尿病时多用茯苓，合并心律失常时多用麦冬，合并脑梗死时多用水蛭、羌活。结论：老年高血压以单纯收缩期高血压为主，且血压属Ⅲ期和极高危者最多。治疗老年高血压多使用清热类药物，清"热毒"同时兼补"虚损"，又多用补益类药物。另外，配伍活血化瘀法，治疗上注重整体观念，调治饮食、睡眠、大便和合并疾病。

5. 清热解毒法治疗高血压左室肥厚心肌纤维化的研究

根据《1999年 WHO/ISH 高血压治疗指南》的高血压诊断标准，选择原发性高血压2级患者79例，同时符合美国超声心动图协会推荐的左室肥厚测量标准和《中药新药治疗高血压病的临床研究指导原则》

肝火上炎证的辨证标准。治疗组高血压左室肥厚患者43例采用具有清热解毒作用的黄连清降合剂治疗，对照组36例采用卡托普利治疗，治疗结束后进行两组疗效比较。结果显示治疗组在降低血压、改善临床症状，以及改善左心室肥厚各参数、心肌纤维化血清标志物各参数（血清Ⅲ型前胶原、层黏蛋白和透明质酸）方面均优于对照组（$P<0.05$），而且无明显不良反应。研究结果：清热解毒方药黄连清降合剂具有改善临床症状、降低高血压、抗左心室肥厚、抗心肌纤维化的作用，并通过抑制左室肥厚和心肌纤维化而降低心肌舒张僵硬度，从而改善左心室舒张功能，而且无不良反应。

6. 从热毒论治治疗高血压病的临证思辨研究

选取治疗效果显效或有效的病历，取病历完整者（194例），根据用药特点分为热毒组（171例）和非热毒组（23例），以采用清热解毒药物为应变量，对194例患者的症状、体征、病史、病程等因素进行二值多元logistics（forward wald法）统计回归分析，取得清热解毒药物的回归方程，进而对热毒组高血压病的特点进行探讨，总结从热毒论治高血压病的经验。结果：①在用清热解毒药物治疗的171例病例中，黄连152例（88.9%），黄芩33例（19.3%），黄柏26例（15.2%），栀子106例（62.0%），豨莶草81例（10.5%），玄参17例（10.0%），冰片59例（34.5%），羚羊角粉48例（28.2%），连翘5例（2.9%），牛黄4例（2.3%），大黄22例（12.9%），菊花12例（7.1%）。②揭示了在遇到高血压病病程较长、高血压病合并高脂血症时常用清热解毒药物。由临床资料可得出结论，在临证时，如遇高血压病患者病程较长、合并高脂血症等特点时，多辨证加减从热毒论治。

7. 热毒论治高血压病的思辨特点

根据世界卫生组织及世界高血压协会（WHO/ISH）第4次高血压指南诊断标准〔即在未用抗高血压病药物的情况下，非同日3次以上测得收缩压≥140 mmHg和（或）舒张压≥90 mmHg，可诊断为高血压病〕，以1993年中华人民共和国卫生部制定的《中药新药临床研究指导原则》中的"中药新药治疗高血压病的临床研究指导原则"为标准，将194例高血压病患者，分为热毒组171例和非热毒组23例，将症状、体征、危险因素等作为因变量，采用非条件二值多元logistics回归分析（forward wald法），分析病证与用药的关系。结果显示：在遇到血压病程大于三年（包括三年）的高脂血症时，常用清热解毒药物。出现频率较高的前14味药如下：钩藤、天麻、生地、女贞子、柴胡、丹参、川芎、牡丹皮、茯苓、泽泻、白术、杜仲、仙灵脾、肉桂。按照药物功效将其进行分类如下：平肝潜阳（钩藤、天麻），滋阴补肾（生地、女贞子）；疏肝理气（柴胡、川芎）；活血化瘀（丹参、川芎、牡丹皮）；利湿化痰（茯苓、泽泻、白术）；温补肾阳（杜仲、仙灵脾、肉桂）。结论：在遇到高血压病病程较长和（或）合并高血脂的高血压病的患者时，常考虑其病机特点往往有热毒内蕴，加用清热解毒药物可获良效。另外，治疗高血压病除清热解毒法之外，尚有"平肝潜阳、滋阴补肾""疏肝理气""活血化瘀、利湿化痰""温补肾阳"等大法。在使用药物上常用黄芩、黄连、豨莶草、栀子、大黄等清热解毒药物，经临床体会，上述药物既对血压有下降作用，改善临床症状，又对并发症有一定的治疗和预防作用。

第四部分

五十年回眸

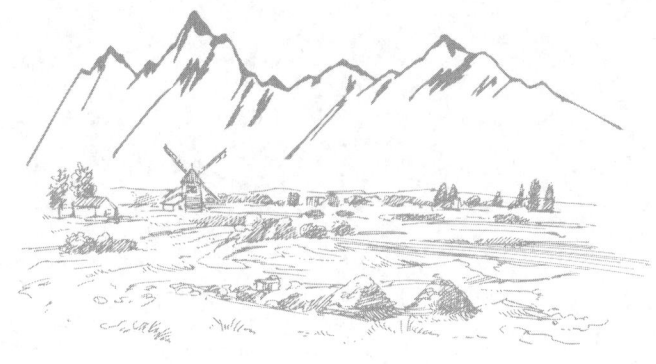

1941年12月21日我出生在山东省单县西丁楼村。单县地处鲁西南大平原，夏季小麦成熟时麦浪随风翻滚，如同金色大海一望无际，夏秋之交烈日高照，高粱艳红，风吹飒飒奏曲，到处是美丽的青纱帐，家乡美丽的自然风光经常浮现脑海。丁楼是个大村，新中国成立前四周有寨墙和寨门，寨墙外有寨海环绕，村周围有5~6个小庄靠得很近。村里有300多户人家大部分姓丁，另有楚、王、鲁等姓。"忠厚传家远，诗书继世长"，对丁氏家族用苏东坡这句名诗可恰当反映祖辈对精神文化的崇尚。

我幼年生长在农村，祖辈世代务农，羡慕文化人，当时能见到的有文化之人，只有少数几位教师和中医先生。那时四姐经常患病，我随父亲为姐姐求医诊病。记得有一次，我随父亲去10千米远的许河村请一位老中医，那位大夫又高又胖，父亲用独木轮车推，我在前面用绳子拉，气喘吁吁，汗流浃背，一直走了近一上午才到家。大夫请到家后先吃饭再诊病，然后把大夫送走再把药取来，用水泡上1个多小时后开始煎药，大约到傍晚时候姐姐才能喝上药。因此，患病的痛苦，求医的艰辛和医生的倍受尊重，在我少年时期留下了较深的印象。

1. 迈进医学大门

1960年夏天初中毕业，家境不够富裕，上专业技术学校学医既可少拿学费，将来又可以当一名医生，于是放弃升高中，报考了菏泽医学专科学校，从此踏上学医之路。

当时正值国家自然灾害，经济严重困难时期，粮食紧缺，定量供应，主要吃粗粮地瓜，食不饱腹，连地瓜都吃不饱，经常晚上饿着肚子就去睡觉了。但凭一股学医热情，年轻气盛，早起晚睡，勤奋攻读，孜孜不倦，一心学习向上，经过四年的课堂学习和临床实习，我较为系统地掌握了西医知识和技能，熟悉了医院工作环境。当时很多老师的讲课风格、带教医生工作作风给我留下了深刻印象。清楚记得讲微生物的王裕太老师，他中等身材，衣着朴素，讲课声音洪亮，语速流畅，知识渊博，善于表达，板书能写能画，一笔下去即可画出一只小鼠。1966年"文化大革命"中他被下放到单县中心医院。

　　1964年初到暑假与同班十几位同学去聊城专区人民医院实习。一天在门诊跟张老师学习，来了一位老年高血压患者，诊断处方后患者便去取药打针，不一会注射室来电话说患者昏倒了，张老师带我马上去注射室，经过抢救患者转危为安，回到诊室张老师说患者昏倒是用冬眠灵使其血压突然降低造成的。从那时我一直记到现在，严重高血压动脉硬化患者不能用冬眠灵。还记得主治医师徐老师带领查房，他是西医也学过中医，经常给患者开中药方。查房时下级医生、实习医生近20人跟随其后，很有气势，有时院长来病房巡视也跟在后面。当时内科主任周克昌是从省级医院来的，高个子，戴眼镜，平时很严肃，医疗技术高超。记得一位心脏病患者猝死，死亡病历讨论时周主任指出：该患者猝死前出现频发室性早搏呈二联律是一个严重预兆，没有及时处理应当吸取教训。据说周主任很能看书，经常是晚饭后先睡一会，然后再起来看书直到深夜。一位党葆实老师，他书写处方病历特别认真，字体竖高规范整齐，在之后很长一段时期我模仿学习他的字体。那时医院工人很少，病房卫生由医护人员负责，我还记得外科孙主任经常甩开膀子用拖把擦地汗流浃背的情形。通过实习初步了解医院工作环境，也感受到医护勤奋严谨的工作形象。

我们实习医生主要任务是跟随老师门诊查房，学习一些基本的诊疗技术、书写病历及病程记录等医学文书。要求对白天来的患者必须当天完成全面查体及住院病历书写，对晚上来的患者也要写个首次病程记录，以便第二天上级医师查房时汇报病情。当时工作量大，事务繁杂，经常需要晚上加班完成，到夜间很晚来不及回宿舍时就在病房或门诊走廊连椅上睡一会儿，到天亮时又赶快去抽血、留大小便标本、送检等，如果抽血不顺利早饭来不及吃，就直接跟随查房了。

2. 步入中医高等学府

1964年夏，菏泽医学专科学校毕业后，我有幸分配至山东中医学院任教，工作生活在中医的环境中，便对中医产生了浓厚兴趣和学习欲望。一边完成教学工作，一边在业余时间自学中医，阅览中医书籍，搜集单方验方。当时最大的愿望是到医院当一名医生，为人看病，在努力争取下去了中医学院的教学医院，即原济南铁路医院内科，跟随中西医结合专家肖珙教授及中医专家周次清教授从事临床工作。

1971年参加了山东省西医学习中医班，较为系统地学习了中医理论知识。周凤梧、周次清老一辈中医大家知识渊博、讲课艺术使我永远崇仰，一生难以忘怀。西学中结束后去山东省中医院内科做临床工作，从此真正实现了当一名中医大夫的梦想。

建院初期的山东省中医院（山东中医药大学附属医院前身）汇集了全省名老中医，大部分都是从全省各地作为名医推选而来。他们大都为不懂西医的纯中医，他们的学术流派、用药特点、医疗风格及生活习惯各有特点，至今令我难以忘怀，对我从医处世以及学术思想塑造起到深远的影响。

20世纪70年代初，省中医院内科开始专业分组，成立心血管专业组。资深西医专家、全国首批西医学习中医专家肖珙教授任内科主任兼心血管专业组负责人，肖主任吸收我到心血管组，从此我便开始从事心血管疾病诊治工作。开始是住院医师，1978年担任主治医师，记得当时临床治疗胸痹冠心病主要是应用《金匮要略》中的宣痹通阳法，也开展过心脏多导生理记录仪检查及心房颤动的电击除颤治疗等。

时光荏苒，1978年全国恢复研究生招生工作，山东中医学院开始招收首届中医硕士研究生。我感觉到自己第一学历不高，中医又是自学为主，深感知识不足，如果想在中医学上登堂入室，必须进一步深造，当时我37岁，工作、家庭负担重，困难重重，在经过一番深思熟虑后下决心报考中医内科硕士研究生。

在备考的过程中，首先要过的是外语关。我外语基础差，专业知识浅薄，要报考中医研究生确是困难。加之工作繁忙，家事负担重，经济拮据，居住窄小，孩子幼小，全家5口人，居住在只有7.5平方米的2间单间房。主意拿定，我便每日起早贪黑，暑天经常是在35~36℃室温下，坐马扎，伏长凳，读书到深夜。终于成功攻克了外语关、专业关。1978年9月，考取了山东中医学院首届中医内科硕士研究生，师从全国著名中医学家、山东中医药大学终身教授周次清先生。

周老16岁跟族伯周鸣歧学习中医，年轻时在青岛行医开设"新生药社"，1953年成立"青岛四方区中医联合诊所"任所长兼内科主任。1956年被推荐到山东省中医药研究所，后调入山东中医学院，先任温病教研室主任，后任内科教研室主任。周老自幼学习中医，嗜好买书、藏书、读书，精研中医历代名著，精通医理，学术细腻。50多岁又积极接受西方医学，虚心向西医专家学习，认真谦逊，让西医专家深受感动和钦佩。周老从医60余载，临床经验丰富，用药精炼，法中有法，方中有方，蕴意深奥，临床遇到难题善于从经典中寻找思路、寻求答案。他衷中参西，两条腿走路，两种思维、两种方法结合治病，是一位临床家、教育家，是当代衷中参西、中西医融合的代表人物之一。他为人低调，生日家庭宴会从不邀请客人参加，待人谦和，说话幽默，他会拉京胡、插花，心境平和，内心丰富，晚年他坚持自己洗衣服做些家务减轻师母负担。2003年9月23日离世时，时任中央纪委书记吴官正发来唁电追悼。

跟师后，我系统学习了《黄帝内经》《伤寒论》《金匮要略》等中医经典著作。周老要求严格，定期布置读书目录，按时辅导讲解，检查读书笔记。我跟随周老门诊抄方，在周老指导下研究冠心病与肾虚病机的内在关系及补肾固本治疗冠心病的疗效，完成毕业论文《冠心病与肾》。研究生毕业后继续在周老身边工作，协助周老完成"益气活血治疗冠心病的研究"课题，开发研制"正心泰胶囊"。周老"培元致中"的学术思想，善用保元汤、生脉散、金匮肾气丸等临证经验永远保留在我的学术血脉之中。

3. 勤奋耕耘50余年

在山东省中医院（即山东中医药大学附属医院）这方沃土勤奋耕耘50余年，门诊、病房、急诊相互轮转，白班夜班不停地交替，无数次急危重症的抢救，我一步步从住院医师、主治医师、副主任医师到主任医师岗位，经历就是财富。50多年，形成了立足实践、中西医兼容、注重疗效、力主创新、发展才有生命力的思维方式和学术理念。

知识技术经验逐渐积累沉淀，观察能力和处置能力不断提高，步履了住院医师、主治医师、副主任医师、主任医师四大阶段，1993年被评为硕士研究生导师，1996年评为博士研究生导师，凭着对生命的敬畏、对患者的尊重、对工作的责任心和职业感情，救治了无数患者。一次值夜班，一位患者突然呼吸停止，我便毫不犹豫地实施口对口人工呼吸，赢得了进一步抢救时间。一顽固心衰患者夜间病情突然加重，生命垂危，我应用各种方法千方百计坚守生命阵地，一夜没合眼，终于把他从死亡线上拉回来。长期临床实践中有大量成功病例，也有失败的沉痛教训。一位中年患者患风湿性心脏瓣膜病伴轻度心衰，为实施手术治疗，先来内科纠正心衰，没想到几天后由于输入液体过多，该患者死在输液架下。

1994年，我被聘为国家新药评审专家，每年去北京参加全国新药评审几次到十几次。2000年后又被聘为国家自然基金委生命科学部评审委员，每年要参加全国科研项目的会议评审。参加新药评审及自然基金委评审人员都是来自全国的医学基础、临床、药学、药理学、医学统计学、中医、西医等资深专家，评议内容广泛深入，涉及医学、药学相关的多个领域，专家们一起讨论交流，广泛磋商议事，合规合情正确评审新药申报资料。我本着既工作又学习的态度，讨论中积极发表意见，又虚心学习别人见解，10多年的评审经历改进了我的思维方式方法，启发了研究思路。2002年，我参与编写《中药新药临床研究指导原则》一书，撰写"冠心病临床研究指导原则"章节，至今在新药临床研究中仍在使用，并参与编写人民卫生出版社出版的全国本科教材《中医内科学》。

我培养研究生以身示教，教学相长，立德树人，先后培养硕士、博士、博士后54名。2013年我受聘于中国中医科学院全国中医药传承博士后合作导师，带焦华琛传承博士后一名。为全国第三批、第四批、第六批老中医药专家学术经验继承指导老师，在山东省中医院首批建立"全国名老中医药专家丁书文工作室"，培养传承人6名，获第四批师承优秀指导老师奖。2003年评为"山东省名中医药专家"，2014年评为"山东省名老中医"，2017年评为"全国名中医"。2018年9月在省中医院建立"全国名中医工作室"，招收学员14名。之后分别在青岛海慈医院、潍坊市中医院、新泰市中医院、日照市中医院建立工作室，招收学员10人，为支援基层破格在曹县基层诊所招收学员1名。我把徒弟放在心中，讲课示教，在临床实践中指导如何把脉，复杂病证如何思维辨证、如何处置。提出中医传承：以经典为根，以临床实践为本，名德引领，书山为径。

我于1998年创办山东中医药学会活血化瘀专业委员会，任主任委员；2005年创办山东中医药学会心脏病专业委员会，任主任委员。

4. 创新发展

20世纪90年代，我50多岁，已经有了多年的临床科研积淀，心里总想着中医学术的创新发展，好像埋在心中的一颗种子开始萌芽。

（1）建立心系疾病的热毒学说：20世纪70年代以后，我国自然环境、社会环境、饮食结构及生活工作状况不断变化。人们的体质、疾病谱随之相应改变，当今不再是虚证为主，而是以实证为主，湿热瘀滞为当今体质特点及病机的主流。

20世纪80年代末，随着心血管疾病临床研究的不断深入，患者对中医的需求增加，感到中医药对心血管疾病的疗效进展滞缓，按照常规辨证施治理论治法，疗效不甚满意。多数病例病机复杂，多病集于一体，病情凶险，隐匿潜伏，易造成脏腑气血损害严重，顽固难愈。譬如高血压造成心脏肥厚扩张，肝肾损害；冠心病不稳定型心绞痛、急性心梗、恶性心律失常；糖尿病的血管并发症等，病情危重，死亡率高。临床上感悟感知，逐渐认识到热毒是其中的重要病机。带领指导多届研究生从热毒病机对动脉粥样硬化、高血压、冠心病、心肌病、心律失常、病毒性心肌炎等病证进行系统深入的临床及实验研究达20余年，提出心系疾病的热毒学说，建立了热毒学说理论及临床框架，并发表了多篇相关论文。心系疾病热毒学说成为指导心系疾病防治的一个新的重要应用理论，充实发展了中医的理论和实践，提高了对心血管危重疾病的防控能力，获2006年山东省自然科学奖三等奖。

（2）研制中药新药"心速宁胶囊"，将抗疟中药引入心律失常治疗：开发此药的初衷。其一，20世纪90年代初，心律失常，特别是快速性心律失常已是常见、多发疾病，中成药难以满足治疗的需求。伤寒论中炙甘草汤主要适用于虚证，而现代人的体质，快速性心律失常的基本病因病机已经发生颠覆性改变，由虚证为主转化为实证为主，很多快速性心律失常患者心慌心悸、口干口苦、心烦失眠、体胖腹大、大便秘结、舌苔黄腻、脉象滑数结代等表现为痰热证，痰热扰心已成为其主要病机。

心速宁胶囊组方有三个方面内容，一是针对痰热病机选定黄连温胆汤为基础方；二是引进抗疟中药青蒿、常山；三是结合中药成分研究，选入具有抗心律失常有效成分的中药，黄连、莲子心、苦参、人参、元胡。

将抗疟中药引入心速宁胶囊，缘起于与原山医附院心内科已故主任高德恩教授的交谈，他说过，有些治疗疟疾的药物有抗心律失常作用，奎尼丁就是从抗疟药金鸡纳树中提取而来的。经过查阅文献，青蒿素、常山乙碱在实验室研究中发现有影响心律失常的现象，但尚无临床应用研究的报道，于是我进行了青蒿、常山抗心律失常的临床研究，申报国家中医药管理局临床研究课题，后来又申报了国家自然基金委课题，一系列研究结论证实了青蒿、常山的抗快速性心律失常疗效。在上述科研的基础上进行了新药"心速宁胶囊"的开发研究，2005年获国家新药证书，心速宁胶囊成为治疗快速性心律失常实证的一个创新性新药，临床疗效很好，深受广大患者欢迎。2013年7月24日，在北京一次药物上市后再评价会议上，中国工程院院士张伯礼院士说："心速宁胶囊以黄连温胆汤为主方，又纳入苦参、常山、莲子心、人参含治疗心律失常有效生物碱成分的药物，是虎狼之药，是治病的药，能治大病，如同丁老师本人一样实在。"

另外，我开发研制了中药新药"参龙宁心胶囊"，2004年获国家新药证书。协助周老相继研制开发新药"正心泰胶囊""正心泰片"，创造了较好的社会效益和经济效益。

（3）确立益气活血解毒是治疗冠心病的基本大法：我从20世纪70年代初开始冠心病的研究，先是宣痹通阳法，后为活血化瘀法、痰瘀同治法，在1978~1981年攻读硕士研究生阶段，通过学习经典认为肾气虚衰是冠心病发病基础，立题研究探索冠心病与肾的病机关系，以及补肾对冠心病的治疗效果，撰写了毕业论文《冠心病与肾》。毕业后经过几年临床实践感悟到冠心病与人体气血的关系更为直接，转向研究益气化瘀治疗冠心病，对冠心病的认识不断深化，辨证施治的疗效不断提高。

20世纪90年代初，我在临床实践中认识到：在社会自然环境影响作用下，由于生活习惯、饮食结构等的改变，当代疾病病机发生变化，元气亏虚阴火亢盛，气虚血瘀、痰瘀互结、痰浊湿热等化热生毒是当今冠心病病机演变的客观规律，热毒是顽固性冠心病心绞痛、心肌梗死的重要病机，是冠心病病情凶险、痼疾难愈新的症结，经过十几年的临床及实验研究，确立了益气活血解毒是治疗冠心病的基本大法，并扩展延伸到益气活血解毒治疗动脉硬化、心肌病、心肌炎、快速性心律失常、糖尿病、恶性肿瘤等老年慢性非传染性疾病，形成了心系疾病热毒论。

（4）对胸痹（冠心病）痰饮病机的质疑：大多数文献将冠心病归为中医"胸痹"范畴，因此，痰饮自然成为冠心病的重要病机之一，宣痹通阳成为治疗冠心病的重要治法。20世纪70年代初，全国开展冠心病研究，宣痹通阳、化痰逐饮是主要研究方向，至今临床仍有应用。

20世纪80年代，我在临床上经治一位老年患者，他身胖腹大，胸闷憋气、胸痛半年余，舌苔厚腻，脉象弦滑，心电图ST-T呈缺血性改变，西医诊断：冠心病；中医诊断：胸痹（痰饮痹阻胸阳证），施以瓜蒌薤白半夏汤为主方治疗，14剂复诊症状无变化，仍遵上方微调后继服14剂，一个月后患者第三次复诊，症状仍无明显改善。当时，我考虑到常法无效，便改变治法施以理气活血的血府逐瘀汤加减，服14剂后第四次复诊时胸闷胸痛减轻，效不更法继服血府逐瘀汤，又服14剂后患者第五次复诊胸闷、胸痛、憋气明显好转，心电图缺血改善，这一病例给我留下深刻印象和重要启示。

胸痹痰饮病机论源于《金匮要略》："胸痹之病喘息咳唾，胸背疼，脉沉而迟，关上小紧数，瓜蒌薤白白酒汤主之；胸痹，气上不得卧，心痛彻背者，瓜蒌薤白半夏汤主之。"在长期临床实践中我们发现一些胸痹患者，临床表现胸闷憋气、胸痛，体胖腹大，舌苔厚腻，脉象滑，属典型痰饮之证，投以瓜蒌薤白半夏汤等类方疗效不佳，而改用活血化瘀治法方药有效，多次类似经历使我对胸痹（冠心病）的痰饮病机产生怀疑，认为胸痹（冠心病）病机中痰饮的实质可能就是瘀血。

（5）平肝潜阳、降火排毒是治疗高血压病的基本大法：高血压患者常见症状为眩晕头痛、头胀、面红目赤、心烦易怒、体胖腹大、大便秘结、口干口苦、舌红苔黄腻、脉弦滑数等。多见于阳亢体质、湿热体质之人，常合并超重、高血脂、糖尿病、高尿酸、高血黏症等代谢综合征。因此，高血压的基本病机应是阴虚阳亢、肝火热毒，清肝降火解毒是高血压的基本治法。

临床实践中，选钩藤、黄连、黄芩、黄柏、丹皮、栀子、野菊花、野葛根、川芎、水蛭、冰片、泽泻、车前草等中药饮片，分别组方八物降压冲剂、黄连解毒汤、黄连清降合剂、新加钩藤片等制剂对高血压进行临床研究，取得了一定疗效进展。特别对钩藤降压作用体会最深，该药降压疗效较为明显，每日单剂用量从 15 g 到 180 g，有量效关系，且未见任何不良反应。

几十年高血压研究虽然取得了一些进展，但尚未找到一个很有效的方药，就好像走到被大雾封闭的高速公路入口，焦急等待。但几十年与高血压相争感悟出一种想法：高血压的研究应重新思维，调整方向和路径，进行新的探索。以高血压发病机制中关键环节或关键点为靶点，针对性选用中药复方、单味或单体去干预治疗，中西医融合选点布局攻关，应是今后研究的方向和路径。

（6）滋阴降火，清热化痰法治疗心房颤动等快速性心律失常：东汉张仲景《伤寒论》中载："心动悸，脉结代，炙甘草汤主之。"开启了治疗心律失常的先河，炙甘草汤气血双补治法至今仍广泛应用。

随着时代的发展疾病谱也在发生变化，心房颤动频发房早、室早等快速性心律失常发病率明显增多，其中阴虚火旺、痰热扰心病机成为主流。在复杂多样症状表现中，我们发现多汗盗汗与心房颤动、房早、房速有着密切相关性，阴虚火旺是心房颤动的重要病机，选用当归六黄汤治疗取得了显著疗效。临床上，频发室性早搏、室性心动过速等快速性心律失常，临床表现心慌心跳、口干口苦、舌苔黄厚、脉滑数结代等痰热扰心证候非常多见，对此，我们应用黄连温胆汤加减治疗取得了显著疗效。当归六黄汤、黄连温胆汤两个经典方引入抗心律失常的治疗，提高了疗效，是学习应用经典创新发展的进步。

（7）老年病的研究：随着社会老龄化，老年病防治迫在眉睫，国家"十一五规划"开始成立全国老年病防治协作组，我院作为"十一五、十二五规划"老年病协作组召集单位，我作为学术带头人、召集人，组织全国省级医院老年病防治组，对高血压病、冠心病、高脂血症、动脉硬化等疾病防治经验进行归纳分析，制订研究协作方案，形成研究合力，促进了老年病研究的发展。

（8）以清为补，以通为补，以调为补，保健新理念：在养生保健方面，根据现代人的体质及病机特点提出以清为补、以通为补、以调为补的保健新理念。

当代人的体质及病机多以湿热内盛、气机气血失调为特点，虚证少，实证居多，因此，传统的保健理念、进补的方法已不适合现代人。针对现代体质及病机特点，提出以清为补、以通为补、以调为补进补保健新理念，遵循饮食有节，起居有常，不妄作劳，恬淡虚无，顺其自然等《黄帝内经》养生理念，任何药品长期服用都有不良反应，保健品也不可长期使用，参、茸、附、胶不可滥用，不对路的补药可能是"毒药"。

（9）饮酒与血栓的研究：我国酒文化历史悠久，饮酒对健康的影响是全社会关注的问题。1999 年，我承担了国家自然科学基金课题——饮酒与血栓形成的研究。通过临床调查 1 013 例心脑血栓疾病患者的饮酒情况，显示饮酒是心脑血栓疾病的主要致病因素之一，大量饮酒能增加患病危险度。实验研究表明，长期摄入白酒能造成血液高凝状态，增加血栓形成的危险性，并且对动物主要脏器有不同程度的损害，尤其对雄性生殖系统损伤较大。大量饮酒增加血栓危险，少量饮酒无预防血栓作用，对饮酒与人健康的影响作出科学评价。

5. 感恩

小时候我最受父母疼爱。1955 年我本村小学毕业没能考上初级中学，当时面临着人生第一次选择：回家帮父母种地还是复读继续念书。和我一起没有考上学的小朋友，大部分都下地干活了。当时我家七口人二十几亩地，只有父亲一人田间耕作，很需要我的帮助，但父母没有这样做，而是设法让我继续读书。学校离家超过 5 千米，不管严寒酷暑，父亲都接我送我。在父母耐心坚持下，1957 年夏天，我考上单县第一中学，父母手牵手领着我迈出人生第一步。母亲晚年随弟弟生活，她老人家在生命最后 10 多年常年患病，承受了极大的病痛折磨。父亲跟随我生活，老人家 80 多岁还给我做饭、照顾孙子，父母之恩终生难报。父亲 88 岁时患肿瘤，没能施以手术闯一闯命运关，使我深感遗憾和愧疚。

1960 年夏，我离开家乡迈进菏泽医学专科学校校门。4 年寒窗苦读，在老师的教育培养下，不但学到知识技术，也学到了思维方法。很多老师的容貌、讲课风格艺术至今记忆犹新。虽然读的西医院校，中医课却培养了我的中医感情，是我医学人生的启蒙阶段。

　　1964年夏，我从菏泽医专毕业来到了山东中医学院及其附属医院，半个多世纪里，在这片沃土上，我像一头小牛吃草饮水一般汲取营养、拉车耕作，认真做好每一件事情，认真看好每一位患者，认真走好每一步路，不怕苦不怕累，任劳任怨，脚踏实地，砥砺奋进。随着年龄增长，知识经验的积淀，逐渐从低头拉车，到抬头看路，并且能抓住机遇，创新发展。在历届领导关怀下，在同事朋友帮助支持下，一步步发展成长为全国名中医。是山东省中医院这片沃土、这方高地培养我成长，医院是我的根、我的家，终生感恩医院。2015年60年院庆时，为美化医院环境我捐赠5万元购植了200多棵樱花树，种植在千佛山院区。每年春天樱花盛开时，病员、职工、游人观看欣赏，我心中十分欣慰。我也永远怀念恩师周老的教诲，怀念肖珙教授引领我迈入心血管疾病研究领域。

　　回忆个人一生成长发展走过的路程，深深体会到一个人的发展有三方面因素：一是个人努力，工作学习不怕吃苦，任劳任怨、情愿吃亏；二是抓住发展机遇，不要错过；三是前辈提挈、领导关心、群众支持，家和院和万事兴。

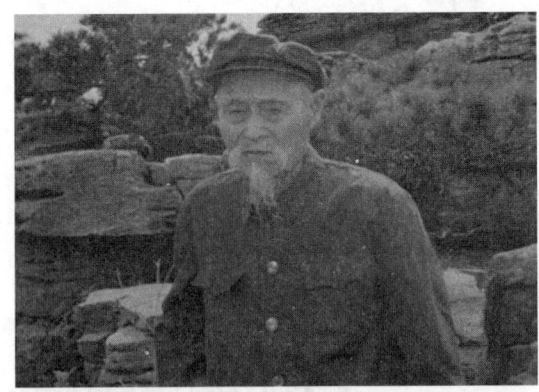
◀父亲

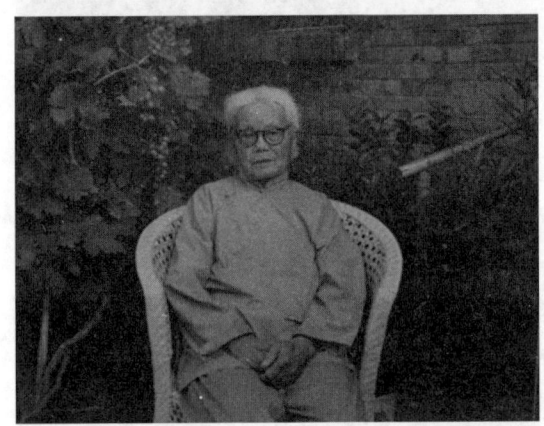
◀母亲

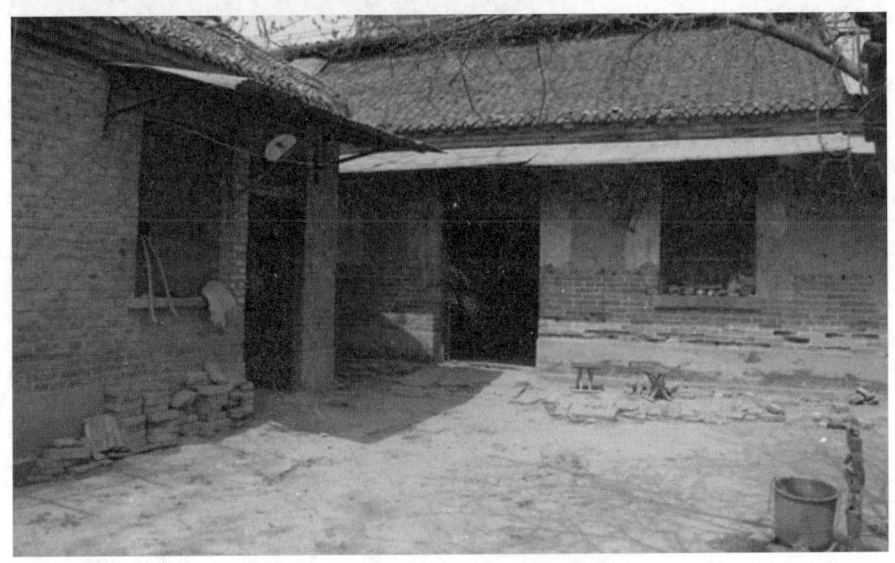
▲山东单县丁楼祖居

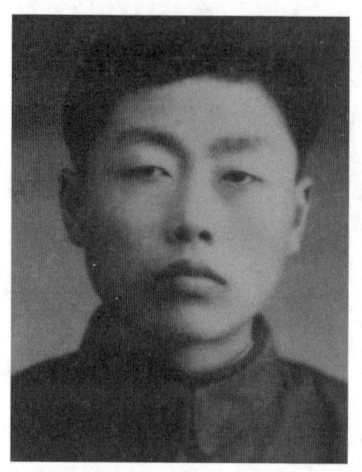
▲作者青年照（1964年菏泽医专）

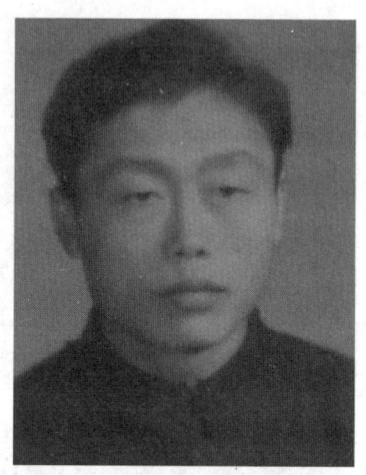
▲作者中年照（1985年济南）

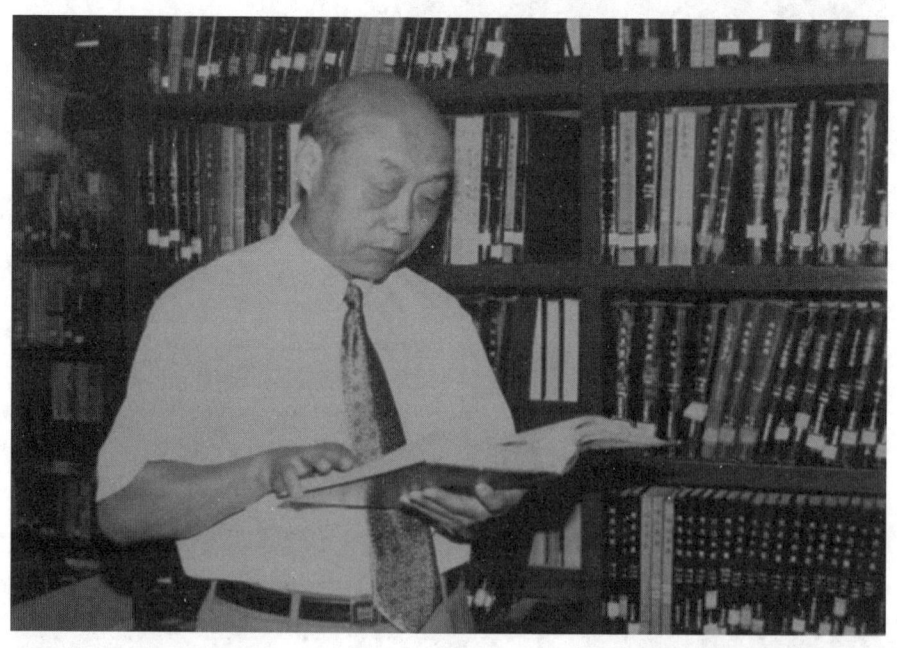
▲作者读书照（1990年）

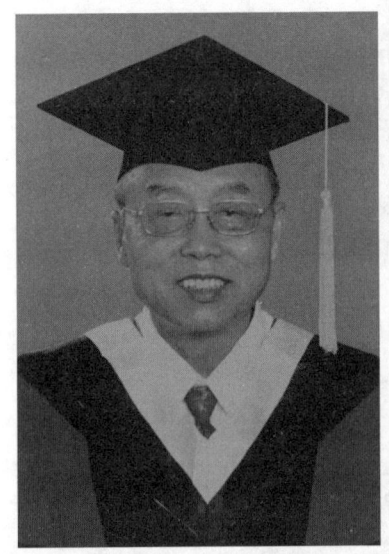
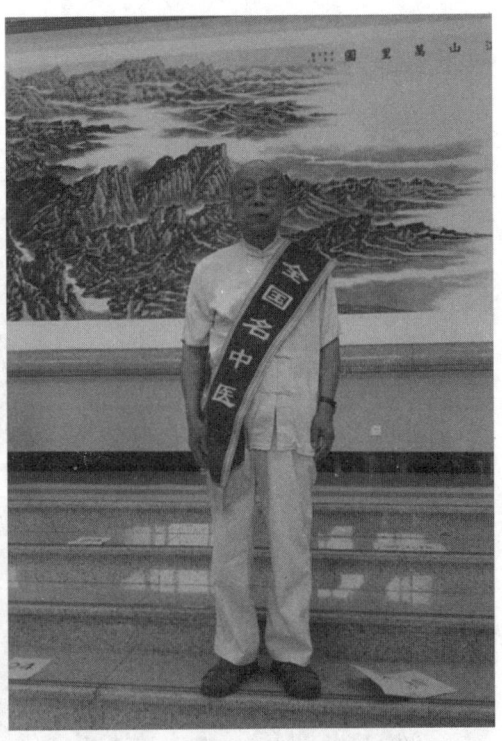

▲博士生导师照（1996年）　　▲2017年6月评为"全国名中医"

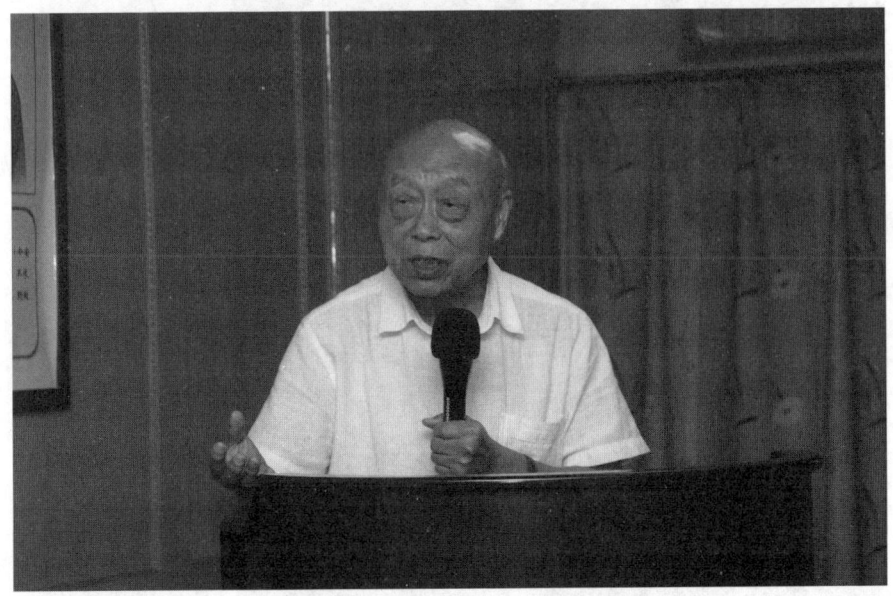

▲2015年山东省中医院院庆时学术讲座

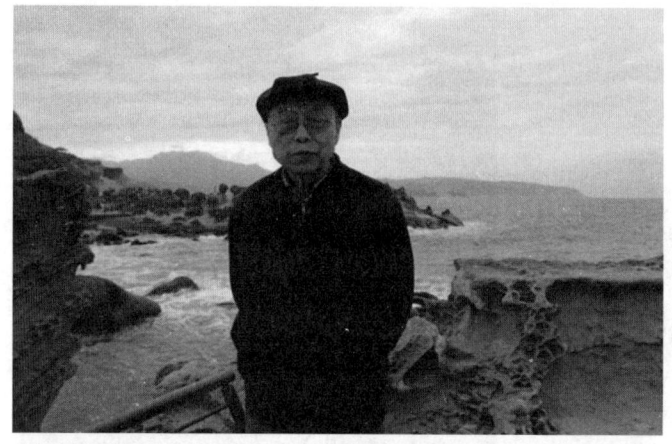

◀ 2017年在台湾旅游

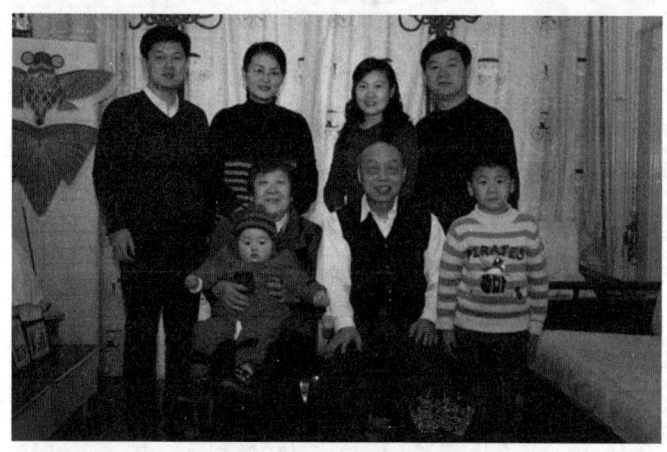

◀ 2010年春节全家合影

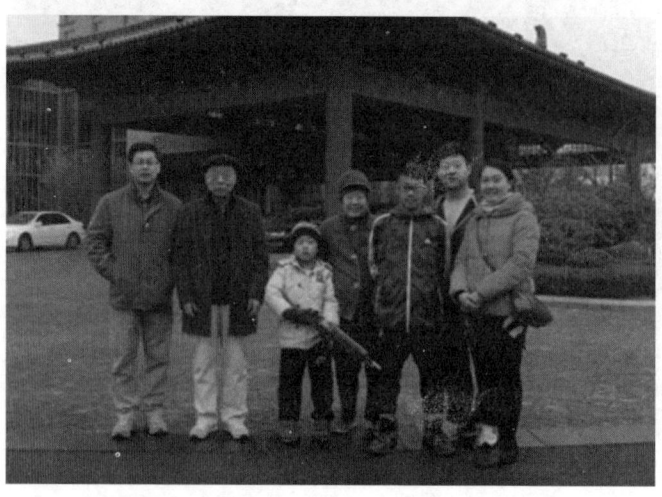

◀ 2015年春节全家曲阜游

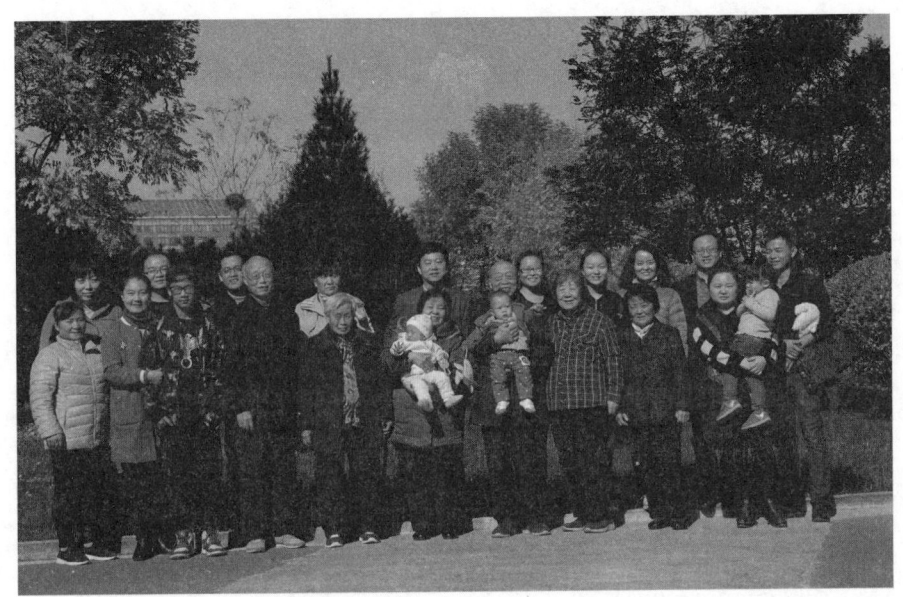

▲2017年家族合影（济南高新区）

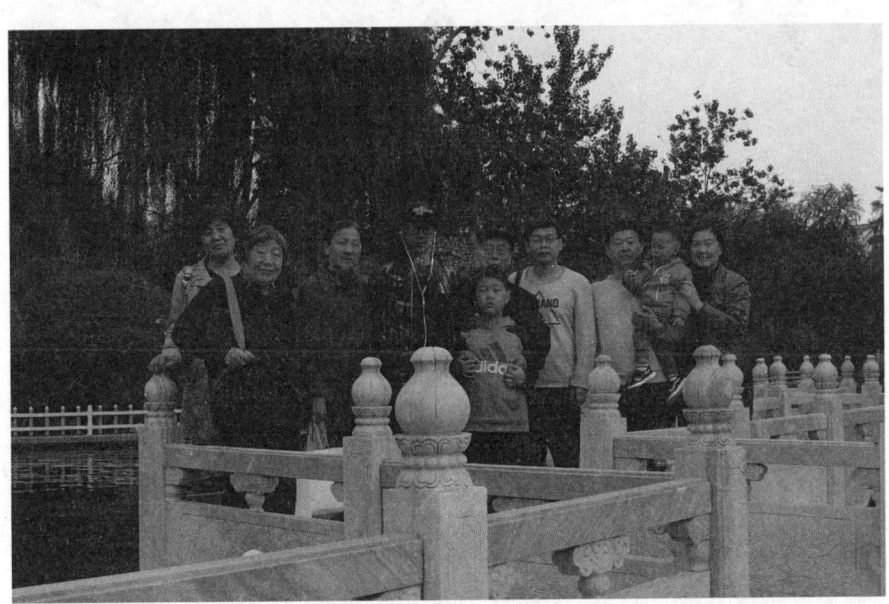

▲2018年全家合影（济南山东大厦）

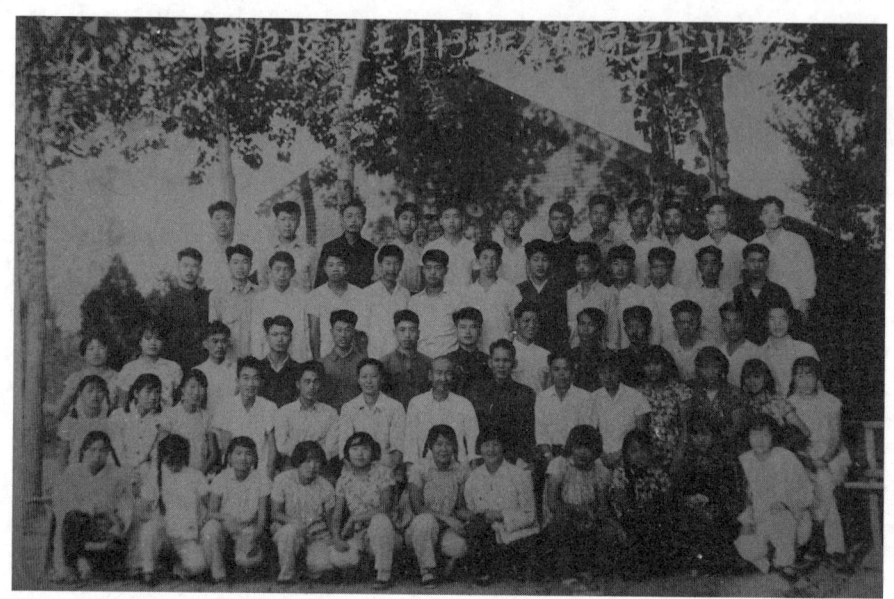

▲1964年8月山东菏泽医专校领导与专科205班同学毕业合影

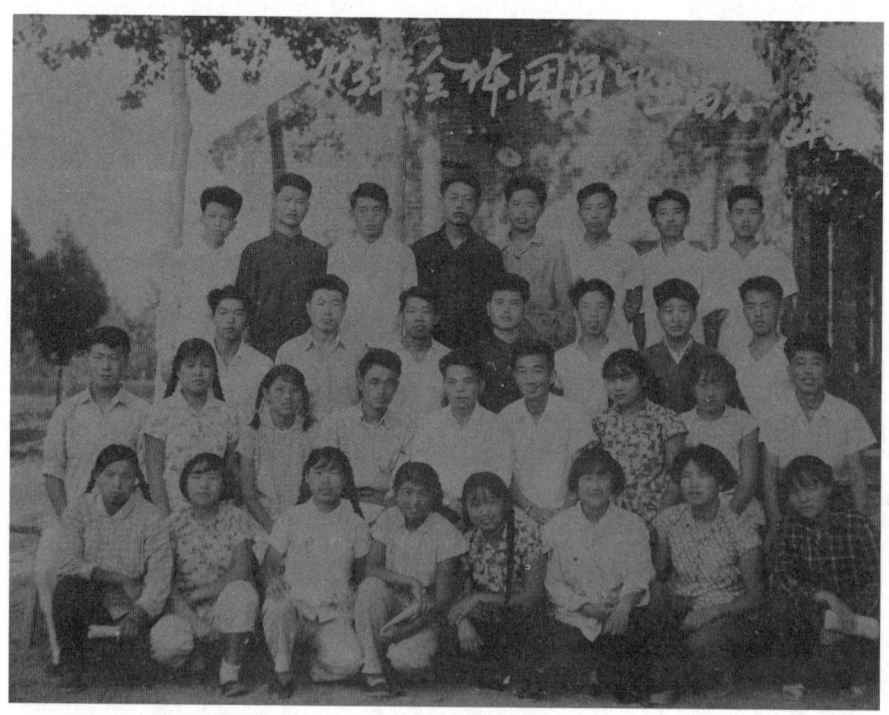

▲1964年8月山东菏泽医专校领导与专科205班团员同学合影

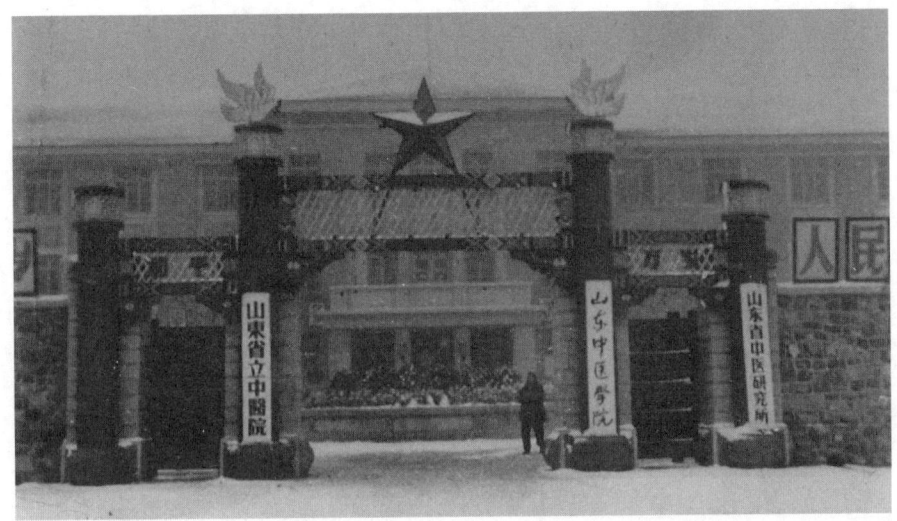

▲ 建院初期的山东省中医院

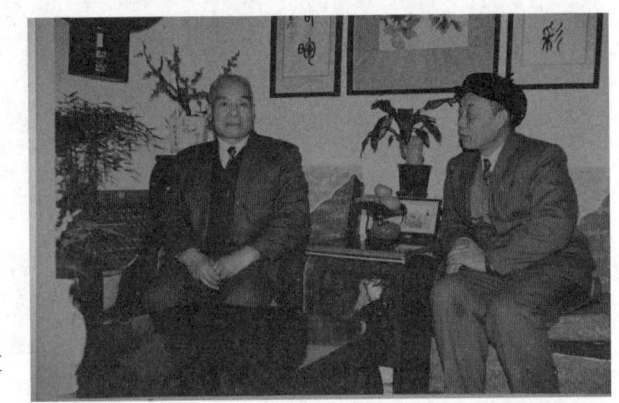

▶ 向恩师周次清教授请教（1980年）

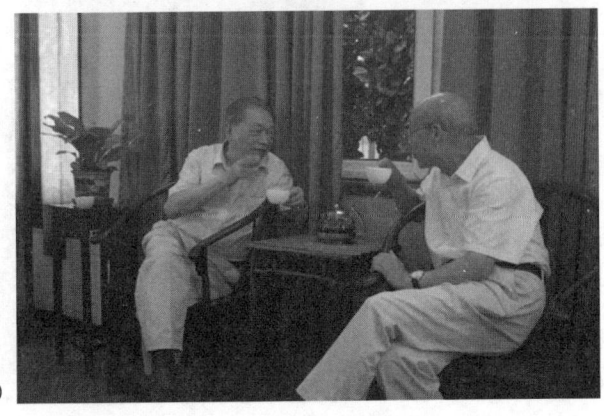

▶ 与中科院院士、国医大师陈可冀畅谈（2013年）

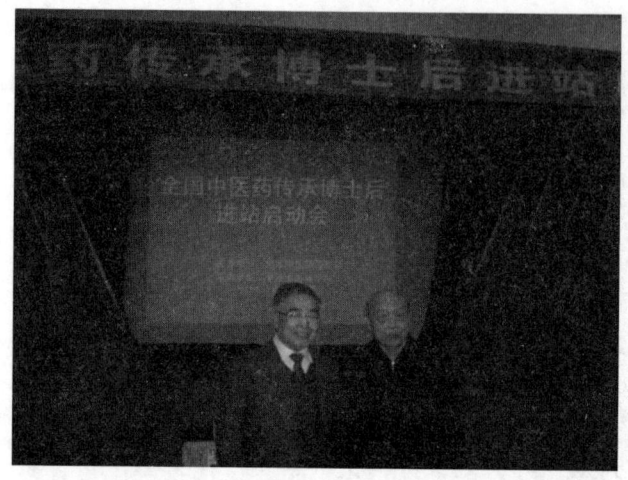

◀ 与中国工程院张伯礼院士合影(2014年)

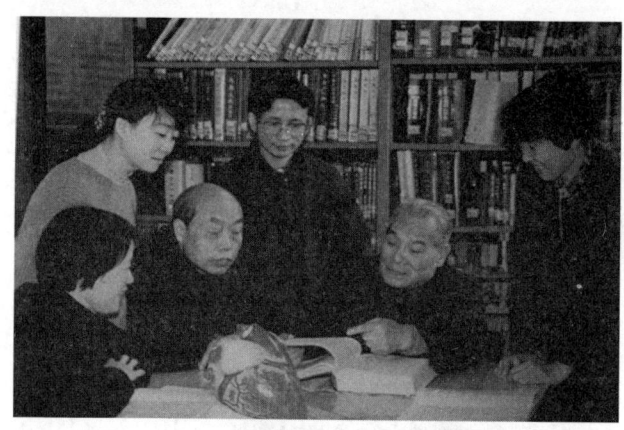

◀ 与同事一起听周次清教授讲课(1982年)

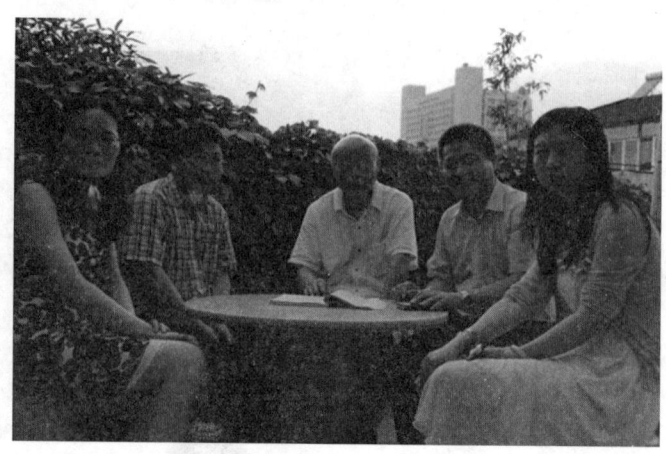

▶ 与研究生合影(2015年)

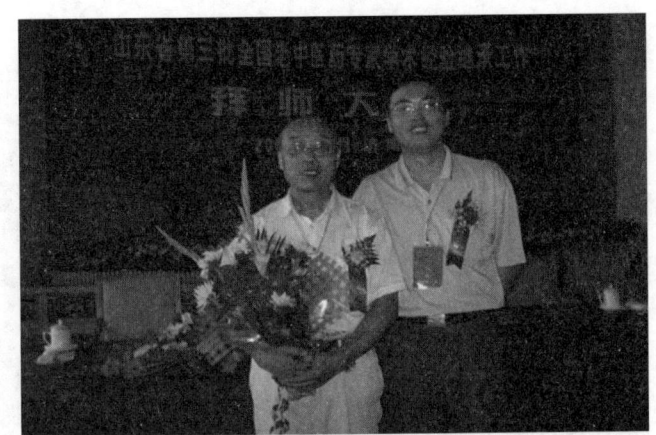

▶ 与研究生李晓在拜师大会上（2003年）

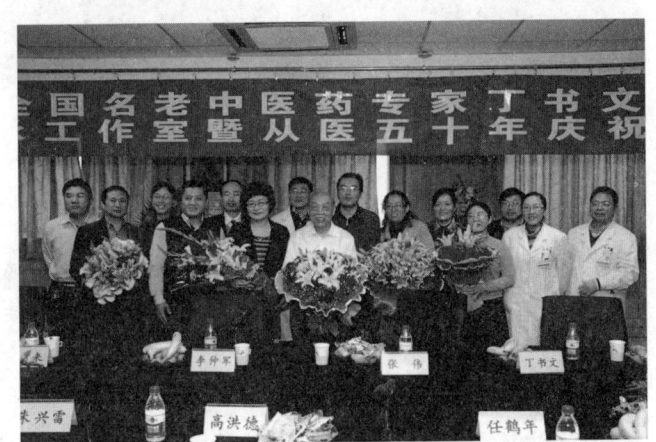

▶ 丁书文传承工作室庆祝活动（2011年）

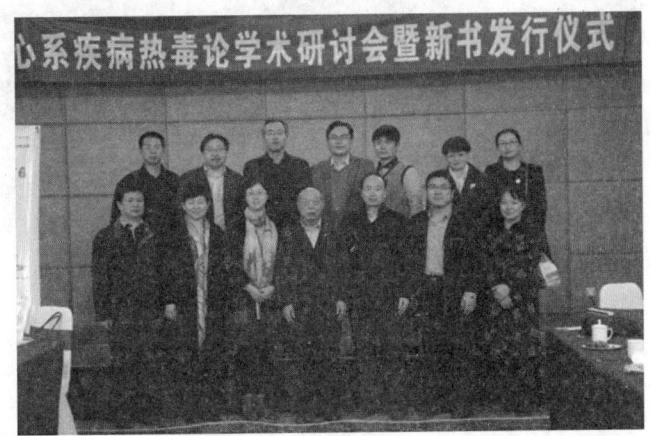

▶ 心系疾病热毒论学术研讨会师生合影（2017年）

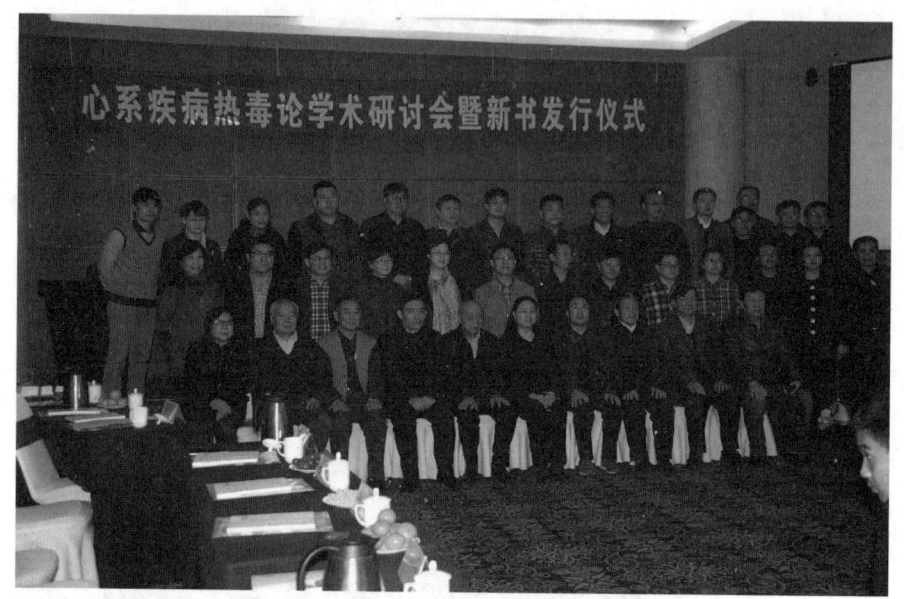

▲心系疾病热毒论研讨及新书发行仪式上专家合影（2017年）

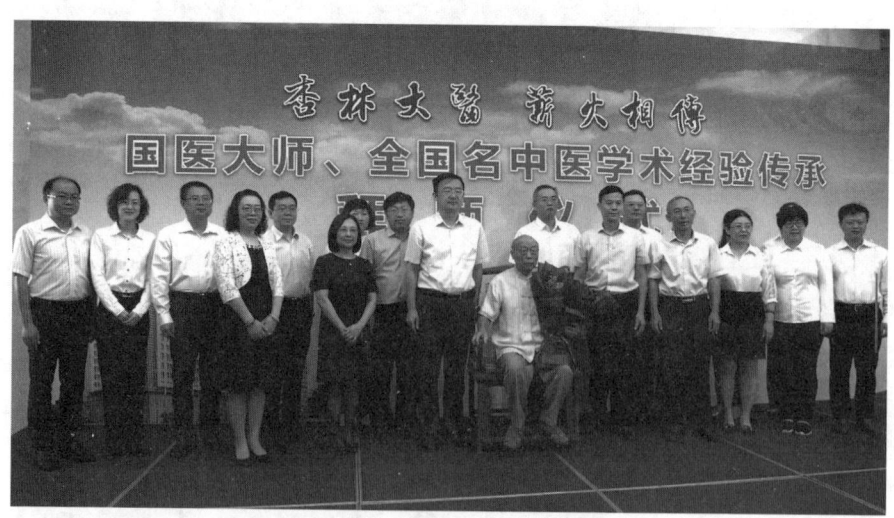

▲2018年全国名中医学术经验传承拜师仪式领导及师徒合影